Michael Soyka

Drogen- und Medikamentenabhängigkeit

Drogen- und Medikamentenabhängigkeit

Von
Priv.-Doz. Dr. Michael Soyka,
Psychiatrische Klinik der
Ludwig-Maximilians-Universität München

unter Mitarbeit von
M. Backmund, U. Preuss und Ch. Schütz

Mit 8 Abbildungen und 54 Tabellen

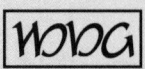

Wissenschaftliche Verlagsgesellschaft mbH Stuttgart 1998

Anschrift des Verfassers:

Priv.-Doz. Dr. Michael Soyka
Psychiatrische Klinik und Poliklinik
der Universität München
Nußbaumstraße 7
80336 München

Anschriften der Mitarbeiter:

Dr. M. Backmund
Krankenhaus München-Schwabing
Kölner Platz 1
80804 München

Dr. U. Preuss / Dr. Ch. Schütz
Psychiatrische Klinik und Poliklinik
der Universität München
Nußbaumstraße 7
80336 München

Die in diesem Buch aufgeführten Angaben zur Medikation wurden sorgfältig geprüft. Dennoch können Autoren und Verlag keine Gewähr für die Richtigkeit der Angaben übernehmen.
Dem Leser wird empfohlen, sich vor einer Medikation in eigener Verantwortung anhand des Beipackzettels oder anderer Herstellerunterlagen kritisch zu informieren.

Ein Markenzeichen kann warenrechtlich geschützt sein, auch wenn ein Hinweis auf etwa bestehende Schutzrechte fehlt.

Die Deutsche Bibliothek – CIP-Einheitsaufnahme

Drogen- und Medikamentenabhängigkeit : 54 Tabellen / von Michael Soyka. Unter Mitarb. von M. Backmund ... – Stuttgart : Wiss. Verl.-Ges., 1998
  ISBN 3-8047-1596-6

Jede Verwertung des Werkes außerhalb der Grenzen des Urheberrechtsgesetzes ist unzulässig und strafbar. Dies gilt insbesondere für Übersetzung, Nachdruck, Mikroverfilmung oder vergleichbare Verfahren sowie für die Speicherung in Datenverarbeitungsanlagen.

© 1998 Wissenschaftliche Verlagsgesellschaft mbH,
Birkenwaldstraße 44, 70191 Stuttgart
Printed in Germany
Satz und Druck: J. F. Steinkopf Druck GmbH, Stuttgart
Umschlaggestaltung: Atelier Schäfer, Esslingen

Vorwort

Das vorliegende Buch knüpft thematisch und konzeptuell an das 1997 im selben Verlag erschienene Buch „Alkoholismus – Eine Krankheit und ihre Therapie" an. Auch für die Konsumenten von Drogen und Medikamenten, die in zunehmender Zahl mißbräuchlich eingenommen werden, stehen heute eine Reihe von therapeutischen Optionen offen, die zum Teil ausgesprochen vielgestaltig sind. Dies betrifft zum einen die vorliegenden psychotherapeutischen und psychosozialen Hilfen, zum anderen aber verschiedene, für die einzelnen Medikamente und Drogen zum Teil sehr unterschiedliche, pharmakotherapeutische Strategien und Behandlungsmöglichkeiten. Ein besonderes Problem stellen dabei insbesondere im Bereich der illegalen Drogen die zahlreichen somatisch-neurologischen Folgen und Begleiterkrankungen dar, die thematisch unbedingt zum Bereich „Therapie der Drogenabhängigkeit" gehören, insgesamt aber sehr komplex sind und zudem einem raschen Wechsel der therapeutischen Möglichkeiten unterliegen. Als Beispiel seien hier nur die Behandlungsmöglichkeiten bei HIV/Aids genannt.

Von vorne herein war klar, daß nicht zuletzt aufgrund der Vielgestaltigkeit des Themas bei diesem Buch eine Reihe weiterer Autoren mitarbeiten sollte. Ich freue mich, daß ich aus der eigenen Klinik die Kollegen Dr. U. Preuss und Dr. Ch. Schütz, der langjährig am National Institute on Drug Abuse in Bethesda/Maryland gearbeitet hat, zur Mitarbeit an einzelnen Kapiteln dieses Buches bewegen konnte, ganz besonders aber, daß sich mit Herrn Dr. Backmund von der Drogenentzugsstation „Villa" im Schwabinger Krankenhaus ein gerade im Bereich der Behandlung Drogenabhängiger erfahrener Internist zur Mitarbeit gewinnen ließ. Dies kann auch als Hinweis dafür genommen werden, daß eine fachgerechte und kompetente Behandlung Medikamenten- und Drogenabhängiger ein interdisziplinärer Auftrag ist, an dem nicht nur Psychiater, Psychologen und Psychotherapeuten, sondern auch Internisten und Neurologen und andere Therapeuten mitwirken.

Dem Konzept und den Anregungen des Verlages folgend, stehen auch bei diesem Buch therapeutische Aspekte ganz im Vordergrund. Es ist der Wunsch des Autors und seiner Ko-Autoren, daß das vorliegende Buch dazu beiträgt, die Behandlungschancen Arzneimittel- und Drogenabhängiger weiter zu verbessern.

München, Oktober 1997

Michael Soyka

Inhalt

Vorwort 5

1 Diagnostik und Nachweis von Substanzmißbrauch 11
M. Soyka

1.1 Diagnostische Kriterien für Substanzmißbrauch und -abhängigkeit 11
1.2 Toxikologischer Nachweis ... 11
1.2.1 Qualitative und semiquantitative Testverfahren 14
1.2.2 Quantitative Analysen 16
1.2.3 Haaranalysen 20

2 Epidemiologie 21
M. Soyka

2.1 Polizeiliche und administrative Erkenntnisse 21
2.2 Ergebnisse epidemiologischer Untersuchungen 24

3 Cannabis und Cannabiniode 28
U. Preuss, M. Soyka

3.1 Definition 28
3.2 Historisches 28
3.3 Epidemiologie 29
3.4 Pharmakologie und Physiologie 29
3.4.1 Pharmakologie 29
3.4.2 Allgemeine physiologische Effekte 30
3.4.3 Neurophysiologische und neuropsychologische Befunde 32
3.4.4 Versuche an Tieren 32
3.5 Mißbrauch und Sucht 33
3.6 Folgeschäden 34

3.6.1 Psychiatrische Komplikationen 34
3.6.2 Somatische Komplikationen . 37
3.6.3 Soziale Komplikationen 39
3.7 Therapie 39
3.7.1 Therapeutische Aspekte einer Cannabisabhängigkeit . 39
3.7.2 Cannabinole als Therapeutika 40

4 Opioide 41
M. Soyka

4.1 Historisches 41
4.2 Das Opioid-Endorphin-System 42
4.3 Pharmakologie einzelner Opioide 44
4.4 Akute Opioidintoxikation ... 47
4.5 Opioidentzugssyndrom 49
4.6 Methadon-Substitution 51
4.7 Alternativen zur Substitutionsbehandlung mit Methadon .. 57
4.7.1 Codein/Dihydrocodein 57
4.7.2 LAAM 58
4.7.3 Buprenorphin 58
4.7.4 Naltrexon 59

5 Kokain und andere Psychostimulantien 61
M. Soyka

5.1 Historisches 61
5.2 Pharmakologie und Wirkung . 62
5.3 Kokainintoxikation 64
5.4 Kokainentzugssyndrom 67
5.5 Kokaindelir 67
5.6 Pharmakotherapie des Kokainmißbrauchs 67
5.7 Andere Psychostimulantien (Amphetamine u. a.) 68
5.7.1 Pharmakologie und Wirkung . 68

5.7.2	Intoxikationen	70	9.2	PCP	96
5.7.3	Entzugssyndrome	70	9.2.1	Definition	96
5.7.4	Delir	70	9.2.2	Historische Anmerkungen	96
5.7.5	Wahnhafte Störungen	71	9.2.3	Epidemiologie	96
			9.2.4	Pharmakologie	97
6	**Koffein**	**72**	9.2.5	Folgeschäden	98
	M. Soyka		9.3	Anticholinergika	99
6.1	Pharmakologie und Wirkung	72	**10**	**Inhalantien**	**100**
6.2	Koffeinintoxikation	73		Ch. Schütz, M. Soyka	
6.3	Koffeininduzierte Panikattacken	73	10.1	Definition	100
			10.2	Historisches	101
			10.3	Epidemiologie	101
7	**Nikotin**	**74**	10.4	Pharmakologie	103
	M. Soyka		10.5	Folgeschäden	106
7.1	Pharmakologie und Wirkung	74			
7.2	Toxizität	75	**11**	**Mißbrauch von Substanzen ohne Abhängigkeit**	**110**
7.3	Nikotinsubstitution	76		M. Soyka	
7.4	Psychotherapie	77			
			11.1	Mißbrauch anaboler Steroide	110
8	**Sedativa und Hypnotika**	**81**	11.2	Andere Substanzen	111
	M. Soyka		11.2.1	Anticholinergika (Nachtschattengewächse)	111
8.1	Benzodiazepine	81	11.2.2	Glukokortikoide	111
8.1.1	Pharmakologie und Wirkung	81	11.2.3	Antihistaminika	111
8.1.2	Toleranz und Abhängigkeit	83	11.2.4	Tri- und Tetrazyklische Antidepressiva	111
8.1.3	Intoxikationen	84			
8.1.4	Entzug von Benzodiazepinen	84	11.2.5	Clonidin	111
8.1.5	Psychiatrische Komplikationen	86	11.2.6	Laxanzien	111
8.2	Barbiturate	87	11.2.7	Diuretika	112
8.2.1	Pharmakologie und Wirkung	87	11.2.8	Mischanalgetika	112
8.2.2	Toleranz und Abhängigkeit	87			
8.3	Andere Hypnotika	87	**12**	**Somatische und neurologische Folgestörungen bei Drogenabhängigen**	**115**
8.4	Clomethiazol	88		M. Backmund	
9	**Halluzinogene, einschließlich Ecstasy, PCP und Anticholinergika**	**89**	12.1	Somatische Folgestörungen durch intravenöse Injektionen	116
	Ch. Schütz, M. Soyka		12.1.1	Virushepatitis	116
9.1	Halluzinogene	89	12.1.2	Human Immunodeficiency Virus-Infection (HIV) und Aquired Immunodeficiency Syndrome (AIDS)	122
9.1.1	Definition	89			
9.1.2	Historische Anmerkungen	90			
9.1.3	Epidemiologie	92			
9.1.4	Pharmakologie	93			
9.1.5	Folgeschäden	94			

12.1.3	Haut- und Weichteilinfektionen	131	12.4.3	Nervendruckläsionen	155
12.1.4	Sepsis	132	12.4.4	Parkinsonsyndrom	155
12.1.5	Infektiöse Endokarditis	133	12.4.5	Zerebrale Krampfanfälle, Status epilepticus	155
12.1.6	Akuter Arterienverschluß	138			
12.2	Somatische Folgestörungen aufgrund akuter und chronischer Drogenwirkung	139	**13**	**Psychotherapie der Drogen- und Medikamentenabhängigkeit** M. Soyka	**156**
12.2.1	Angina pectoris, Myokardinfarkt	139			
12.2.2	Bluthochdruckkrisen	139	13.1	Therapieziele	156
12.2.3	Ateminsuffizienz und Atemstillstand	140	13.2	Katamnestische Untersuchungen bei Drogenabhängigen	157
12.2.4	Herzkreislaufstillstand	140			
12.2.5	Anaphylaktische Reaktion	140			
12.2.6	Rhabdomyolyse	141	**14**	**Rechtliche Grundlagen und spezielle forensische Aspekte** M. Soyka	**161**
12.2.7	Pneumonien	141			
12.2.8	Tuberkulose	144			
12.2.9	Karies, Ostitiden, zerstörte Zähne	147			
12.2.10	Syphilis	147	14.1	Betäubungsmittelgesetz	161
12.2.11	Gonorrhoe	149	14.2	Strafrechtliche Aspekte	170
12.3	Neurologische Folgestörungen durch intravenöse Injektionen	150	14.3	Betäubungsmittelverschreibungsverordnung	174
			14.4	Fahrtauglichkeit	176
12.3.1	Meningitis/Meningoenzephalitis	150	**Literatur**		**178**
12.3.2	Periphere Nervenläsionen	152			
12.3.3	Tetanus	153	**Anhang:** Wichtige Adressen der Suchtkrankenhilfe und Selbsthilfegruppen		**188**
12.4	Neurologische Folgestörungen aufgrund akuter und chronischer Drogenwirkung	154			
12.4.1	Zerebrale Ischämie	154			
12.4.2	Polyneuropathien	154	**Stichwortregister**		**196**

1 Diagnostik und Nachweis von Substanzmißbrauch

M. Soyka

1.1 Diagnostische Kriterien für Substanzmißbrauch und -abhängigkeit

Die diagnostischen Leitlinien für die Diagnose von Substanzmißbrauch und -abhängigkeit haben in den vergangenen Jahren erhebliche Veränderungen erfahren. Sowohl in der ICD-10 als auch im DSM-IV der American Psychiatric Association wird dabei von Abhängigkeit als einer mehrdimensionalen Störung ausgegangen, die sich sowohl auf körperlicher als auch auf psychischer und sozialer Ebene zeigen kann. Die Übereinstimmung beider Klassifikationssysteme im Bereich Abhängigkeit ist relativ gut, für den Bereich Mißbrauch bzw. Schädlicher Konsum gilt dies leider nicht. Dies liegt im wesentlichen daran, daß in der ICD-10 für die Diagnose eines „schädlichen Gebrauchs" die gesundheitlichen Folgeschäden deutlich betont werden, während etwa soziale Folgeschäden als Kriterium für einen Mißbrauch keine Berücksichtigung finden, ganz im Gegensatz zu DSM-IV. Die diagnostischen Leitlinien für Substanzmißbrauch und -abhängigkeit in den beiden konkurrierenden Klassifikationssystemen sind in den Tabellen 1.1 bis 1.4 zusammenfassend dargestellt. Insgesamt deckt die Diagnose „Abhängigkeit" einen relativ weiten Bereich ab, so daß bei vielen Patienten die Diagnose „Abhängigkeit" erfüllt ist – sofern es sich überhaupt um eine Substanz handelt, die körperliche oder psychische Abhängigkeit hervorrufen kann. Wichtig für das Verständnis des heute gültigen Suchtbegriffes ist im übrigen, daß das Vorliegen einer Toleranz für die Entstehung einer Abhängigkeit keine Conditio sine qua non mehr darstellt. Dies gilt insbesondere für den Sonderfall bestimmter Medikamentenabhängigkeiten, zum Beispiel der Benzodiazepin-Low-Dose-Dependence, bei der es zu keiner ausgeprägten Toleranz oder Dosissteigerung kommt.

1.2 Toxikologischer Nachweis

Im klinischen Alltag stellt sich häufig das Problem des Nachweises bestimmter Suchtstoffe, zum Teil aus forensischen Gründen, zum Teil aus klinischen Überlegungen, zum Beispiel zur Überwachung eines Therapieerfolges. Prinzipiell lassen sich die meisten Suchtstoffe, speziell auch (illegale) Drogen in den meisten Körperflüssigkeiten nachweisen, wobei dem Nachweis im Urin und Blut praktisch die größte Bedeutung zukommt, während sich die Untersuchung von Haaren bislang nur für forensische Fragestellungen anbietet (siehe unten).

Für den orientierenden Nachweis einer Suchtmittelbeeinflußung bieten sich Urintests an. Als Indikationen für Suchtstoffnachweise oder Konzentra-

12 Diagnostik und Nachweis von Substanzmißbrauch

Tab. 1.1: ICD-10- und DSM-IV-Kriterien für Mißbrauch bzw. den schädlichen Gebrauch und für Abhängigkeit von psychotropen Substanzen.

ICD-10	DSM-IV
„schädlicher Gebrauch" Konsummuster psychotroper Substanzen, das zu Gesundheitsschädigung (körperlich oder psychisch), führt Diagnostische Leitlinien: – Diagnose erfordert tatsächliche Schädigung des Konsumenten, negative soziale Folgen oder akute Intoxikationen bzw. „Kater" genügen nicht – ist nicht zu diagnostizieren bei Abhängigkeitssyndrom (F 10.2), psychotischer Störung (F 10.5) oder anderen alkoholbedingten Störungen	*Substanzmißbrauch* A. unangepaßtes Muster von Substanzgebrauch mit Folge von klinisch bedeutsamer Beeinträchtigung, erfüllt ist ≥ 1 der folgenden Kriterien innerhalb eines Zeitraums von 12 Monaten: – wiederholter Substanzgebrauch mit der Folge von Pflichtversagen – wiederholter Substanzgebrauch mit der Folge körperlicher Gefährdung – Konflikte mit dem Gesetz in Zusammenhang mit dem Konsum – fortgesetzter Substanzgebrauch trotz durch die psychotropen Folgen verursachter bzw. verstärkter sozialer Probleme B. keine Kriterien der Substanzabhängigkeit der jeweiligen Substanzklasse
Abhängigkeitssyndrom Gruppe körperlicher, verhaltens- und kognitiver Phänomene, bei denen der Konsum einer Substanz(klasse) Vorrang gegenüber anderen früheren präferierten Verhaltensweisen hat; starker, gelegentlich übermächtiger Wunsch nach Konsum psychotroper Substanzen; evtl. schnellerer Rückfall nach Abstinenzphase als bei Nichtabhängigkeit Diagnostische Leitlinien: gleichzeitiges Vorliegen von ≥ 3 Kriterien in den letzten Jahren: – starker Wunsch/Zwang, psychotrope Substanzen zu konsumieren – verminderte Kontrollfähigkeit bezüglich Beginn, Beendigung und Menge des Konsums – körperliches Entzugssyndrom nach Beendigung/Reduktion – Nachweis einer Toleranz – fortschreitende Vernachlässigung anderer Interessen und zunehmender Zeitaufwand zugunsten des Konsums – anhaltender Konsum trotz eindeutiger schädlicher Folgen	*Substanzabhängigkeit* unangepaßtes Muster von Substanzgebrauch mit Folge von klinisch bedeutsamer Beeinträchtigung, erfüllt sind ≥ 3 der folgenden Kriterien innerhalb eines Zeitraums von 12 Monaten: – Toleranzentwicklung (Verlangen nach Dosissteigerung, verminderte Wirkung bei beibehaltener Dosis) – Entzugssymptome (charakteristisches Entzugssyndrom, Einnahme der gleichen [oder ähnlicher] Substanz zur Linderung) – häufig längere oder größere Aufnahme als beabsichtigt – Wunsch/erfolglose Versuche der Konsumkontrolle/-beendigung – großer Zeitaufwand zur Substanzbeschaffung – Aufgabe/Einschränkung wichtiger Aktivitäten zugunsten des Konsums – fortgesetzter Konsum trotz negativer Folgen

Tab. 1.2: ICD-10-Klassifikation der durch psychotrope Substanzen induzierten psychischen und Verhaltensstörungen (F10).

F1x .0 akute Intoxikation
.00 ohne Komplikationen
.01 mit Verletzung oder anderer körperlicher Schädigung
.02 mit anderer medizinischer Komplikation
.03 mit Delir
.04 mit Wahrnehmungsstörungen
.05 mit Koma
.06 mit Krampfanfällen
.07 pathologischer Rausch

F1x .1 schädlicher Gebrauch

F1x .2 Abhängigkeitssyndrom
.20 gegenwärtig abstinent
.21 gegenwärtig abstinent, aber in beschützender Umgebung
.22 gegenwärtig Teilnahme an einem ärztlich überwachten Ersatzdrogenprogramm
.23 gegenwärtig abstinent, aber in Behandlung mit aversiven oder hemmenden Medikamenten (z. B. Disulfiram)
.24 gegenwärtiger Substanzgebrauch
.25 ständiger Substanzmißbrauch
.26 episodischer Substanzmißbrauch (Dipsomanie)

F1x .3 Entzugssyndrom
.30 ohne Komplikationen
.31 mit Krampfanfällen

F1x .4 Entzugssyndrom mit Delir
.40 ohne Krampfanfälle
.41 mit Krampfanfällen

F1x .5 psychotische Störung
.50 schizophreniform
.51 vorwiegend wahnhaft
.52 vorwiegend halluzinatorisch
.53 vorwiegend polymorph
.54 vorwiegend depressive Symptome
.55 vorwiegend manische Symptome
.56 gemischt

F1x .6 amnestisches Syndrom

F1x .7 durch psychotrope Substanzen bedingter Restzustand und verzögert auftretende psychotische Störung
.70 Nachhallzustände (flashbacks)
.71 Persönlichkeits- und Verhaltensstörung
.73 affektives Zustandsbild
.74 andere anhaltende kognitive Beeinträchtigung
.75 verzögert auftretende psychotische Störung

F1x .8 andere psychische oder Verhaltensstörungen

F1x .9 nicht näher bezeichnete psychische oder Verhaltensstörung

F10 Störungen durch Alkohol

F11 Störungen durch Opioide

F12 Störungen durch Cannabinoide

F13 Störungen durch Sedativa oder Hypnotika

F14 Störungen durch Kokain

F15 Störungen durch sonstige Stimulantien einschließlich Koffein

F16 Störungen durch Halluzinogene

F17 Störungen durch Tabak

F18 Störungen durch flüchtige Lösungsmittel

F19 Störungen durch multiplen Substanzgebrauch und Konsum sonstiger psychotroper Substanzen

14 Diagnostik und Nachweis von Substanzmißbrauch

Tab. 1.3: Mögliche DSM-IV-Diagnosen in den verschiedenen Substanzklassen.

	Abhängigkeit	Mißbrauch	Intoxikation	Entzug	Intoxikationsdelir	Entzugsdelir	Demenz	amnestische Störung	psychotische Störung
Alkohol	+	+	+	+	+	+	+*	+*	+
Amphetamine	+	+	+	+	+				+
Cannabis	+	+	+		+				+
Halluzinogene	+	+	+		+				+**
Inhalanzien	+	+	+		+		+*		+
Koffein			+						
Kokain	+	+	+	+	+				+
Nikotin	+			+					
Opiate	+	+	+	+	+				+
Phencyclidine	+	+	+		+				+
Sedativa, Hypnotika, Anxiolytika	+	+	+	+	+	+	+*	+*	+
multiple Substanzen	+								
andere	+	+	+	+	+	+	+*	+*	+

* persistierende Störung
** auch persistierende Wahrnehmungsstörung im Zusammenhang mit Halluzinogenen (flashback)

tionsbestimmung nennen zum Beispiel Poser und Poser (1996):

- Diagnostik der Suchtkrankheit
- Therapiekontrolle der Suchtkrankheit
- Verkehrsmedizinische Probleme
- Straftaten unter Suchtstoffen
- Versicherungsrechtliche Fragen
- Arbeitsmedizinische Probleme

1.2.1 Qualitative und semiquantitative Testverfahren

Für den Suchtstoffnachweis im Urin sind mehrere Testkits kommerziell erhältlich (Übersicht in Geschwinde 1996). Dabei sind in der Regel nur qualitative bzw. semiquantitative Nachweise möglich. Die meisten der verwende-

affektive Störungen	Angststörungen	sexuelle Funktionsstörungen	Schlafstörungen
+	+	+	+
+	+	+	+
		+	
+	+		
+	+		
		+	+
+	+	+	+
+		+	+
+	+		
+	+	+	+
+	+	+	+

ten Screening-Tests sind Immuno-Assays, wobei die Unspezifität bei diesen Gruppentests zu beachten ist. Die Kreuzreaktivität der Antikörper von Gruppentests für verschiedene Substanzen (z. B. verschiedene Barbiturate) ist dabei sehr unterschiedlich (Külpmann 1996). Aus der Größe eines Signals kann meist nicht direkt auf die vorliegende Konzentration geschlossen werden. Vor allem für Amphetamine, Barbiturate, Benzodiazepine und Opioide ist so in der Regel nur ein qualitativer, nicht aber ein quantitativer Nachweis möglich. Bei Kenntnis der Verbindung bzw. der eingenommenen Substanz (z. B. Pentobarbital) kann ein semiquantitativer Befund angegeben werden, wenn eine Kalibrationskurve mit dieser Verbindung erstellt wird. Dabei ist die Konzentration der Metabolite in Kenntnis von Metabolismus und Pharmakokinetik als gering einzustufen, und Störsubstanzen können nicht ausgeschlossen werden. Semiquantitative Ergebnisse lassen sich vor allem im Therapieverlauf bewerten, wenn ein aktueller Meßwert im Vergleich zum vorangegangenen entweder angestiegen oder abgefallen ist. Der Cut-Off (Grenzwert), bei dem eine bestimmte Substanz noch nachgewiesen wird, ist für verschiedene Substanzen sehr unterschiedlich. So können beispielsweise bestimmte Benzodiazepinpräparate in sehr niedriger Dosis nicht mehr nachgewiesen werden. Folgende Substanzen sind durch immunologische Verfahren nicht erfassbar (Poser und Poser 1996) und müssen durch Spezialverfahren nachgewiesen werden:

- Buprenorphin
- Pentazocin
- Nalbuphin
- Pethidin
- Piritramid
- Fentanyl
- Tramadol
- Tilidin
- Clomethiazol
- Chloralhydrat
- Paraldehyd
- Meprobamat
- Bromureide

Nach Külpmann (1996) läßt sich zu immunchemischen Gruppentests zum Drogennachweis im Urin folgendes feststellen:

- Gruppentests sind per Definition unspezifisch.
- Bei Gruppentests wird eine Gruppe chemisch verwandter Substanzen entsprechend ihrer Affinität zu den verwandten Antikörpern erfaßt.
- Die chemische Verwandtschaft bedeutet nicht gleiche oder gleich starke pharmakologische Wirkung.
- Pharmakologisch wenig wirksame Verbindungen können aufgrund der chemischen Verwandtschaft eine starke Kreuzreaktivität und bei geringer Konzentration ein hohes Meßsignal ergeben.
- Die Angabe einer Konzentration (zumal in Verbindung mit der Angabe eines Substanznamens) ist irreführend, da sie nicht in einer engen festen Relation zur Konzentration von pharmakologischen Wirkstoffen steht.
- Es sollte deshalb lediglich angegeben werden, daß der betreffende Gruppennachweis positiv bzw. negativ war und ob gegebenenfalls im Vergleich zum Vorbefund der Meßwert höher oder niedriger lag.

Störmöglichkeiten des immunologischen Nachweises ergeben sich zum Beispiel bei den Opioiden auch durch den Konsum von Mohn, Mohnkuchen oder mohnhaltigen Speisen. Sie können zu einem positiven immunologischen Urinnachweis für Opioide führen, ohne daß entsprechende psychotrope Effekte aufgetreten sein müssen.

Dennoch sind die zur Verfügung stehenden Schnelltestverfahren trotz ihrer Unspezifität als wichtige Nachweisverfahren anzusehen, und in der überwiegenden Zahl der Fälle stimmt das Testergebnis mit dem späteren Laborbefund überein (Geschwinde 1996). Über die Nachweisdauer von Suchtstoffen im Urin mit immunochemischen Tests informiert die Tabelle 1.5. Schnelltestverfahren sind z. B. Frontline (Boehringer), Merck-Rauschgift-Test 11850, Nic-Test und TWK-Test.

1.2.2 Quantitative Analysen

Zum quantitativen Nachweis der verschiedenen Drogen werden vor allem Hochdruckflüssigkeitschromatographie (HPLC) und Gaschromatographie (GC) in Verbindung mit spezifischen Dektoren, wie zum Beispiel Massenspektrometer, eingesetzt. Entsprechende Testverfahren werden zum Beispiel auch in den Landeskriminalämtern durchgeführt. Seltener wird dagegen die UV-Spektroskopie angewandt. Zum Nachweis von Abbauprodukten bestimmter Drogen sind immunologische Verfahren einsetzbar, so die enzymimmunologische Bestimmungsmethode EMIT (Enzymimmunoassay), die sowohl für Urin als auch für Blutproben möglich ist. Nachteil ist, daß die enzymimmunologische Reaktion nicht substanz-, sondern gruppenspezifisch erfolgt. Da die Zahl der falschen positiven oder negativen Ergebnisse etwa mit 5% anzusetzen ist, ist für dieses Verfahren eine zweite unabhängige Methode zur Bestimmung, etwa die Massenspektroskopie oder Gaschromatographie, notwendig. Vergleichbares gilt für Radioimmunoassays (RIA).

Details zum Nachweis einzelner Substanzen werden in den jeweiligen Kapiteln gegeben. Haschisch, beispielsweise, kann dünnschichtchromotagraphisch nachgewiesen werden, eine quantitative Bestimmung ist durch die Gaschromatographie möglich. Große praktische Bedeutung hat auch die UV-spektroskopische Untersuchung mittels eines selbstregistrierenden Spekralphotometers, aber auch die Hochdruckflüssigkeitschromatographie. Kokain läßt sich dünnschichtchromatographisch (DC) oder mit Hilfe der HPLC nachweisen, aber auch massenspektrometrisch. Diese Tests sind auch bei Haarproben möglich.

Tab. 1.4: DSM-IV Kodierungen für Mißbrauch, Abhängigkeit psychotroper Substanzen sowie organische psychische Störungen.

Störungen im Zusammenhang mit Amphetamin oder amphetaminähnlichen Substanzen

Störungen durch Amphetaminkonsum
    304.40 Amphetaminabhängigkeit
    305.70 Amphetaminmißbrauch

Amphetamininduzierte Störungen
    292.89 Amphetaminintoxikation
    292.0   Amphetaminentzug
    292.81 Amphetaminintoxikationsdelir
    292.xx Amphetamininduzierte psychotische Störung
       .11   Mit Wahn
       .12   Mit Halluzinationen
    292.84 Amphetamininduzierte affektive Störung
    292.89 Amphetamininduzierte Angststörung
    292.89 Amphetamininduzierte sexuelle Funktionsstörung
    292.89 Amphetamininduzierte Schlafstörung
    292.9   NNB Störung im Zusammenhang mit Amphetamin

Störungen im Zusammenhang mit Cannabis

Störungen durch Cannabiskonsum
    304.30 Cannabisabhängigkeit
    305.20 Cannabismißbrauch

Cannabisinduzierte Störungen
    292.89 Cannabisintoxikation
    292.81 Cannabisintoxikationsdelir
    292.xx Cannabisinduzierte psychotische Störung
       .11   Mit Wahn
       .12   Mit Halluzinationen
    292.89 Cannabisinduzierte Angststörung
    292.9   NNB Störung im Zusammenhang mit Cannabis

Störungen im Zusammenhang mit Halluzinogenen

Störungen durch Halluzinogenkonsum
    304.50 Halluzinogenabhängigkeit
    305.30 Halluzinogenmißbrauch

Halluzinogeninduzierte Störungen
    292.89 Halluzinogenintoxikation
    292.89 Persistierende Wahrnehmungsstörung im Zusammenhang
            mit Halluzinogenen (Flashbacks)
    292.81 Halluzinogenintoxikationsdelir
    292.xx Halluzinogeninduzierte psychotische Störung
       .11   Mit Wahn
       .12   Mit Halluzinationen
    292.84 Halluzinogeninduzierte affektive Störung

Störungen im Zusammenhang mit Inhalantien

Störungen durch Inhalantienkonsum
    304.60 Abhängigkeit von Inhalantien
    305.90 Inhalantienmißbrauch

Inhalantieninduzierte Störungen
    292.89 Inhalantienintoxikation
    292.81 Inhalantienintoxikationsdelir

18 Diagnostik und Nachweis von Substanzmißbrauch

Tab. 1.4: DSM-IV Kodierungen für Mißbrauch, Abhängigkeit psychotroper Substanzen sowie organische psychische Störungen (Fortsetzung).

292.82	Persistierende inhalantieninduzierte Demenz
292.xx	Inhalantieninduzierte psychotische Störung
.11	Mit Wahn
.12	Mit Halluzinationen
292.84	Inhalantieninduzierte affektive Störung
292.89	Inhalantieninduzierte Angststörung
292.9	NNB Störung im Zusammenhang mit Inhalantien

Störungen im Zusammenhang mit Koffein

Koffeininduzierte Störungen
305.90	Koffeinintoxikation
292.89	Koffeininduzierte Angststörung
292.89	Koffeininduzierte Schlafstörung
292.9	NNB Störung im Zusammenhang mit Koffein

Störungen im Zusammenhang mit Kokain

Störungen durch Kokainkonsum
304.20	Kokainabhängigkeit
305.60	Kokainmißbrauch

Kokaininduzierte Störungen
292.89	Kokainintoxikation
292.0	Kokainentzug
292.81	Kokainintoxikationsdelir
292.xx	Kokaininduzierte psychotische Störung
.11	Mit Wahn
.12	Mit Halluzinationen
292.84	Kokaininduzierte affektive Störung
292.89	Kokaininduzierte Angststörung
292.89	Kokaininduzierte sexuelle Funktionsstörung
292.89	Kokaininduzierte Schlafstörung
292.9	NNB Störung im Zusammenhang mit Kokain

Störungen im Zusammenhang mit Nikotin

Störungen durch Nikotinkonsum
305.10	Nikotinabhängigkeit

Nikotininduzierte Störung
292.0	Nikotinentzug
292.9	NNB Störung im Zusammenhang mit Nikotin

Störungen im Zusammenhang mit Opiaten

304.00	Opiatabhängigkeit
305.50	Opiatmißbrauch

Opiatinduzierte Störungen
292.89	Opiatintoxikation
292.0	Opiatentzug
292.81	Opiatintoxikationsdelir
292.xx	Opiatinduzierte psychotische Störung
.11	Mit Wahn
.12	Mit Halluzinationen
292.84	Opiatinduzierte affektive Störung

Tab. 1.4: DSM-IV Kodierungen für Mißbrauch, Abhängigkeit psychotroper Substanzen sowie organische psychische Störungen (Fortsetzung).

292.89	Opiatinduzierte sexuelle Funktionsstörung
292.89	Opiatinduzierte Schlafstörung
292.9	NNB Störung im Zusammenhang mit Opiaten

Störungen im Zusammenhang mit Phencyclidin (oder phencyclidinähnlichen Substanzen)

Störungen durch Phencyclidinkonsum

304.90	Phencyclidinabhängigkeit
305.90	Phencyclidinmißbrauch

Phencyclidininduzierte Störungen

292.89	Phencyclidinintoxikation
292.81	Phencyclidinintoxikationsdelir
292.xx	Phencyclidininduzierte psychotische Störung
.11	Mit Wahn
.12	Mit Halluzinationen
292.84	Phencyclidininduzierte affektive Störung
292.89	Phencyclidininduzierte Angststörung
292.9	NNB Störung im Zusammenhang mit Phencyclidin

Störungen im Zusammenhang mit sedativa-, hypnotika- oder anxiolytikaähnlichen Substanzen

Störungen durch Sedativa-, Hypnotika- oder Anxiolytikakonsum

304.10	Sedativa-, Hypnotika- oder Anxiolytikaabhängigkeit
305.40	Sedativa-, Hypnotika- oder Anxiolytikamißbrauch

Durch Sedativa, Hypnotika oder Sedativa induzierte Störungen

292.89	Sedativa-, Hypnotika- oder Anxiolytikaintoxikation
292.0	Sedativa-, Hypnotika- oder Anxiolytikaentzug
292.81	Sedativa-, Hypnotika- oder Anxiolytikaintoxikationsdelir
292.82	Sedativa-, Hypnotika- oder Anxiolytikainduzierte Demenz
292.83	Persistierende Sedativa-, Hypnotika- oder Anxiolytikainduzierte amnestische Störung
292.84	Sedativa-, Hypnotika- oder Anxiolytikainduzierte affektive Störung
292.89	Sedativa-, Hypnotika- oder Anxiolytikainduzierte sexuelle Funktionsstörung
202.89	Sedativa-, Hypnotika- oder Anxiolytikainduzierte Schlafstörung
292.9	NNB Störung im Zusammenhang mit Sedativa, Hypnotika oder Anxiolytika

Störungen im Zusammenhang mit multiplen Substanzen

304.80	Polytoxikomanie

Störungen im Zusammenhang mit anderen (oder unbekannten) Substanzen

Störungen durch Konsum von anderen (oder unbekannten) Substanzen

304.90	Abhängigkeit von anderer (oder unbekannter) Substanz
305.90	Mißbrauch von anderer (oder unbekannter) Substanz

Durch andere (oder unbekannte) Substanzen induzierte Störungen

292.89	Intoxikation mit anderer (oder unbekannter) Substanz
292.0	Entzug von anderer (oder unbekannter) Substanz
292.81	Durch andere (oder unbekannte) Substanz induziertes Delir
292.82	Durch andere (oder unbekannte) Substanz induzierte persistierende Demenz
292.83	Durch andere (oder unbekannte) Substanz induzierte persistierende amnestische Störung

20 Diagnostik und Nachweis von Substanzmißbrauch

Tab. 1.4: DSM-IV Kodierungen für Mißbrauch, Abhängigkeit psychotroper Substanzen sowie organische psychische Störungen (Fortsetzung).

292.xx	Durch andere (oder unbekannte) Substanz induzierte psychotische Störung
.11	Mit Wahn
.12	Mit Halluzinationen
292.84	Durch andere (oder unbekannte) Substanz induzierte affektive Störung
292.89	Durch andere (oder unbekannte) Substanz induzierte Angststörung
292.89	Durch andere (oder unbekannte) Substanz induzierte sexuelle Funktionsstörung
292.89	Durch andere (oder unbekannte) Substanz induzierte Schlafstörung
292.9	NNB Störung im Zusammenhang mit anderer (oder unbekannter) Substanz

NNB: Nicht näher bezeichnet

Tab. 1.5: Nachweisbarkeitsdauer von Suchtstoffen im Urin mit immunochemischen Tests. Einflußfaktoren sind Dosis, Applikationsart und -frequenz, diuretische Verhältnisse (Flüssigkeitsaufnahme, Nierenfunktion, Urin-pH), Testverfahren (Cutoff-Werte, Nachweisgrenzen, Spezifität).

Stoffklasse	Beispiel-Analyt	Nachweisbarkeit	Anmerkungen
Amphetamine	D, L-Amphetamin	48 Std.	
Barbiturate	Secobarbital	24 Std.	
	Phenobarbital	2–3 Wochen	
Benzodiazepine	Diazepam	3 Tage	einmalige therap. Dosierung
	Nordiazepam	4–6 Wochen	nach Langzeiteinnahme
Cannabinoide	THC-9-carbonsäure	36 Std.	einmaliges Rauchen
		5 Tage	3–4 x Rauchen pro Woche
		10 Tage	1 x Rauchen pro Tag
		20–100 Tage	chronisches Rauchen
Cocain	Benzoylecgonin	2–3 Tage	
LSD	Lysergid	24 Std.	
Opiate	Heroin	nicht nachweisbar	
	Acetylmorphin	6–9 Std.	
	Morphin	2–3 Tage	
Methadon	D, L-Methadon	3 Tage	

Nach A. Reiter, Institut für Rechtsmedizin, Universität Lübeck. Vorgestellt auf einer Internationalen wissenschaftlichen Tagung der Poliklinik für Kinder- und Jugendpsychiatrie und -psychotherapie der Medizinischen Universität zu Lübeck, 12. und 13. September 1997.

1.2.3 Haaranalysen

Bislang nur für forensische Fragestellungen genutzt ist der analytische Nachweis von Substanzen in Haaren. Suchtstoffe werden entsprechend ihrer Einnahme während des Haarwachstums eingelagert und verbleiben im betreffenden Haar. Erfaßt werden Heroin, Methadon, Codein, Cannabis, PCP, Kokain, Nikotin und Amphetamine. Vorteil dieses Nachweises ist der abhängig von der Haarlänge (ca. 1 cm Wachstum / Monat) lange Zeitraum, der damit erfaßt wird. Exakte quantitative Analysen sind nach dem heutigen Stand der Technik hier zwar nicht möglich, die Haaranalyse kann aber Anhaltspunkte für eine Drogenbeeinflussung über einen längeren Zeitraum liefern, was gerade in der Forensik von Bedeutung sein kann.

2 Epidemiologie
M. Soyka

2.1 Polizeiliche und administrative Erkenntnisse

Aufgrund zahlreicher methodischer Probleme (Illegalität von Drogen, Vertrieb über Schwarzmarkt etc.) liegen, anders als für die Alkoholabhängigkeit, nur sehr ungefähre Schätzungen über die Häufigkeit von Drogenmißbrauch und -abhängigkeit vor. Dabei stützen sich die diesbezüglichen Angaben weniger auf epidemiologische Untersuchungen, die zumindest in deutschsprachigen Ländern kaum durchgeführt wurden, als auf überwiegend polizeiliche Erkenntnisse zur Rauschgiftkriminalität sowie auf rechtsmedizinische Befunde, etwa zur Häufigkeit von Drogentoten. Generell lassen die Ergebnisse der erfaßten drogenbezogenen Rechtsverstöße sowie der toxikologisch-rechtsmedizinischen Befunde folgendes erkennen (Übersicht in Peterson 1996):

1. Für die Konsumsituation läßt sich feststellen, daß unter den mißbräuchlich eingenommenen Drogen Heroin insgesamt immer noch eine große Bedeutung hat, allerdings in relativ abnehmender Tendenz. In den vergangenen Jahren (s. Abb. 2.1) haben neben Haschisch vor allem Psychostimulantien (Kokain und Amphetamine) sowie zuletzt auch Halluzinogene bzw. sog. Designerdrogen eine vermehrte Bedeutung erlangt. Dies zeigen vor allem die nach Rauschgiftarten aufgeschlüsselten Delikte (Kennt-

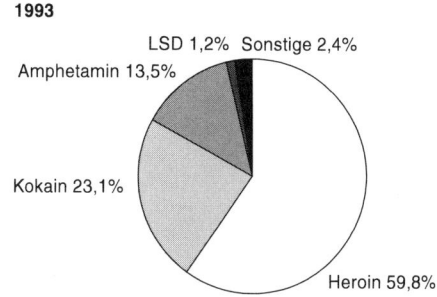
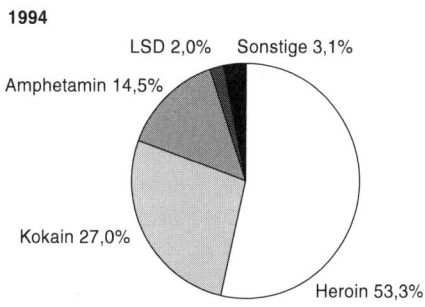
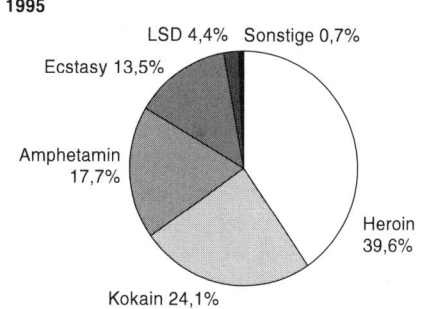

Abb. 2.1: Erstauffällige Konsumenten harter Drogen. Verteilung nach Rauschgiftarten. Aus Peterson 1996 (Quelle: FDR).

nisse des Bundeskriminalamtes, s. Abb. 2.2). Vor allem für Haschisch zeigt sich dabei ein sprunghafter Anstieg mit einer starken relativen Zunahme: 44,5% aller Rauschgiftdelikte entfallen dabei auf Cannabis. Auch der Mißbrauch von LSD hat erheblich zugenommen, wobei die Zahlen im Jahr 1995 um 62,5% anstiegen. Designerdrogen vom Typ des Ecstasy gelten als „Proaktiv-Droge", die insbesondere bei Jugendlichen wegen der aufputschenden Wirkung und des geringen Preises eine weite Verbreitung gefunden haben. Dazu kommt – für den Kontext der Drogenaufnahme wichtig – die Verknüpfung mit „Techno-Partys" oder Tanz-/Musikmarathon-Veranstaltungen, bei denen entsprechende Drogen häufig konsumiert werden.

2. Hinsichtlich der Sicherstellung verschiedener Rauschmittel läßt sich ebenfalls ein klarer Anstieg von Kokain sowie Ecstasy feststellen (s. Tab. 2.1).

Die polizeilichen Erkenntnisse gehen im übrigen dahin, daß sich die früher „klassische" Balkanroute einerseits unter Umgehung Ex-Jugoslawiens nach Nordosten verlagert hat, andererseits kommen aber auch aus dem Süden und über verschiedene Fährverbindungen via Italien vermehrt Drogen nach Deutschland. Ein Überblick über die vergangenen 10 Jahre zeigt, daß sich die Heroin- und Kokain-Sicherstellungen mit einigen Schwankungen insgesamt vervielfacht haben. Für Erstkonsumenten harter Drogen gilt, daß Heroin zwar immer noch das häufigste Suchtmittel ist, aber an Bedeutung verloren hat gegenüber Psychostimulantien und Halluzinogenen, vor allem LSD und dem noch vor wenigen Jahren in Deutschland völlig unbekannten Ecstasy. Zur Konsumsituation von Halluzinogenen siehe auch Kapitel 9. Eine Besonderheit stellt der Konsum von Inhalantien dar, der in aller Regel auf Kinder und Jugendliche sowie be-

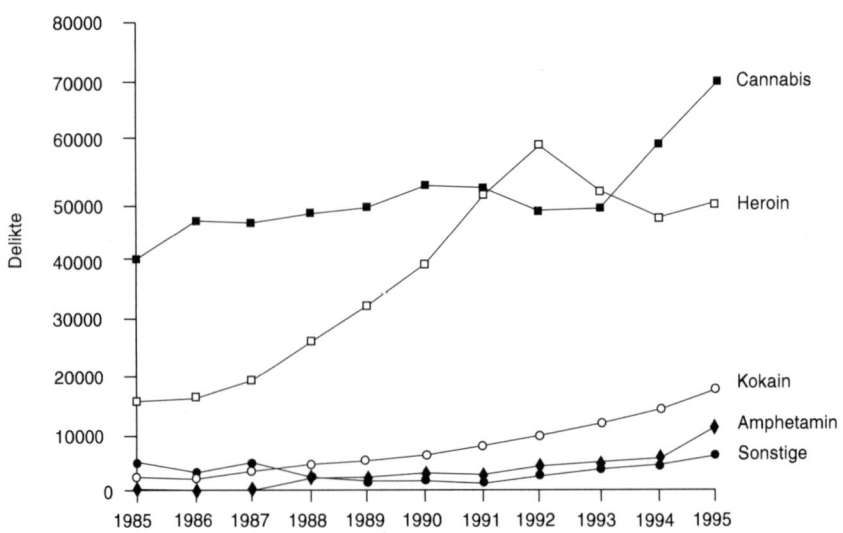

Abb. 2.2: Delikte nach Rauschgiftarten (Quelle: Bundeskriminalamt).

stimmte Subgruppen begrenzt ist und zudem oft nur kurzfristig anhält. Zu diesem speziellen Problem und seinen epidemiologischen Aspekten siehe Kapitel 10.

3. Etwas gesunken, allerdings immer noch auf hohem Niveau verharrend ist die Anzahl der Rauschgifttoten (s. Abb. 2.3), die für 1995 mit 1565 ermittelt wurde, trotz eines leichten Rückgangs seit Anfang der 90er Jahre immer noch rund eine Verfünffachung gegenüber der Situation 1985. Am stärksten davon betroffen sind dabei die Stadtstaaten Bremen und Hamburg sowie unter den Flächenstaaten Hessen und Baden-Württemberg. Dagegen wurden aus den neuen Bundesländern insgesamt nur 9 Rauschgifttodesfälle gemeldet. Der durchschnittliche Rauschgifttote war 30,7 Jahre alt. In 70,9% der Fälle wurde der Rauschgifttote dabei in seiner Wohnung oder sonstigem Privatbereich gefunden.

Tab. 2.1: Sicherstellungen. Aus Peterson 1996.

Rauschgiftart	1995	1994
Heroin	933 kg	1 590 kg
Rohopium	15 kg	35 kg
Kokain	1 846 kg	767 kg
Amphetamin	138 kg	120 kg
Ecstasy	380 858 KE	239 051 KE
LSD	71 069 KE	29 627 KE
Cannabisharz	3 809 kg	4 033 kg
Cannabiskraut	10 436 kg	21 660 kg
Cannabiskonzentrat	3 kg	1 kg

Aufgrund der bekannten Erkenntnisse zur Sicherstellung von Rauschgift und der Zahl der Drogentoten wird die Zahl der Konsumenten harter Drogen in der Bundesrepublik zwischen 200 000 bis 300 000 geschätzt, wobei eine Prävalenzschätzung des Bundeskriminalamtes von einem oberen Richtwert von 275 000 Personen ausgeht (Herbst 1995, Peterson 1996).

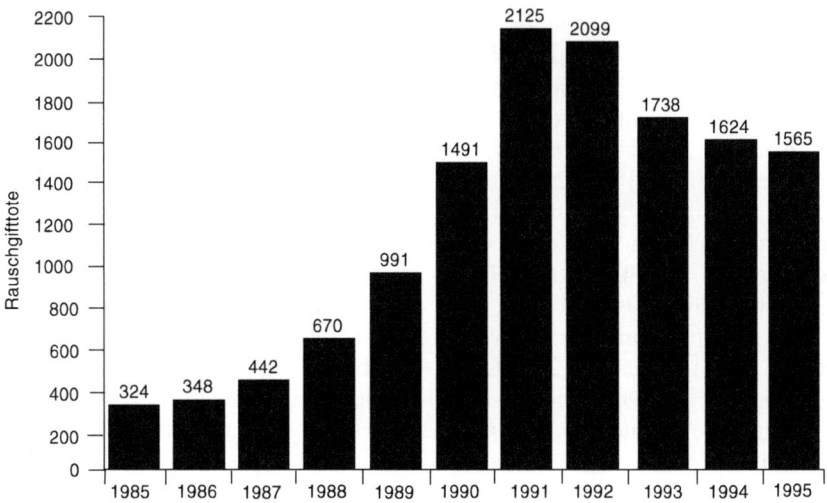

Abb. 2.3: Rauschgifttote. Entwicklung 1985 bis 1995. Aus Peterson 1996 (Quelle: Bundeskriminalamt).

2.2 Ergebnisse epidemiologischer Untersuchungen

Genauere Erkenntnisse zum Gebrauch psychoaktiver Substanzen ergeben epidemiologische Untersuchungen. Dabei wurden in der Bundesstudie „Repräsentativerhebung zum Konsum und Mißbrauch von illegalen Drogen, alkoholischen Getränken, Medikamenten und Tabakwaren", die im Auftrag des Bundesministeriums für Gesundheit 1982 bis 1990 alle 4 Jahre, zuletzt mit neuerer Methodik 1995 erneut durchgeführt wurde (Herbst et al. 1996), Erkenntnisse zur Häufigkeit von Drogenkonsum gewonnen. Darüber hinaus liegen auch Erkenntnisse aus dem nationalen Gesundheits-Survey im Rahmen der Deutschen Herz-Kreislauf-Präventionsstudie vor.

Folgt man diesen Ergebnissen (Übersicht in Kraus 1996), so gaben in Westdeutschland 14,6% der befragten 18- bis 59jährigen an, mindestens einmal im Leben eine illegale Droge eingenommen zu haben, während es in Ostdeutschland nur 4% waren. Männer waren dabei in Westdeutschland mit einem Anteil von 19,3% deutlich höher betroffen als Frauen mit einem Anteil von 9,9% (Ostdeutschland 6% vs. 2%). Die größte Drogenerfahrung bezog sich dabei auf den Konsum von Haschisch und Marihuana (Westen 5,4%, Osten 1,6%), gefolgt von Aufputschmitteln (Westdeutschland 2,8%), Kokain (2,2%), LSD (2,1%), Ecstasy (1,6%), Opioide und „Crack". Für Opioide und „Crack" wurden Prävalenzraten von unter 2% ermittelt, die 12-Monats-Prävalenz ergab für den Konsum illegaler Drogen in Westdeutschland eine Prävalenzrate von 5,4%, überwiegend Haschisch und Marihuana. Bei den anderen illegalen Drogen war der hohe Anteil von Patienten mit Ecstasy-Konsum auffällig (Westdeutschland relativer Anteil 56%, Ostdeutschland 86%!). Die 30-Tage-Prävalenz (s. Abb. 2.4) ergab für Westdeutschland eine Prävalenzrate für Konsum illegaler Drogen von 3,6%, für Ostdeutschland von 1,3%. Im Vergleich mit früheren Untersuchungen zeigte sich dabei für die Altersgruppe der 18- bis 39jährigen ein deutlicher Anstieg der „Drogenerfahrungen".

Psychiatrisch-epidemiologische Felduntersuchungen zeigten zur Frage des Drogenabusus / der Abhängigkeit in der Allgemeinbevölkerung folgendes:

In der oberbayerischen Feldstudie (Fichter et al. 1997) ergab sich eine Prävalenzrate für (deutlichen bis sehr schweren) Drogenabusus / Abhängigkeit von 0,3% sowie, faßt man alle Grade von Drogenabusus/Abhängigkeit zusammen, von 0,7%. In der amerikanischen „Epidemiological Catchment Area Study" (Regier et al. 1990) ergab sich, allerdings nur für ländliche Regionen, eine Prävalenzrate für Drogenabusus/Abhängigkeit von 0,9%. Die Komorbidität, z. B. mit Alkoholismus, ist sehr hoch.

Die aktuellsten Befunde wurden in einer Untersuchung zu „Vulnerabilitäts- und Protektionsfaktoren bei Frühstadien von Substanzmißbrauch und Abhängigkeit" von Wittchen et al. (1997, unveröffentlichte Befunde) erhoben. Dabei wurde eine Zufallsstichprobe 14- bis 24jähriger des Stadt- und Landkreises München untersucht, wobei 4809 Personen durch ein Zufallsverfahren gezogen und 4236 in die Studie aufgenommen wurden. Die nicht aufgenommenen Probanden waren in der Regel zu alt. Die Rate für Mißbrauch illegaler Drogen wurde mit 2,5%, für Abhängigkeit mit

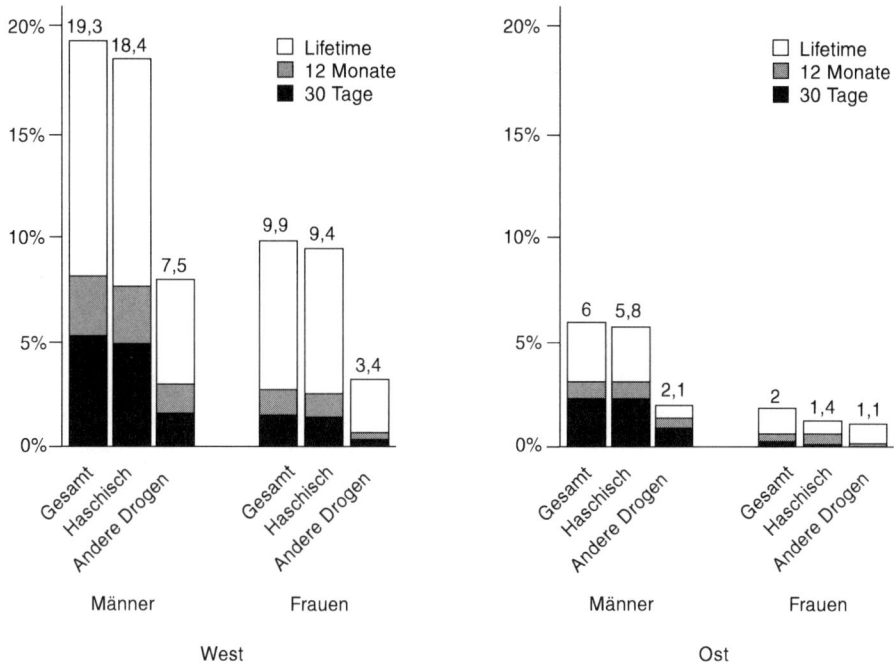

Abb. 2.4: Lifetime-, 12-Monats- und 30-Tage-Prävalenz in West- und Ostdeutschland: illegale Drogen insgesamt, Haschisch, Marihuana und andere illegale Drogen als Haschisch und Marihuana.

2,0% ermittelt. Im Mittel waren dabei die Mißbrauchsraten bei Männern doppelt so häufig wie bei Frauen. Unter den Drogenstörungen standen Cannabinoide mit 4,1% im Vordergrund, gefolgt von den Halluzinogenen (Psychodelika) mit 0,7%, Kokain mit 0,6%, Stimulantien mit 0,5% und Opioiden mit 0,3%. Obwohl diese Angaben zur Lebenszeitprävalenz des Konsums illegaler Substanzen nicht einfach mit Erkenntnissen anderer epidemiologischer Untersuchungen oder gar polizeilicher Fallregister zu vergleichen sind, unterstreichen auch diese Zahlen einen bestimmten Trend, nach dem Haschisch und speziell auch Psychostimulantien sowie Psychodelika einschließlich Ecstasy im vergangenen Jahr eine erheblich weitere Verbreitung gewonnen haben und zahlenmäßig bereits häufiger eingenommen werden als Opioide. Insgesamt dominierte unter den Substanzstörungen Nikotinabhängigkeit (Lifetime-Prävalenzrate 28,9%). Bislang konnten relativ wenige soziodemographische Risikofaktoren für einen Drogenkonsum ermittelt werden, wobei eine relativ schlechte finanzielle Situation mit Drogenabhängigkeit gehäuft assoziiert war. Bei Frauen waren Angststörungen generell mit einem erhöhten Risiko von Mißbrauch und Abhängigkeit assoziiert, bei Männern die Panikstörung, Agoraphobie und die posttraumatische Belastungsreaktion.

Für die USA ist die Datenlage erheblich besser als für die meisten europäischen Länder einschließlich Deutschland, da hier eine Reihe von epidemiologischen Untersuchungen durchgeführt wurde (z. B. ECA-Studie, siehe oben). An dieser Stelle sollen kurz die Ergebnisse der jährlich durchgeführten „National Household Survey on Drug Abuse", die 1971 erstmals durchgeführt wurde, wiedergegeben werden (US Dept. of Health and Human Services 1991). In dieser Untersuchung wurde für 1994 eine Häufigkeit des Konsums illegaler Drogen innerhalb der letzten 30 Tage (Vormonat) von 6% ermittelt (Prävalenzrate 8,2% in der Altersgruppe der 12- bis 17jährigen, 13,3% bei den 18- bis 25jährigen, 8,5% bei den 26- bis 34jährigen, 3,2% bei den über 35jährigen). Die Prävalenzrate lag bei Männern mit 7,9% deutlich höher als bei Frauen (4,3%) und bei Schwarzen (7,3%) höher als bei Weißen (6,0%), Amerikanern hispanischer Abstammung (5,4%) oder anderen rassischen / ethnischen Gruppen (3,1%). Im Gegensatz zu den Zahlen etwa aus der Bundesrepublik gehen die insgesamt allerdings deutlich höheren Prävalenzraten in den USA bei Drogenkonsum im Vergleich eher zurück.

In dem „National Comorbidity Survey" (Warner et al. 1995) wurden die Lebenszeit- und 12-Monats-Prävalenzen für Konsum und Abhängigkeit illegaler Drogen erfaßt. Dabei ergab sich, daß 51% der befragten 15- bis 54jährigen irgendwann in ihrem Leben einmal illegale Drogen eingenommen hatten, 15,4% in den letzten 12 Monaten. Diese Daten waren vergleichbar mit den Angaben der 1991 im „National Household Survey on Drug Abuse" ermittelten, wo die Lifetime-Prävalenz mit 45,2% und die 12-Monats-Prävalenz mit 16,7% ermittelt worden war. 7,5% der Untersuchten waren irgendwann in ihrem Leben einmal abhängig von einer illegalen Droge gewesen, 1,8% in den vergangenen 12 Monaten. Die Lebenszeit-Prävalenzrate reduzierte sich auf 5,3%, wenn man nur den Lebenszeitraum vom 18. bis zum 44. Lebensjahr berücksichtigte. Diese Zahlen waren im übrigen vergleichbar mit denen der „Epidemiological Catchment Area Study" (Regier et al. 1988, 1990). Auch in dieser Untersuchung zeigte sich, daß Männer höhere Prävalenzraten für Drogenmißbrauch und -abhängigkeit aufwiesen als Frauen.

Bezüglich der Häufigkeit von Medikamentenmißbrauch und -abhängigkeit in der Gesamtbevölkerung liegen schon aufgrund der Heterogenität der verschiedenen Substanzen (Psychopharmaka, Schmerzmittel etc.) keine ganz genauen Erkenntnisse vor. Glaeske (1996) schätzte, daß 6 bis 8% aller oft verordneten Arzneimittel ein eigenes Suchtpotential besitzen. Zu den meistverkauften Arzneimitteln in der BRD zählten 1995 zahlreiche Substanzen mit Mißbrauchspotential, insbesondere Analgetika. Zu den am häufigsten verordneten Psychopharmaka gehören speziell Benzodiazepine. Es ist allerdings keineswegs statthaft, die aus den Verordnungsstatistiken ersichtlichen Verschreibungsgewohnheiten mit Suchtentwicklungen gleichzusetzen, die nur in einem relativ kleinen Teil der Fälle zu erwarten sind. Untersuchungen zur Häufigkeit der Einnahme von Medikamenten (Übersicht in Kraus 1996) zeigten, daß 16% der Befragten im letzten Monat vor der Untersuchung zumindest einmal in der Woche ein oder mehrere Medikamente eingenommen hatten (Männer 12,8%, Frauen 19,3%). Die Prävalenz der Medikamenteneinnahme steigt dabei tendenziell mit dem Alter an. Ein besonderes Problem scheint eine häufige Medikamentenabhängigkeit insbesondere bei Bewohnern von Alten- und Pflegeheimen zu sein, die sehr häufig mit Psychopharmaka behandelt werden (Weyerer und Zimber 1997).

Einen guten Überblick über das Suchtpotential verschiedener Medikamente und Drogen und die Einnahme- und Verschreibungsgewohnheiten gibt im übrigen die Studie von Keup (1993), der im Rahmen des sogenannten Frühwarnsystems Daten über das Mißbrauchspotential verschiedener Substanzen protokollierte.

3 Cannabis und Cannabinoide
U. Preuss, M. Soyka

3.1 Definition

Marihuana wird aus den oberen Blättern und Blüten der Hanfpflanze hergestellt, die in drei verschiedenen Formen vorkommt (Cannabis indica, Cannabis sativa, Cannabis ruderalis).

Als Droge wird Cannabis in Form unterschiedlicher Produkte genutzt, mit Bezeichnungen wie Marihuana, Haschisch (hasheesh), Charas, Bhang, Ganja und Sinsemilla. Haschisch und Charas bestehen aus dem Harz, das aus den Blättern und Blüten der weiblichen Pflanze gewonnen wird. Sein THC-Gehalt reicht von 5 bis 14%. Ganja und Sinsemilla sind die getrockneten Spitzen der weiblichen Pflanze, die durchschnittlich etwa 4 bis 5% THC enthalten. Bhang und Marihuana werden aus den getrockneten Blättern und Blüten von Hanf hergestellt. Ihr THC-Gehalt ist sehr variabel und schwankt zwischen 1% und 7%.

Über 420 chemische Verbindungen sind aus Marihuana extrahiert worden (Turner et al. 1980), darunter über 61 Cannabinolverbindungen. Δ-9-Tetrahydrocannabinol (THC) als die am meisten pharmakologisch aktive Substanz wurde 1964 erstmals isoliert und synthetisiert.

3.2 Historisches

Hinweise auf die Verwendung von Hanf als medizinisches Therapeutikum finden sich bereits aus der Zeit 2700 v. Chr., aus der Epoche des mystischen chinesischen „Kaisers" Shen Nung. Hanfprodukte wurden damals zur Behandlung von „weiblicher Schwäche", Gicht, Rheuma, Malaria, Beriberi, Verstopfung und „geistiger Verwirrung" verwendet. Für den westlichen Kulturkreis stellte Cannabis ein relativ neues Rauschmittel dar. Aus dem griechisch-römischen Kulturkreis sind spärliche Berichte über die berauschende Wirkung von Cannabis überliefert. Seit etwa dem Jahre 1000 a. D. fanden Cannabisprodukte auch Verbreitung zunächst in der östlichen arabischen Mittelmeerwelt, von wo sie auch nach Europa kamen. Die Verwendung ging einher mit der Legendenbildung über die religiöse Sekte der sog. Assassinen, die Cannabis zur „Gehirnwäsche" ihrer Selbstmordkommandos eingesetzt haben sollen.

Größere Verbreitung in Europa fand Cannabis erst im 19. Jahrhundert, als eine Reihe von Kulturschaffenden und Schriftstellern (Dumas, Rimbaud, Gautier und Baudelaire) über die psychotropen Wirkungen von Cannabis literarisch berichteten. Zu Beginn des 20. Jahrhunderts wurde von W. James auch über die Verwendung von Cannabis als Psychotherapeutikum nachgedacht.

Hanf gewann in dieser Zeit auch Bedeutung als Rohstoff für die Faserproduktion, da es sich um eine relativ anspruchslose Pflanze handelt, die auch auf schlechten Böden wächst. Der Hanfanbau wurde jedoch im Laufe des 20. Jahrhunderts zunehmend eingeschränkt.

Auch in den USA war der Konsum von Marihuana zu Beginn des 20. Jahrhunderts eher auf damals sozial ausgegrenzte Gruppen der Gesellschaft beschränkt. In den 20er Jahren beschrieb eine Serie von Artikeln einer Zeitung aus New Orleans die angebliche „Bedrohung durch Marihuana". Es wurde in der Nähe krimineller Aktivitäten gesehen und es wurde ein Zusammenhang zwischen Marihuanakonsum und dem Auftreten von Straftaten hergestellt. Der Besitz und der Gebrauch von Marihuana wurde in Louisiana 1927 gesetzlich verboten, bis 1936 folgten 35 weitere Bundesstaaten der USA diesem Beispiel. Eine der Folgen dieser Entwicklung war, daß nun auch die breite Öffentlichkeit Notiz von Cannabis nahm.

Anfang der sechziger Jahre fand Cannabis über ihr angestammtes Klientel der Unterschicht hinaus in Verbindung mit anderen psychotropen Wirkstoffen besonders bei Jugendlichen der Mittel- und Oberschicht Verbreitung. Seit dieser Zeit ist Marihuana eine der in der Allgemeinbevölkerung am meisten konsumierten Drogensubstanzen.

3.3 Epidemiologie

In den westlichen Ländern sind Cannabisprodukte die am häufigsten konsumierten illegalen Drogen. Nach Koffein, Nikotin und Ethanol stehen sie an dritter Stelle unter den mißbrauchten Substanzen. Nach einer Untersuchung des National Institute on Drug Abuse (1991) haben 21% der Teenager, 40% der jungen Erwachsenen und etwa 10% der älteren Erwachsenen der nordamerikanischen Bevölkerung zumindest einmal Cannabisprodukte eingenommen. Der Anteil der Konsumenten mit täglichem Konsum hat in den letzten Jahren abgenommen. Andere Zahlen sprechen von über 70% der Erwachsenen zwischen 27 und 32 Jahren, die Cannabis zumindest einmal konsumierten (Martin 1995). Ein regelmäßiger Konsum wird bei etwa 2 bis 3% der Bevölkerung angenommen.

Nach einem Rückgang der Konsumentenzahlen in der Gesamtbevölkerung in den USA zwischen 1985 und 1993 weisen Ergebnisse jüngerer Studien wieder auf eine Zunahme der Konsumenten, besonders in der Altersgruppe unter 24 Jahren, hin (Bell et al. 1997).

3.4 Pharmakologie und Physiologie

3.4.1 Pharmakologie

THC ist eine hydrophobe und lipophile Substanz. Es wird in erster Linie durch Rauchen aufgenommen; bei Resorption über die Schleimhäute erfolgt eine dreifach höhere Konzentration als bei oraler Gabe. Die subjektive Wirkung tritt beim Rauchen innerhalb von 10 bis 30 Minuten ein. Im Gegensatz dazu ist der Wirkungseintritt bei oraler Gabe erst nach 30 bis 60 Minuten festzustellen. Über die Lunge inhaliertes THC wird nahezu vollständig resorbiert, die Wirkung einer Zigarette hält in der Regel ca. 3 bis 4 Stunden an.

Etwa 25 bis 50% der THC-Menge einer Marihuanazigarette sind auch tatsächlich biologisch verfügbar. Die Bioverfügbarkeit von Cannabis beträgt in der Regel etwa 14%, mit einer Schwankung von 1,4 bis 34,5% (Perez-Reyes et al. 1991).

In der Regel werden Cannabis-Produkte nicht injiziert.

Die Strukturformel von Δ-9-Tetrahydrocannabinol ist in Abbildung 3.1 dargestellt. Diese Substanz hat mit anderen Rauschdrogen, aber auch mit Psychopharmaka wenig strukturelle Ähnlichkeit.

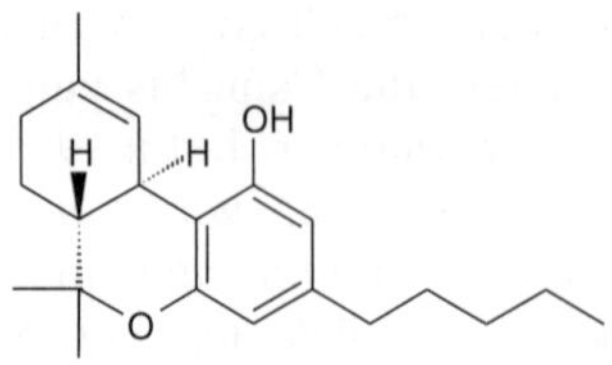

Abb. 3.1: Strukturformel von Δ-9-Tetrahydrocannabinol.

Nach Beginn der Rauschphase sinkt der THC-Spiegel im Blut relativ schnell ab. Die Eliminationshalbwertszeit wird im allgemeinen mit 30 Stunden bis 4 Tagen angegeben (Johansson et al. 1989). THC wird in den Fettdepots des Körpers gespeichert und verbleibt tagelang, teilweise sogar wochenlang im Körper, da es sehr langsam ausgeschieden wird. Es wird vom Stoffwechsel fast vollständig in das aktive Produkt 11-Hydroxy-THC umgewandelt, das wiederum zu einer inaktiven Verbindung metabolisiert und über den Darm (Stuhl) ausgeschieden wird (Jaffe 1990).

Cannabinole können länger als andere Rauschdrogen im Urin nachgewiesen werden. Dazu bieten sich Immuno-Assays, Chromatographie oder spektrometrische Techniken an. Bei starkem Konsum lassen sich bis zu einem Monat nach Absetzen der Droge noch positive Nachweise führen.

Bisher wurden unter Cannabiskonsumenten keine Todesfälle wegen einer alleinigen Cannabisintoxikation berichtet. Auch ist die Toxizität noch nicht völlig klar, in jedem Falle aber erheblich geringer als die von Alkohol.

3.4.2 Allgemeine physiologische Effekte

Im Gegensatz zu anderen sedativ-hypnotischen Substanzen kann THC in höheren Dosen Euphoriezustände, Halluzinationen und eine gesteigerte Empfindungsfähigkeit erzeugen. Während die Sedativa mit zunehmender Dosis zu Anästhesie, Koma und schließlich zum Tod führen, zeigt THC keine dieser Wirkungen, auch nicht in sehr hohen Dosen.

Charakteristische physiologische Symptome nach THC-Gabe sind eine Steigerung der Herzfrequenz um bis zu 50%, eine Rötung der Augen und Mundtrockenheit, gelegentlich werden auch gesteigerter Appetit, Schwindel und Übelkeit, im Vergleich zu anderen Sedativa hingegen keine Atemdepression beobachtet. Bei oraler Gabe tritt häufig auch Übelkeit, Erbrechen und ein „Hangover" auf.

Auch ist eine analgetische und antinozizeptive Wirkung von THC bekannt, die möglicherweise über eine Interaktion mit dem Opioidsystem auf spinaler Ebene vermittelt wird (Lichtman und Martin 1991, Welch und Stevens 1992). THC löst im Tierversuch auch Hypothermien aus.

Seit Mitte der 80er Jahre ergaben sich Hinweise, daß THC und andere Cannabinoide ihre Wirkung an eine pharmakologisch eigenständige Klasse von Rezeptoren ausüben.

Die hydrophobe Natur der Cannabinoide führte zunächst zu der Annahme, daß ihre Wirkung durch unspezifische Interaktionen mit Zellmembranen zustande kommt.

Matsuda et al. (1991) konnten aus Gehirnen von Ratten ein Rezeptorprotein isolieren und klonieren, das Cannabinoide bindet und die Adenylatcyclase hemmt. Das Protein besteht aus 473 Aminosäuren und weist eine 97,3%ige Übereinstimmung mit dem THC-Rezeptor der Ratte auf. Er enthält 7 hydrophobe Domänen. Howlett et al. (1991) schlugen daher vor, daß der Cannabinoid-Rezeptor über diese hydrophoben Domänen (Proteinkörper) in der Zellmembran verankert ist. THC bindet an den extrazellulären Teil des Rezeptors. Modi und Bonner (1991) lokalisierten das Gen des THC-Rezeptors durch in Situ Hybridisierung. Es liegt auf Chromosom 6 (q14–q15).

Auf der Suche nach dem körpereigenen Liganden des Cannabinoidrezeptors isolierten Devane et al. (1992) aus Gehirnen von Schweinen das Arachidonsäurederivat Anandamid, das sich spezifisch an den Cannabinoidrezeptor bindet und ähnliche pharmakologische Wirkungen wie Cannabinoide hervorruft. Wie pharmakologische Studien von Fride und Mechoulam (1993), Felber et al. (1993) und Bornheim et al. (1993) aufzeigten, verursacht Anandamid verhaltenswirksame, hypothermische und analgetische Effekte, wie sie vergleichbar auch durch psychotrope Cannabinoide entstehen können. Es wird angenommen, daß Cannabinoidrezeptoren hauptsächlich auf Neuronen lokalisiert sind. Während einige Rezeptoren auf Axonen vorhanden sind, sind andere Cannabinoidrezeptoren an präsynaptischen Nervenendigungen lokalisiert, z. B. im Bulbus olfactorius, im Ammonshorn, auf striatalen Projektionen im Globus pallidus, im Nucleus entopenduncularis und in der Substantia nigra, Pars reticulata (Herkenham et al. 1991). Zudem ist der Cannabisrezeptor auch in den übrigen Basalganglien, in den übrigen Teilen des Hippocampus, dem Cerebellum und im Stirnhirn lokalisiert. Im Cortex findet sich die größte Dichte in den Schichten I und VI. Cannabiskonsum trägt möglicherweise zu einer Alteration der Funktion zwischen dem limbischen System und dem Cortex bei. Andererseits weist die relativ hohe Konzentration von THC-Rezeptoren im extrapyramidalen System und im Cerebellum auf die Wirksamkeit von Cannabinolen auf die verschiedenen Formen der Bewegung hin. Dem Hippocampus wird eine wichtige Rolle bei der Gedächtnisfunktion zugesprochen, so daß möglicherweise über diese Struktur die Gedächtnisfunktion durch Cannabis beeinflußt wird. Bei Mäusen kann über die hypothalamischen THC-Rezeptoren eine Hypothermie ausgelöst werden (Little et al. 1988).

Cannabinoidrezeptoren finden sich auch in verschiedenen Teilen des Immunsystems, insbesondere dort, wo B-Lymphozyten gehäuft auftreten, z. B. in der Milz (Lynn und Herkenham 1994). Daraus resultiert möglicherweise die diskret immunsupprimierende Wirkung von THC.

Caenazzo et al. (1991) wiesen zwei verschiedene Varianten des Cannabinoidrezeptorgenes, sog. Allele, nach, für die eine Verteilung von 23% bzw. 77% in einer Stichprobe der Allgemeinbevölkerung gefunden wurden.

Howelt et al. (1986) konnten zeigen, daß THC die Adenylatcyclase hemmt. Der THC-Rezeptor zählt zur G-proteingekoppelten Rezeptorsubfamilie und weist somit Ähnlichkeiten mit Adrenocorticotropin- und Melanotropinrezeptoren auf. THC inhibiert das Adenylatcyclase-Enzym nicht direkt (Bidaut-Russel et al. 1990, Audette et al. 1991), sondern es wirkt über einen spezifischen Rezeptor am G-Protein, der über den Start einer Reaktionskaskade die Adenylatcyclase hemmt. Der wahrscheinlichste second messenger ist zyklisches Adenosinmonophosphat (cAMP, Howlett et al. 1986). Es gibt auch Hinweise darauf, daß Cannabinoide über diesen Kaskadenmechanismus Ca^{++}-Kanäle hemmen.

Howlett et al. (1990) fanden, daß Liganden anderer Neurotransmittersysteme wie etwa des dopaminergen, des serotonergen, des Opioidsystems oder des GABAergen Systems, nicht mit Anandamid um den Cannabisrezeptor konkurrieren. Konkurrierende Substanzen sind das homo-γ-Linolenylethanolamid und das Docosatetraenylethanolamid. Die physiologische Funktion des THC-Rezeptors ist hingegen noch unklar.

Weitere Berichte über die Wirkung der Cannabinoide beschreiben einen erhöhten zentralnervösen Umsatz von Dopamin und Serotonin sowie Effekte auf die Prostaglandinsynthese. Auch eine bronchodilatative Wirkung ist beschrieben.

3.4.3 Neurophysiologische und neuropsychologische Befunde

Die akuten Effekte der Cannabinoide wurden in neuropsychologischen Untersuchungen charakterisiert. Es kommt neben der mild euphorisierenden Wirkung zu Beeinträchtigungen in vielen Teilbereichen, so z. B. der Reaktionszeit, der Koordination, der Gedächtnisleistungen, im Zeitempfinden, der Perzeption, bei Aufmerksamkeitsaufgaben und der Signaldetektion (Fehr und Kalant 1983). Insbesondere das Kurzzeitgedächtnis wird beeinträchtigt, der Abruf aus dem Altgedächtnis ist hingegen nicht betroffen.

Auch über weitere motorische Beeinträchtigungen, das Auftreten von Tremor und die Verminderung von Reaktionszeiten bei neuropsychologischen Tests wurde berichtet.

Die Fähigkeit zum Führen eines Kraftfahrzeuges oder eines Flugzeuges ist eingeschränkt.

Durch eine Koabhängigkeit mit Alkohol oder anderen Substanzen werden diese Effekte verstärkt.

Elektrophysiologische Studien über die Wirkung von Cannabinoiden auf das Wach-EEG sind widersprüchlich. So ergaben sich Hinweise sowohl auf eine Verlangsamung als auch auf eine Ab- bzw. eine Zunahme der Alpha- oder Beta-Aktivität (Low et al. 1973, Fink et al. 1976, McClelland und Sutton, 1985). Struve et al. 1989 berichteten über eine generelle Zunahme der Power aller Frequenzen über allen Gehirnregionen.

Eine verlängerte Latenz der P300, einem ereigniskorrelierten Potential, das ca. 300 bis 500 ms nach einer stimulusbezogenen Antwortreaktion auftritt, fanden Solowij et al. (1995) besonders in parietalen Regionen. Dies war mit der Regelmäßigkeit eines Cannabisabusus korreliert und wurde mit einer chronischen Beeinträchtigung kognitiver Eigenschaften in Verbindung gebracht. Roth et al. (1977) fanden eine erniedrigte P300-Amplitude nach THC-Verabreichung an 12 gesunde Kontrollpersonen.

Mathew und Wilson (1992) wiesen darauf hin, daß THC die Gehirndurchblutung insbesondere in frontalen Regionen erhöht.

3.4.4 Versuche an Tieren

Bei einer Vielzahl unterschiedlicher Tierarten erzeugen THC und andere Cannabinoide eine Mischung aus dämpfenden und anregenden Wirkungen (Abood und Martin 1992). Bei höheren Dosen überwiegt die zentral dämpfende Wirkung. Dieses Syndrom kann von Hyperreflexie oder Hyperstimulation begleitet sein. Höhere Dosen bewirken bei Nagern eine zentrale Dämpfung nach dem Vorbild der Katalepsie. Bei Mäusen erzeugt Cannabis eine Kombination von Hypoaktivität, Hypothermie, Antinozizeption und Katalepsie. Weitere Wirkungen sind eine statische Ataxie bei Hunden, Verhaltensänderungen bei

Affen und eine Unterscheidbarkeit zu anderen Substanzen (Substanzdiskrimination).

3.5 Mißbrauch und Sucht

Neugier und Gruppendruck einer Bezugsgruppe sind oftmals die Ursachen für einen erstmaligen Gebrauch von Cannabis bei Jugendlichen. Die psychotropen, „bewußtseinsverändernden", anxiolytischen und euphorisierenden Wirkungen tragen dazu bei, daß THC weiter konsumiert wird. Möglicherweise wird THC bei ängstlichen und depressiv verstimmten Menschen auch im Rahmen einer sog. „Selbstmedikation" eingesetzt.

Häufig führt Cannabiskonsum bei Unerfahrenen oder erstmaligem Gebrauch nicht zu einer Änderung des subjektiven Zustandes. Eine Reihe von experimentellen Befunden deutet darauf hin, daß THC das körpereigene Belohnungssystem aktiviert (Gardner und Lowinson 1991). Bei Ratten ist zu beobachten, daß Cannabinole den präsynaptischen Umsatz von Dopamin im Neostriatum und im Nucleus accumbens erhöhen, die Bestandteile des Belohnungssystems sind.

Das Abhängigkeitspotential ist aber offensichtlich nicht sehr stark.

THC ist eine Substanz, deren chronischer Konsum nach allgemeiner Ansicht nicht zu einer körperlichen Abhängigkeit mit Entzugserscheinungen, wohl aber zu einer erheblichen psychischen Habituation mit starkem Verlangen nach der Droge führt. Das Abhängigkeitspotential ist allerdings geringer als das von Opioiden oder Stimulanzien. Es entwickelt sich rasch eine Toleranz; diese erstreckt sich teilweise auch auf die Wirkungen von Alkohol und anderen sedierenden Substanzen und kann sich möglicherweise auch umkehren, da es speziell erfahrenen Konsumenten gelingt, mit geringen Dosen bereits Rauschzustände zu erreichen. Gegen LSD und andere serotonerge Psychotomimetika entsteht keine Kreuztoleranz. Nach Absetzen kommt es häufig zu Reizbarkeit, Ruhelosigkeit, Nervosität, Gewichtsverlust, Schlafstörungen mit REM-Rebound, Zittern und Frösteln, Übelkeit und Erbrechen. Üblicherweise hält diese Absetzsyndrom bis zu 4 bis 5 Tagen an (Jones et al. 1976, 1981 und Benowitz et al. 1981).

Der psychische Zustand nach Cannabisgabe äußert sich im Rauschzustand zunächst in einer stimulierenden Wirkung, mitunter auch leichten Angst- und Spannungszuständen. Im weiteren Verlauf kann eine angenehme, entspannte Euphorie mit traumartigen Sequenzen, die manchmal in lebhafter Farbigkeit wahrgenommen werden, auftreten. Subjektiv wird eine Verlangsamung des Zeitgefühls, eine intensivere Wahrnehmung von Farben, Klängen, Mustern und anderen Sinnesempfindungen berichtet, es können eine Euphorie und ein allgemeines Wohlgefühl, Gefühle der Entspannung, eine erhöhtes Selbstgefühl, vermehrte sexuelle Stimulierbarkeit und transitorische Halluzinationen auftreten. Auch adverse Effekte wie Angst, depressive Verstimmungen, Stimmungsschwankungen, Sedierung und paranoide Gedanken können auftreten, schrecken aber meist nicht von weiterem Gebrauch ab.

Die verhaltensbeeinflussenden Wirkungen von Cannabis hängen aber auch von der aufgenommenen Menge, den äußeren Gegebenheiten, der Erfahrung und Erwartung des Konsumenten sowie von seiner individuellen Empfänglichkeit für die entsprechenden Änderungen der zentralnervösen Vorgänge ab.

3.6 Folgeschäden

3.6.1 Psychiatrische Komplikationen

Nach THC-Konsum kann es zu Angst, Panik oder zu psychotischen Zuständen (sog. „Bad trips") kommen (Abood und Martin 1992). Wahrscheinlich gehen diese Reaktionen auf die durch Cannabis induzierten Wahrnehmungsveränderungen zurück. Panikzustände können dann auftreten, wenn beim Konsumenten der Eindruck entsteht, er verliere die Kontrolle über seine geistigen Fähigkeiten. Ebenfalls wird über das Auftreten von generalisierten Angststörungen berichtet, die wie die Panikstörungen Kriterien der operationalisierten Diagnostik nach ICD 10 oder DSM IV erfüllen können (s. Tabelle 3.2). Schon mit Mengen unterhalb von psychotoxischen Dosen kann es im Rahmen einer cannabisinduzierten wahnhaften Störung zu Wahnvorstellungen, paranoiden Gedanken, Bewußtseinsstörungen, Ich-Störungen und Depersonalisation (Jaffe 1990) kommen. Des weiteren werden auch manische und katatone Zustände, Störungen des formalen Denkens und psychomotorische Erregung, aber auch Antriebsstörungen berichtet. Das Konzept einer symptomatischen Psychose nach Cannabisabusus ist jedoch um-

Tab. 3.1: Kriterien einer Cannabisintoxikation nach DSM IV (Diagnostisches und statistisches Manual psychischer Störungen) und ICD 10 (Internationale Klassifikation psychischer Störungen).

Cannabisintoxikation: DSM IV	Cannabisintoxikation: ICD 10
1. Kurz zurückliegender Cannabiskonsum. 2. Klinisch bedeutsame unangepaßte Verhaltens- oder psychische Veränderungen (z. B. Beeinträchtigungen der motorischen Koordination, Euphorie, Angst, Gefühl der Zeitverlangsamung, beeinträchtigtes Urteilsvermögen, sozialer Rückzug), die sich während oder kurz nach dem Cannabiskonsum entwickeln. 3. Mindestens zwei der folgenden Symptome, die sich innerhalb von zwei Stunden nach dem Cannabiskonsum entwickeln: a) konjunktivale Injektion b) gesteigerter Appetit c) Mundtrockenheit d) Tachykardie 4. Die Symptome gehen nicht auf einen medizinischen Krankheitsfaktor zurück und können nicht durch eine andere psychische Störung besser erklärt werden.	Ein vorübergehendes Zustandsbild nach Aufnahme von psychotropen Substanzen mit Störungen des Bewußtseins, des Affektes, des Verhaltens oder anderer psychophysiologischer Funktionen und Reaktionen. Zwischen der Schwere der Intoxikation und der aufgenommenen Dosis besteht normalerweise ein enger Zusammenhang. Die akute Intoxikation ist ein vorübergehender Zustand. Das Ausmaß der Vergiftung wird nach und nach geringer, und die Symptome verschwinden ohne erneute Substanzzufuhr vollständig. In der Regel erfolgt eine vollständige Erholung, falls es nicht zu Gewebeschädigung oder zu anderen Komplikationen gekommen ist. Die Vergiftungswirkungen müssen nicht immer in der typischen Substanzwirkung bestehen. Bei Cannabis können die unterschiedlichen Wirkungen auch von der aufgenommenen Menge abhängen. Begleitende Komplikationen: – mit Verletzung oder sonstiger körperlicher Schädigung – mit sonstigen medizinischen Komplikationen – mit Wahrnehmungsstörungen – mit Koma

stritten, da aufgrund der reinen Symptomatik eine Differenzierung zu Psychosen aus dem schizophrenen Formenkreis oder anderen drogeninduzierten Psychosen schwierig ist (Täschner 1983). Oft wird in der Literatur von „cannabisassoziierten" Psychosen gesprochen. Nur Symptome von Gedankenabreißen, Ratlosigkeit, Insuffizienzgefühle und Suizidalität treten bei cannabisinduzierten Psychosen häufiger auf als bei Psychosen aus dem schizophrenen Formenkreis. Zudem findet sich bei solchen Patienten häufiger ein multipler Drogenabusus und eine soziale Verwahrlosung als bei vergleichbaren Patienten mit einer Schizophrenie. Häufig ist bei Patienten mit Cannabisabusus und psychotischen Symptomen ein Beginn der psychotischen Symptomatik bereits vor intensivem Cannabisabusus erfragbar.

Zu den typischen Symptomen der Cannabisintoxikation (Tab. 3.1) gehören affektive Verstimmungen mit Euphorie, Angst, Mißtrauen, paranoide Reaktionen, ein Gefühl der Zeitverlangsamung sowie Beeinträchtigungen des Urteilsvermögens und der Kritikfähigkeit. Im somatischen Bereich findet sich typischerweise eine konjunktivale Injektion, ein gesteigerter Appetit, Mundtrockenheit und eine Tachykardie. Differentialdiagnostisch sind in erster Linie Mischintoxikationen oder Intoxikationen durch andere psychotrope Substanzen in Erwägung zu ziehen, insbesondere Alkohol und Halluzinogene.

Bei im Vordergrund stehenden paranoiden Syndromen sind Schizophrenien und andere Psychosen häufig erst im Verlauf auszuschließen.

Im Vergleich zu einer Schizophrenie ist die cannabisinduzierte Psychose durch Agitiertheit, erhöhte Aggressivität, assoziative Lockerung und in geringem Umfang formale Denkstörungen charakterisiert (Thacore und Shukla 1976). Auch längerandauernde Residualzustände nach dem Abklingen der akuten Psychose wurden berichtet, trotz des in der Regel günstigen Verlaufes. Auch sog. „Flashbacks" oder psychotische Erfahrungen aus vergangenen Rauschzuständen unter Cannabis können auftreten. Epidemiologische Untersuchungen haben zudem eine Häufung schizophrener Psychosen bei Patienten mit Cannabiskonsum wahrscheinlich gemacht (Thornicroft 1990, Hambrecht und Häfner 1996). Tierversuche an Ratten legen eine Veränderung von hippocampalen Neuronen, die entscheidend an den emotionalen Funktionen beteiligt sind, unter chronischem THC-Konsum nahe.

Die Begleitwirkungen und die Toxizität von THC werden unterschätzt. Abgesehen von der Beeinträchtigung kognitiver Funktionen, die sich auch auf die Fahrtüchtigkeit auswirken, sowie psychiatrischer Komplikationen im engeren Sinne, wird vor allem eine nach chronischem Cannabiskonsum häufig verminderte intellektuelle Leistungsfähigkeit registriert.

Eine Reihe von Befunden deutet darauf hin, daß Cannabisintoxikationen wegen der Beeinträchtigung der psychomotorischen Leistungs- und Koordinationsfähigkeit eine häufige Ursache von Autounfällen sind.

Weitere THC-induzierte psychische Störungen sind Angstzustände. Auch Panikreaktionen und generalisierte Angststörungen können ausgelöst werden. Auch spielt das Auftreten von Flashbacks eine Rolle. Darunter versteht man die veränderte Wahrnehmung oder Rauscherleben ohne erneuten Cannabiskonsum. Es kann auch zu einer Reihe schwierig zu klassifizieren-

Tab. 3.2: Weitere durch Cannabis induzierte psychische Störungen nach DSM IV und ICD 10.

Cannabisinduzierte psychotische Störung	Angststörung aufgrund von Cannabiskonsum	Psychotische Störung nach ICD 10
1. Ausgeprägte Halluzinationen oder Wahnphänomene. Dabei sind keine Halluzinationen zu berücksichtigen, wenn der Betroffene selbst einsieht, daß sie durch Cannabis induziert sind. 2a. Die Symptome des Kriteriums 1 entwickelten sich während oder innerhalb eines Monats nach einer Cannabisintoxikation oder einem Cannabisentzug. 2b. Eine Medikamenteneinnahme steht in ursächlichem Zusammenhang mit dem Störungsbild. 3. Das Störungsbild kann nicht durch eine psychotische Störung, die nicht cannabisinduziert ist, besser erklärt werden. Folgende Hinweise würden dafür sprechen, daß die Symptome durch eine psychotische Störung, die nicht cannabisinduziert ist, besser erklärt werden können: Die Symptome traten vor Beginn der Cannabiseinnahme auf, die Symptome halten eine beträchtliche Zeitspanne (mehr als einen Monat) nach Beendigung des akuten Entzuges oder der schweren Intoxikation an oder gehen deutlich über das hinaus, was aufgrund der Art oder der Menge der eingenommenen Substanz oder aufgrund der Dauer der Einnahme zu erwarten wäre. Oder es gibt andere Hinweise, die die Existenz einer unabhängigen nicht substanzinduzierten psychotischen Störung nahelegen.	1. Ausgeprägte Angst, Panikattacken, Zwangsgedanken oder Zwangshandlungen, die im Vordergrund des klinischen Beschwerdebildes stehen. 2. Hinweise aus Anamnese, körperlicher Untersuchung oder Laboruntersuchungen zeigen, daß das Störungsbild eine direkte Folge des Cannabiskonsums ist. 3. Das Störungsbild kann nicht besser durch eine andere psychische Störung erklärt werden (z. B. Anpassungsstörung mit Angst, bei der Cannabiskonsum ein schwerer medizinischer Belastungsfaktor ist). 4. Das Störungsbild tritt nicht ausschließlich im Verlauf eines Delirs auf. 5. Das Störungsbild verursacht in klinisch bedeutsamer Weise Leiden oder Beeinträchtigungen in sozialen, beruflichen oder anderen wichtigen Funktionsbereichen. 6. Bestimme, ob eine der folgenden Störungen vorliegt: *Generalisierte Angst:* Wenn übermäßige Angst oder Sorge über eine Reihe von Ereignissen oder Tätigkeiten im klinischen Beschwerdebild vorherrschen. *Panikattacken:* Wenn Panikattacken im klinischen Beschwerdebild vorherrschen.	Eine Gruppe von Symptomen, die gewöhnlich während oder unmittelbar nach dem Substanzgebrauch auftritt und durch lebhafte Halluzinationen, typischerweise akustische, oft aber aus mehr als einem Sinnesgebiet, Personenverkennungen, Wahn oder Beziehungsideen (häufig im Sinne einer Verfolgung) gekennzeichnet ist. Psychomotorische Störungen, wie Erregung oder Stupor, sowie ein abnormer Affekt, der von intensiver Angst bis zur Ekstase reicht, treten auf. Das Sensorium ist meist klar, das Bewußtsein kann jedoch bis zu einem gewissen Grad getrübt sein, wobei jedoch keine ausgeprägte Verwirrtheit auftritt. Die Störung geht typischerweise innerhalb eines Monats zumindest teilweise, innerhalb von sechs Monaten vollständig zurück. Diagnostische Leitlinien: Ein psychotischer Zustand, der während oder unmittelbar nach der Einnahme einer Substanz (gewöhnlich innerhalb von 48 Stunden) auftritt, sollte hier eingeordnet werden, falls er nicht Ausdruck eines Entzugssyndroms mit Delir oder einer verzögert auftretenden psychotischen Störung ist. Diese kann mehr als zwei Wochen nach dem letzten Substanzkonsum auftreten. (→ F10.75). Die Diagnose eines psychotischen Zustandes sollte nicht allein aufgrund von Wahrnehmungsstörungen

Tab. 3.2: Weitere durch Cannabis induzierte psychische Störungen nach DSM IV und ICD 10 (Fortsetzung).

Cannabisinduzierte psychotische Störung	Angststörung aufgrund von Cannabiskonsum	Psychotische Störung nach ICD 10
4. Das Störungsbild tritt nicht ausschließlich im Verlauf eines Delirs auf. 5. Diese Diagnose sollte nur dann anstelle der Diagnose einer Substanzintoxikation oder eines Substanzentzuges gestellt werden, wenn die Symptome über diejenigen hinausgehen, die gewöhnlich mit dem Intoxikations- oder Entzugssyndrom einhergehen und wenn sie schwer genug sind, um für sich allein genommen klinische Beachtung zu rechtfertigen.	*Zwangssymptome:* Wenn Zwangsgedanken oder Zwangshandlungen im klinischen Beschwerdebild vorherrschen.	und Halluzinationen gestellt werden, wenn Substanzen mit primär halluzinogenen Effekten wie z. B. Cannabis in hoher Dosierung konsumiert wurden. Mit besonderer Sorgfalt ist zu vermeiden, irrtümlich eine schwerere Störung wie z. B. eine Schizophrenie zu diagnostizieren, wenn die diagnostischen Voraussetzungen für eine substanzinduzierte Psychose vorliegen. Viele substanzinduzierte psychotische Störungen dauern nur kurze Zeit, falls die Substanz nicht erneut eingenommen wird.

der psychotischer Symptome, z. B. apophänen Syndromen und zu Persönlichkeitsveränderungen kommen (Tab. 3.2).

Zu Langzeitkomplikationen bei chronischen, meist jüngeren Rauchern zählt das sogenannte Amotivationssyndrom (Dornbush et al. 1976). Dieses ist durch Antriebsverlust, Anhedonie, Mangel an Zielgerichtetheit und mangelnde Energie bei einem vorher aktiven Jugendlichen oder jungen Erwachsenen charakterisiert. Ein schrittweiser Rückzug aus Alltagsaktivitäten wie Schule oder Arbeit ist zu beobachten. Häufige Symptome sind zudem Passivität, Apathie und Störungen der Kognition. Mit dem Amotivationssyndrom sind zudem eine emotionale Verflachung und Störungen der Persönlichkeitsentwicklung speziell bei Jugendlichen verbunden. Die pathophysiologischen Grundlagen dieses Syndroms sind hingegen noch weitgehend unklar.

3.6.2 Somatische Komplikationen

Cannabisrauch (Tab. 3.3) enthält mehr Teerstoffe als Tabak. Ob dadurch ein höheres Risiko für eine Lungenkrebserkrankung besteht ist allerdings noch offen. Eine Anzahl von Untersuchungen konnte noch keinen klaren Zusammenhang nachweisen (Caplan und Brigham 1990), wenn auch bei Tiermodellen unter Cannabinolen Zellveränderungen gefunden wurden, die typisch für Frühphasen des Tumorwachstums sind (Caplan und Brigham 1990).

Wenger (1993) wies darauf hin, daß die Anzahl der T-Lymphozyten bei Marihuana-Rauchern gegenüber Nichtrauchern signifikant erniedrigt ist. Dies ist möglicherweise eine der Ursachen für die immunsuppressive Wirkung von Cannabinolen. Er beobachtete auch eine steigende Anzahl von jungen Patienten zwischen 20 und 40 Jahren – alle waren

Tab. 3.3: Gas- und partikelförmige Bestandteile im Rauch einer Marihuanazigarette (modifiziert nach Hoffmann et al. 1975 und Julien 1997).

Cannabiszigarette	
Gasphase	
Kohlenmonoxid (mg/Vol.%)	17.6,3.99
Kohlendioxid (mg/Vol.%)	57.3/8.27
Ammoniak (µg)	228
Cyanverbindungen (µg)	532
Isopren (µg)	83
Acetaldehyd (µg)	1200
Aceton (µg)	443
Acrolein (µg)	92
Acetonitril (µg)	132
Benzon (µg)	76
Toluol (µg)	112
Dimethylnitrosamin (ng)	75
Methylnitrosamin (ng)	27
Partikelfraktion	
Phenol (µg)	76.8
o-Cresol (µg)	76.8
m-, p-Cresol (µg)	54.4
2,4- u. 2,5-Dimethylphenol (µg)	6.8
Cannabidiol (µg)	190
THC (µg)	820
Naphtalin (µg)	3000
1-Methylnaphtalin (ng)	6100
2-Methylnaphtalin (ng)	3600
Benz(a)anthracen (ng)	75
Benz(a)pyren (ng)	31

chronische Marihuana-Raucher – die squamöse Zellkarzinome der Mundhöhle, des Pharynx und der Zunge aufwiesen. Ähnliche Befunde berichten auch Caplan und Brigham (1990).

Der Rauch einer Cannabiszigarette hat eine ähnliche chemische Zusammensetzung der Inhalate wie der einer Nikotinzigarette (s. Tabelle 3.4). Ein Zigarettenraucher konsumiert zwar im Durchschnitt 20mal mehr Tabak als der Konsument einer Cannabiszigarette. Der Rauch wird beim Cannabiskonsum allerdings im allgemeinen tiefer inhaliert und länger in der Lunge gehalten.

Es gibt Hinweise auf Lungenfunktionsänderungen, die auf das Rauchen von Marihuana zurückgehen. Darunter sind Bronchialreizungen und -entzündungen, Atemwegsobstruktionen, eine Induktion von bronchitischen und asthmatischen Beschwerden, reduzierte Makrophagen und Zilienaktivität, die ähnlich wie beim Nikotinkonsum den Transport von in die Lunge eingedrungenen, kleinen Fremdkörpern nach außen erschwert, sowie Förderung der Genese von Lungenemphysemen (Gong et al. 1984). Bei gleichzeitiger Opiatintoxikation kann Cannabiskonsum in Verbindung mit Bronchitiden das Auftreten eines Atemstillstandes begünstigen.

Nahas und Latour (1992) wiesen auf langfristige Einbußen von Gedächtnisfunktionen, vermehrte Störungen der Psychomotorik, auf ein bis auf das sechsfache erhöhtes Risiko des Auftretens einer Schizophrenie sowie auf ein vermehrtes Auftreten von Tumorerkrankungen der Mundhöhle, Kiefer, Zunge und Lunge bei 19- bis 30jährigen Cannabiskonsumenten hin. Zudem gibt es Hinweise auf die fetotoxische Wirkung von Marihuana und das Auftreten von non-lymphoblastischen Leukämien bei Kindern von chronisch marihuanarauchenden Müttern. Eine geringere Fertilität wurde sowohl bei Menschen als auch bei Tieren berichtet. Unter starkem Cannabiskonsum treten eine Erniedrigung des Testosteronspiegels, eine verminderte Spermienzahl und Störungen der Spermiogenese bei Männern sowie eine Amenorrhoe bei Frauen auf. Auch soll Cannabisabusus der Mutter zu Störungen der postnatalen Entwicklung bei Neugeborenen wie vermindertem Längenwachstum und Geburtsgewicht führen (Tuchmann-Duplessis 1993).

Eine Reihe von Autoren (z. B. Wenger et al. 1992) berichteten auch von Tierversuchen, bei denen Symptome einer zentralnervösen Intoxikation, einer

Unterbrechung der gonadalen Funktion, Verhaltensstörungen und fetotoxische Effekte durch THC ausgelöst wurden. Zudem ergaben sich Hinweise auf das Auslösen von Atemwegsobstruktionen und eine erhöhte Inzidenz von squamösen Metaplasien.

Ein erhöhtes Risiko besteht auch bei Menschen mit kardiovaskulären Erkrankungen, bei denen die tachykarden Wirkungen vor THC Angina-pectoris-ähnliche Zustände hervorrufen können.

3.6.3 Soziale Komplikationen

Studien über die Ätiologie der Marihuanaabhängigkeit haben bisher keine klaren Ergebnisse erbracht. Der Marihuanakonsum zeigt aber eine Koinzidenz mit dem Konsum anderer illegaler Drogen. Er dient häufig, aber längst nicht regelhaft als sogenannte „Einstiegsdroge", dem ein Umstieg zu sogenannten „härteren Drogen" folgt. Dieser Umstieg ist häufig mit der Intensität des Marihuanakonsums korreliert.

Auch das Auftreten eines amotivationalen Syndroms oder von Depressionen nach langjährigem und regelmäßigem Konsum kann den Umstieg auf andere illegale Drogen fördern. Zudem kann das amotivationale Syndrom zur sozialen Desintegration und zum sozialen Abstieg beitragen.

3.7 Therapie

3.7.1 Therapeutische Aspekte einer Cannabisabhängigkeit

Für die Therapie der Cannabisabhängigkeit spielen vor allem zwei Faktoren eine Rolle: Zum einen die psychopathologischen Syndrome und Folgeschäden, die nach chronischer Einnahme von Cannabis auftreten können, zum anderen die Bedeutung, die Cannabis als sogenannte Einstiegsdroge für andere Drogen hat.

Für die Therapie von Cannabisabhängigen gelten die generellen Regeln der Therapie von Abhängigkeitserkrankungen, wie etwa der regelmäßige Besuch von Selbsthilfegruppen oder die Vermeidung von Situationen oder einer Umgebung, bei der ein erhöhtes Risiko für einen Cannabiskonsum besteht.

Primäre Prävention einer Cannabisabhängigkeit kann bereits in der frühen Adoleszenz begonnen werden, wo am häufigsten mit dem Cannabiskonsum begonnen wird. Die Verleugnung von gesundheitlichen und sozialen Risiken sowie das Risiko eines Umstieges auf sogenannte „härtere Drogen" kann zu diesem Zeitpunkt potentiellen Risikopersonen vermittelt werden.

Bei Kindern kann auch die Information und Aufklärung der Eltern und deren Kontrolle des Kindes einen präventiven Effekt haben.

Nur in seltenen Fällen ist eine stationäre Therapie bei einer alleinigen Cannabisabhängigkeit erforderlich. Häufig werden jedoch andere Substanzen, wie etwa Alkohol, Kokain oder Opioide zusätzlich konsumiert, die bei unklaren Bewußtseinsstörungen oder psychotischen Zuständen differentialdiagnostisch mitberücksichtigt werden müssen.

Bei Cannabisintoxikationen ist nur selten eine spezielle Behandlung erforderlich. Beim Auftreten von Angst sind häufig schon das beruhigende Auftreten und die Zuwendung des Therapeuten ausreichend. Gegebenenfalls sind durch Cannabis ausgelöste Angst- und Panikstörungen durch verhaltenstherapeutische Ansätze und eine begleitende Medikation mit Serotoninwiederaufnahmehemmern (z. B. Fluoxetin bis 40 mg/d) zu behandeln.

Nur in Ausnahmefällen, vor allem bei paranoiden Erleben, ist eine stationäre Behandlung zu diskutieren. Kommt es zu ausgeprägteren Ich-Störungen mit Depersonalisation und Derealisation, ist eine Gabe von Butyrophenonen vom Typ des Haloperidols in einer Dosis von 2-10 mg/d sinnvoll. Auch schwere Cannabisintoxikationen oder toxische Reaktionen sind meist innerhalb weniger Stunden oder Tage reversibel, mitunter können sie aber auch über Wochen persistieren (Gold 1989).

Bei der cannabisinduzierten wahnhaften Störung erfolgt die Therapie syndromgerichtet meist mit hochpotenten Neuroleptika vom Typ des Haloperidol in Dosen von 5 bis 10 mg/d, selten höher. Bei schwächer ausgeprägten Wahnsymptomen können auch andere Neuroleptika wie Flupentixol (Fluanxol) oder Perazin (Taxilan) ausreichend sein. Schwierig gestaltet sich die Therapie des amotivationalen Syndroms. Hier ist eine vernünftige Pharmakotherapie nicht bekannt. Die Behandlungsbereitschaft betroffener Patienten, die häufig auch leichte und flüchtige paranoide Syndrome wie vermehrtes Mißtrauen und Beeinträchtigungsgedanken zeigen, ist eingeschränkt. Wenn irgend möglich ist eine stationäre Entwöhnungstherapie mit verhaltenstherapeutischen Ansätzen und begleitender antidepressiver Medikation anzustreben.

3.7.2 Cannabinole als Therapeutika

Die Chemotherapie maligner Tumoren hat in der Mehrzahl der Fälle Appetitverlust, Übelkeit und Erbrechen zur Folge. THC soll eine ähnlich gute antiemetische Wirkung haben wie auf dem Markt befindliche Antiemetika, so z. B. Bromocryptin (Cohen 1976). Zudem ist auch seine analgetische Wirkung beschrieben.

Seit 1985 sind durch die FDA (Food and drug Administration) cannabinolhaltige Präparate in den USA zur Behandlung von Übelkeit bei Patienten nach einer Chemotherapie zugelassen. Die dabei in den USA verwendete Substanz ist Δ-9-Tetrahydrocannabinol, das den generischen Namen „Dronabinol" erhalten hat.

Hinweise, daß Cannabinole zur Behandlung des Weitwinkelglaukoms geeignet sein könnten, liegen seit Anfang der 70er Jahre vor. Das Glaukom ist eine Störung, die durch einen erhöhten Augeninnendruck zustande kommt. Bei der Untersuchung der Wirkungen von Cannabinolen stellte sich heraus, daß sich der Augeninnendruck bei gesunden Erwachsenen senken ließ (Cohen 1976).

Zudem wurde über eine Anwendung von Cannabinolen zur Therapie asthmatischer Beschwerden und zur Symptomminderung bei Enzephalitis disseminata (multipler Sklerose) diskutiert.

In Deutschland ist die Anwendung von Cannabinolen als Therapeutikum aus rechtlichen Gründen bislang nicht möglich.

4 Opioide
M. Soyka

4.1 Historisches

Opioide spielen nicht nur als Rauschdrogen, sondern auch als Analgetika in der Medizin eine große Rolle. Die Stoffgruppe der Opioide umfaßt eine große Zahl natürlicher und synthetischer Substanzen mit morphinähnlicher Wirkung. Opium ist der Ausgangsstoff für die Heroinproduktion und wird aus dem eingetrockneten Milchsaft des einjährigen Schlafmohns gewonnen. Heimat des Schlafmohns, der in gemäßigten Klimazonen wächst, ist der östliche Mittelmeerraum, von wo aus er über Indien bis nach China Verbreitung fand. Die wichtigsten Anbaugebiete liegen heute im südlichen Asien, in der Türkei, Afghanistan, Indien, in den Gebirgslagen von Nordthailand und in angrenzenden Gebieten, dem „Goldenen Dreieck". Große Bedeutung haben auch Anbaugebiete in Südamerika, aber auch Mexiko und Kolumbien. Eine Faustregel sagt, daß aus etwa 10 kg Rohopium 1 kg Morphin-Base gewonnen werden könne. Heroin wird durch Acetylierung der aus Rohopium gewonnenen Morphin-Base hergestellt, was ein chemisch relativ einfacher Prozeß ist und deswegen auch in vergleichsweise primitiven Labors erfolgen kann. Nach Einweichung und Filterung des Rohopiums und der Hinzufügung von Löschkalk und Ammonium-Chlorid wird die so entstandene Morphin-Base acetyliert (Übersicht in Geschwinde 1996).

Opium wird seit etwa 5000 Jahren verwendet. Über Ägypten ist die Kenntnis der betäubenden Wirkung des Schlafmohns früh nach Griechenland gelangt, wo die Substanz zum Beispiel auch Hypokrates bekannt war. Spät breitete sich die Kenntnis der Wirkung von Opium nach Arabien aus, dann über Persien in die Türkei und andere moslemische Länder. Große Bedeutung hatte der Opiummißbrauch vor allem im China des 19. Jahrhunderts, wo man für das vorherige Jahrhundert mit etwa 100 Millionen Opiumkonsumenten rechnete (Geschwinde 1996). Nicht nur medizinhistorisch, sondern auch politisch interessant ist, daß für die weitere Verbreitung des Opiummißbrauchs die beiden Opiumkriege 1840–42 und 1858 große Bedeutung hatten, in denen die englische Regierung den chinesischen Kaiser zwang, den durch die British East Indian Company von Indien aus nach China organisierten Opiumexport nicht länger zu behindern. Den Chinesen wurde praktisch der Opiumkonsum aufgezwungen. In China und Indochina entstanden um die Jahrhundertwende und später zahllose Opiumhöhlen. Nach Regierungsübernahme der Kommunisten im Jahre 1949 wurden die Anbauflächen (Mohnfelder) überwiegend niedergebrannt. In Mitteleuropa wurde Opium als Rauschdroge im 19. Jahrhundert bekannt. Therapeutisch eingesetzt wurde Morphium erstmals im deutsch-französischen Krieg 1870/71, wobei viele Verwundete morphinabhängig wurden. 1897 wurde in

Deutschland bei der Firma Bayer Heroin erstmals synthetisiert, welches zunächst als Entzugsmittel zur Bekämpfung der Mophinabhängigkeit eingesetzt wurde, aber auch zur symptomatischen Behandlung von Kriegserkrankungen Verwendung fand. Das hohe Suchtpotential erkannte man erst später.

Ab Ende der 60er Jahre wurde dann vor allem Heroin zum Teil über hier stationierte US-Soldaten wieder in die Bundesrepublik eingeführt bzw. bekannt gemacht. Hauptproduzenten damals waren das sogenannte „Goldene Dreieck", das Hochland im Nordosten von Burma / Birma mit Gebieten im Nordwesten Thailands und Laos. Heute werden Opium bzw. Heroin auch aus zahlreichen anderen Ländern eingeführt (siehe oben). Der Drogenhandel selbst ist dabei zum Großteil in den Händen mafia-ähnlicher Organisationen. Häufig wird dabei der Drogenhandel auch zum Waffenkauf bzw. zur Finanzierung kriegerischer Auseinandersetzungen eingesetzt.

Die meisten heute sichergestellten Opioide kommen entweder über die traditionelle Balkanroute, über die Türkei, Bulgarien und Österreich nach Deutschland oder, speziell seit dem Beginn des jugoslawischen Bürgerkrieges, weiter nördlich über Rumänien, Ungarn, Slowakei und Tschechien. Etwa seit Anfang der 90er Jahre verharrt der Heroinkonsum auf seinem jetzigen hohen Niveau.

4.2 Das Opioid-Endorphin-System

Die wichtigsten Opioidanalgetika kann man in ihrer Wirkung auf die einzelnen Opioidrezeptoren in reine Agonisten / Antagonisten sowie gemischte Agonisten / Antagonisten klassifizieren. Opioidrezeptoren sind weit verbreitet in der grauen Substanz des Gehirns sowie des Rückenmarks, insbesondere im limbischen System und verwandten Regionen. Die wichtigsten Opioidrezeptor-Subtypen sind der µ-, κ- und δ-Rezeptor-Subtyp, wobei hier weitere Subtypen existieren. µ-Rezeptoren finden sich vorwiegend in den supraspinalen Gebieten, speziell dem medialen Thalamus und dem Hirnstamm (Locus coeruleus, periaquäduktales Grau des Mittelhirns und der Nucleus raphe magnus der Medulla). Morphin lagert sich im ZNS entsprechend vor allem im Thalamus, im medialen Vorderhirnbündel und im seitlichen Hyperthalamus ab. µ-Rezeptoren spielen wahrscheinlich für die analgetische, atemdepressive und euphorisierende Wirkung von Opiatderivaten eine große Rolle, wahrscheinlich aber auch für die Entwicklung einer körperlichen Abhängigkeit. Man kennt heute zwei verschiedene µ-Rezeptor-Subtypen (µ-1 und µ-2). Der µ-1-Rezeptor-Subtyp wird für Analgesie und Euphorie, der µ-2-Subtyp für die atemdepressive Wirkung von Opioiden verantwortlich gemacht. Bislang ist es nicht gelungen, Analgetika zu entwickeln, die spezifisch nur an den µ-1-Rezeptor binden – d. h. bei allen Opioiden besteht ein Risiko zur Atemdepression. Es ist bislang auch nicht gelungen, Opioidanalgetika zu entwickeln, die nicht auch gleichzeitig einen euphorisierenden Effekt haben.

κ-Rezeptoren befinden sich vor allem im Hinterhorn des Rückenmarks und vermitteln hier analgetische Wirkung. κ-spezifische Opioide rufen Pupillenverengung und Sedierung hervor, jedoch keine Euphorie oder Abhängigkeit. δ-Rezeptoren sind bislang noch nicht ausreichend charakterisiert worden. Sie sind vor allem im Hirnstamm und Rückenmark vertreten und dürften ebenfalls bei der Vermittlung analgetischer

Wirkung eine Rolle spielen. Morphin führt zu einer Reduktion der Übertragung von Schmerzreizen auf das Rückenmark und weiter zum Mittelhirn.

Morphin selbst wirkt auf alle drei Rezeptor-Subtypen, wobei es vor allem eine agonistische Wirkung auf den µ-Rezeptor hat. Dort erzeugt es Analgesie, gespannte Euphorie, Sedierung, wirkt anxiolytisch und beruhigend, führt aber auch zur Atemdämpfung und Pupillenverengung. Außerdem hat Morphin einen antitussiven Reiz.

Die positiv euphorisierenden Effekte von Morphin und anderen Opioiden werden nicht allein durch die Beeinflussung von Opioid-Rezeptoren vermittelt. DiChiara und North (1992) postulierten, daß auch dopaminerge und andere Neurotransmittersysteme bei der Vermittlung der positiv verstärkenden Effekte von Opioiden beteiligt sind. Seit längerem ist bekannt, daß Opioidrezeptoren vor allem Neurone im mesolimbischen dopaminergen Belohnungssystem aktivieren, also über ähnliche Strukturen wirken wie auch andere psychotrope Substanzen wie z. B. Kokain und Alkohol. Wahrscheinlich aktivieren Opioide das in den Nucleus accumbens projizierende mesolimbische Dopaminsystem indirekt über Opioidrezeptoren im ventralen Tegmentum. GABA freisetzende Interneurone besitzen µ-Opioidrezeptoren, über die Opioide eine Hyperpolarisierung durch Erhöhung der Leitfähigkeit für K+-Ionen verursachen. Daraus resultiert eine Reduktion der GABA-Ausschüttung an dopaminergen Synapsen, deren Entladungsfrequenz sich dadurch wieder erhöht.

Seit längerem sind endogene Liganden der Opioidrezeptoren bekannt. Dazu gehören als wichtiges körpereigenes Opioid das ß-Endorphin, Metenkephalin und andere Substanzen.

1975 war die Suche nach endogenen Liganden erstmals erfolgreich. Aus Poly- und Oligopeptiden des hypophysären Hormons Lipotropin (β-LPH) konnten durch enzymatische Spaltung die aus 31 Aminosäuren bestehenden „Endorphine" und aus 5 Aminosäuren bestehenden Enkephaline gewonnen werden, die wegen ihrer morphin-ähnlichen Wirkung als Opioide angesehen werden können (Übersicht bei Geschwinde 1996). Das β-Endorphinsystem ist vom Enkephalinsystem unabhängig, obwohl beide im Hirnstamm zwischen Hypophyse und periaquäduktalem Grau vorkommen.

Insgesamt weisen sie aber doch unterschiedliche Verteilungsmuster auf. Bislang sind 12 verschiedene Endorphine bekannt. Die höchste Endorphin-Konzentration und die größte Häufung von µ-Rezeptoren finden sich im mittleren Teil des limbischen Systems, vor allem dem Hippokampus, also in Hirnzentren, die für Emotionalität, Affektivität und Wohlbefinden verantwortlich sind, außerdem im Thalamus, Hypothalamus, Striatum, Mittelhirn und Rückenmark.

Die physiologische Bedeutung von Endorphinen wird noch nicht ausreichend verstanden. Sie hemmen die elektrische Aktivität von Nervenzellen mit Morphinrezeptoren. Man geht davon aus, daß sie durch präsynaptischen Angriff die Freisetzung anderer Neurotransmitter, die unter anderem für die synaptische Weiterleitung von Schmerzimpulsen verantwortlich sind, verringern und dadurch auch die Zahl der weitergeleiteten Impulse vermindern. β-Endorphin interagiert ebenso wie Morphium und Heroin mit dem µ-Rezeptor, während Enkephalin und β-Endorphin an die δ-Rezeptoren binden. Die Dynorphine binden an die κ-Rezeptoren.

Opioide beeinflussen allerdings nicht nur Opioidrezeptoren, sondern direkt bzw. indirekt auch eine Reihe anderer Neurotransmittersysteme. Dazu gehört zum Beispiel Acetylcholin, dessen Freisetzung die Opioide zum einen vermindern, andererseits führen sie zu einer Hemmung der Depolarisation von Neuronen, die durch erregende Neurotransmitter wie Acetylcholin sonst aktiviert werden. Außerdem wirken sie blockierend auf Serotonin-Rezeptoren und begünstigen teilweise, ähnlich wie Kokain, Psychostimulanzien und wahrscheinlich auch Alkohol, im Nucleus accumbens des limbischen Systems die Freisetzung von Dopamin. Dies gilt nicht für Dynorphin, das die Aktivierung von Dopamin verhindert.

In den Zellen führt chronische Opioidexposition zu einer entsprechenden adaptiven Anpassung hinsichtlich der Synthese und des Abbaus der einzelnen Neurotransmitter. Dies führt auch zur Bildung einer Toleranz gegenüber Opioiden. Beim plötzlichen Entzug kommt es in Folge des Wegfalls der hemmenden Effekte zu einer übermäßigen Noradrenalinausschüttung bei gleichzeitig verminderter Dopaminausschüttung, was die meisten Entzugssyndrome erklärt.

Die Entwicklung einer Abhängigkeit dürfte mit subjektiven Erfahrungen der Opioidwirkung sowie der Engrammierung entsprechender Gedächtnisinhalte und der erlebten Euphorie im Zusammenhang mit der Wirkung auf die Opioidrezeptoren und der erhöhten Dopaminfreisetzung zu erklären sein. Opioide bedingen aber auch eine Reihe weiterer Stoffwechselveränderungen, so zum Beispiel die Hemmung des Enzyms Adenylatcyclase, wodurch die neuronale Aktivität der postsynaptischen Zelle reduziert wird.

Die Toleranzbildung umfaßt die zentral dämpfenden, analgesierenden, euphorisierenden Effekte und die antidepressive Wirkung, wobei letztere allerdings weniger stark betroffen ist.

4.3 Pharmakologie einzelner Opioide

Die Strukturformeln der wichtigsten Morphinderivate sind in Abbildung 4.1 zusammenfassend dargestellt. Den meisten Opioiden sind folgende Wirkungen gemeinsam:
- Analgesie
- Euphorie
- Anxiolyse
- Sedierung
- Hemmung des Atemzentrums (Atemdepression)
- Antitussiver Effekt
- Pupillenverengung (Miosis)
- Übelkeit und Erbrechen
- Gastrointestinale Wirkungen (Verhinderung von Diarrhoe, Tonussteigerung der glatten Muskulatur bzw. des Darms)

Die wichtigsten Opioidderivate sollen hinsichtlich ihrer pharmakologischen Besonderheiten kurz besprochen werden:

Heroin (Diacetylmorphin) ist etwa dreifach stärker und wirksamer als Morphin, besitzt eine bessere Lipidlöslichkeit und überwindet im Vergleich zu Morphin schneller die Bluthirnschranke. Es läßt sich intravenös injizieren, ein Wirkeffekt ist aber auch durch Rauchen möglich. Heroin wird schnell zu O_6-Monoacetylmorphin und weiter zu Morphin metabolisiert und so auch ausgeschieden. Heroin kann man also vereinfachend auch als guten und schnellen Transporter für Morphin ansehen.

Codein hat eine etwa 10fach schwächere Wirkpotenz als Morphin,

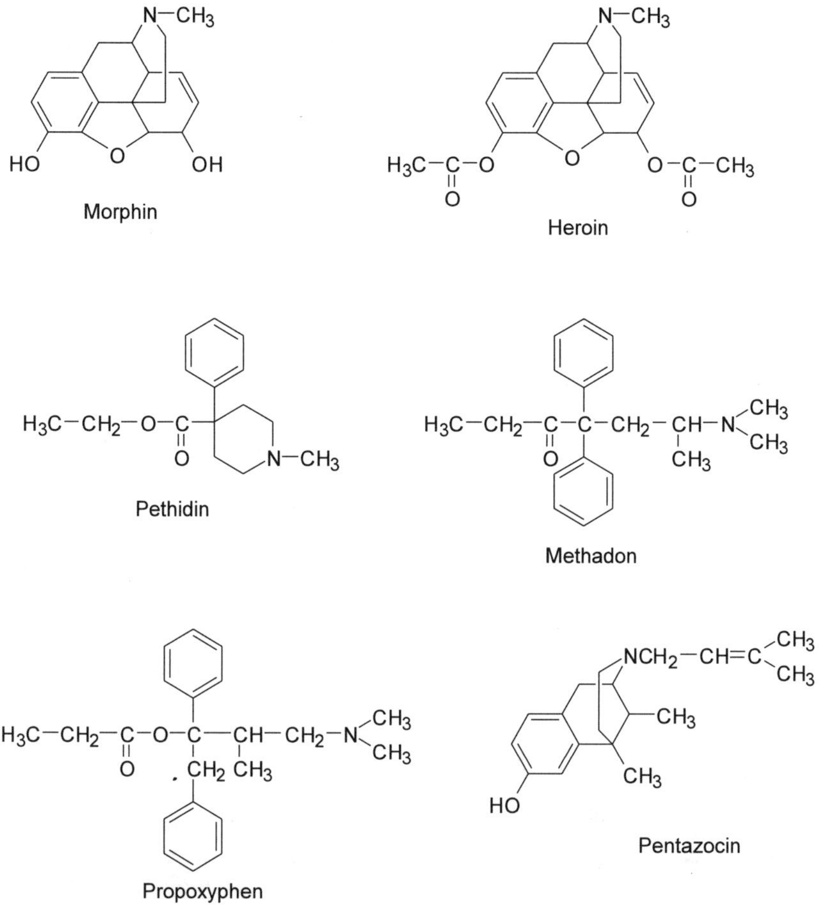

Abb. 4.1: Strukturformeln von Morphin, Heroin, Methadon, Pethidin, Pentazocin und Propoxyphen (aus Julien 1997).

wird aber bei oraler Einnahme im Vergleich besser resorbiert. Codein gilt bislang als einziger Opioidagonist nicht als Betäubungsmittel und ist als Schmerzmittel und antitussive Substanz in Deutschland in verschiedenen Handelspräparaten erhältlich (siehe Abschnitt 4.7.1 und Kapitel 14).

Hydromorphon und *Oxymorphon* stimulieren beide µ-Rezeptoren und sind etwa 6–10 mal so potent wie Morphium.

Pethidin ist ein vollsynthetisches Opioid mit einer im Vergleich zu Morphin etwa 10fach schwächeren Wirkung. Wie auch die anderen Opioidagonisten ruft es Euphorie hervor und hat ein erhebliches Suchtpotential. Im Unterschied zu Morphin kann es bei Pethidin zum Auftreten von Tremor, Hyperreflexie, epileptischen Anfällen und auch zu Delirien kommen. Diese werden durch einen Metaboliten des Pethidins, das Norpethidin, ausgelöst, das selbst keine analgetische Wirkung besitzt.

Methadon ist ein synthetisches Opioid mit hoher analgetischer Potenz und einer langen Wirksamkeit von über 24 Stunden (siehe Abschnitt 4.6).

Fentanyl und verwandte Verbindungen (Sufentanil, Alfentanil) sind kurz wirksame intravenöse Opioidagonisten, die zur Analgesie vor und nach operativen Eingriffen verwendet werden. Fentanyl selbst kann auch über Hautpflaster zugeführt werden.

Buprenorphin (Temgesic®) ist ein neueres Opioid mit gemischtem agonistischem und antagonistischem Profil, das den μ-Rezeptor nur begrenzt stimuliert. Es hat im Vergleich zu anderen Opioiden eine lange Wirkdauer, bedingt durch eine lange Bindung an den μ-Rezeptor (siehe auch Abschnitt 4.7.3).

Propoxyphen ist ein Opioidanalgetikum, das strukturchemische Ähnlichkeiten mit Methadon aufweist. Die analgetische Wirkung ist schwächer als die von Codein. Das Mißbrauchspotential ist wahrscheinlich geringer als das anderer Rauschdrogen.

LAAM-(levo-alpha-Acetyl-Methadol) ist ein Opioidanalgetikum, das seit 1993 in den USA zur Behandlung der Opioidabhängigkeit zugelassen wurde. Es ist oral wirksam. In Deutschland ist die Substanz noch nicht verfügbar (siehe Abschnitt 4.7.2). Im Vergleich zu Methadon hat es eine längere Wirkdauer.

Pentazocin und *Butorphanol* sind schwache μ-Agonisten und haben gleichzeitig einen κ-agonistischen Effekt. Sie haben nur geringe atemdepressive Eigenschaften und ein vergleichsweise geringes Suchtpotential.

Nalbuphin ist ein gemischter Agonist/Antagonist mit einer vergleichsweise schwachen analgetischen Wirksamkeit. Es wirkt κ-agonistisch und μ-antagonistisch. Das Mißbrauchspotential ist offensichtlich begrenzt.

Tramadol (Tramal®) und *Tilidin* (Valoron® N) sind weitere Opioide, die als Analgetika eingesetzt werden. Tramadol ist ein atypisches Opioid, das in therapeutischen Einzeldosen beim Erwachsenen in 50 bis 100 mg Dosen gegeben wird. Die Substanz unterliegt nicht dem BTMG. Tilidin ist ein morphinähnlich wirksames Opioid, das heute nur noch in einem Kombinationspräparat (Valoron® N) auf dem Markt ist, das sowohl Tilidin als auch den Opioidantagonisten Naloxon enthält, um den intravenösen Mißbrauch zu vermindern.

Andere Opioide sind Hydrocodon, Hydromorphon, Piritranid etc.

Naloxon ist ein reiner Opioidantagonist, der bei nicht-süchtigen Menschen kaum eine Wirkung entfaltet. Es hat auch kein analgetisches Potential und wahrscheinlich auch kein Mißbrauchspotential. Naloxon wird im Magen-Darm-Trakt nicht resorbiert und muß injiziert werden. Es hat eine Wirkdauer von nur 15–30 Minuten. Die Substanz spielt im wesentlichen als Antidot bei Opioidvergiftungen eine Rolle (siehe Abschnitt 4.4).

Naltrexon (Nemexin®) ist der einzige in Deutschland zugelassene, oral anwendbare Opioidantagonist. 50 mg Naltrexon sind ausreichend, um den μ-Rezeptor für etwa 24 Stunden zu blockieren. Ein Suchtpotential hat Naltrexon wahrscheinlich nicht (siehe Abschnitt 4.7.4).

Opioide lassen sich durch Dünnschichtchromatographie oder Gaschromatographie nachweisen, seltener wird die UV-Spektroskopie angewandt. Als Schnelltest bieten sich bei Opioiden verschiedene unspezifische Testverfahren an (z. B. Frontline (Boehringer), Merck-Rauschgift-Test 11850, Nic-Test, TWK-Test). Opioide lassen sich im Urin nachweisen, wobei hier überwiegend immunologische Verfahren angewandt werden (Immuno-Assay, zum Beispiel Emit-

Methode). Der durchschnittliche Nachweis beträgt bei Heroin und Morphin etwa 24 bis 36 Stunden im Urin, während sie im Blut nur 4 bis 8 Stunden lang nachweisbar sind. Bei positivem Urinbefund ist ein zweites unabhängiges Verfahren zur Verifizierung/Ausschluß des Befundes notwendig, zum Beispiel Massenspektroskopie oder Gaschromatographie. Generell ermöglichen enzymimmunologische Verfahren nicht einen Substanz-, sondern einen Drogen-spezifischen Nachweis. Vergleichbares gilt für Radio-Immuno-Assays (Rias). Im übrigen lassen sich Opioide mittlerweile auch in Haaren nachweisen.

4.4 Akute Opioidintoxikation

Die wichtigsten Symptome der Opioidintoxikation sind in Tabelle 4.1 dargestellt. Bei der intravenösen Zufuhr von Heroin kommt es schon nach 10–20 Sekunden zu Symptomen des Drogenrausches, dem sogenannten „Kick". Die toxische Dosis bei Heroin liegt bei etwa 5 mg, für Morphin bei 50 mg, i. v. Dosen von über 50 mg Heroin bzw.

Tab. 4.1: Opiatintoxikation.

Klinik
– Euphorie, Antriebsminderung, Lethargie, Somnolenz, affektive Verstimmungen
Komplikation
Überdosierungen und toxische Reaktionen: – Stecknadelkopfgroße Pupillen, Schock, Koma und Atemlähmung – Hyporeflexie – Zyanose – Pulmonale Störungen

100 mg Morphin sind extrem gefährlich. Eine echte Intoxikation entwickelt sich bei hohen Dosen typischerweise 2–5 Minuten nach intravenöser Zufuhr, bei oraler Zufuhr oder Rauchen (Heroin) dagegen deutlich später.

Vital bedrohliche Intoxikationen sind in erster Linie auf den wechselnden Reinheitsgrad der zugeführten Drogen, eine verminderte oder fehlende Toleranz, vor allem bei Erstkonsumenten oder nach Heroinpause (Abstinenz) sowie bei Mischintoxikationen zu erwarten.

Begünstigt werden sie durch Kardiomyopathien, Bronchitiden und Schädigungen der Leber.

Typischerweise dauert die heroininduzierte Euphorie 10 bis 30 Minuten, worauf ein etwa 2- bis 6-stündiger psychischer Zustand mit Antriebsminderung, Lethargie, Somnolenz und affektiven Auffälligkeiten folgt. Die wichtigsten Komplikationen und toxischen Reaktionen sind stecknadelkopfgroße Pupillen, Schock, Koma und Atemlähmung. Patienten mit kardiopulmonaler Vorschädigung, Atemwegserkrankungen oder anderen internistischen Vorschädigungen sind bevorzugt betroffen. Außerdem kann es zu kalten Extremitäten, Hyporeflexie, Cyanose und Lungenödemen kommen. Weniger durch die Opioide selbst als durch die zahllosen Fremdbeimengungen bedingt können eine Vielzahl neurologischer Störungen hinzutreten: Ataxie, Neuritiden, Myopathien bis hin zu Rhabdomyolysen, Parkinson-Symptome und toxische Amblyopien, aber auch Hirnabszesse, mykotische Aneurysmen und Tetanus. Epileptische Anfälle sind selten. Auch Myelopathien und Hirnblutungen können auftreten.

Therapie

Wichtig ist der Ausschluß von Mischintoxikationen bei gleichzeitiger Einnahme, z. B. von Alkohol und Sedativa, Kokain, Psychostimulanzien oder anderer Drogen. Sowohl zur Diagnostik als auch zur Therapie der schweren Opiatintoxikation ist die sofortige Gabe von Naloxon (Narcanti®), 0,1 bis 0,2 mg i. v. indiziert. Nach 2 bis 3 Minuten kann unter der Kontrolle der Vitalfunktionen erneut 0,1 bis 0,2 mg nachgespritzt werden. Eine Ampulle Narcanti® (0.4 mg) kann auch als Diagnostikum bei unklaren Intoxikationen eingesetzt werden. Insgesamt können bis 2 mg Narcanti® i. v., i. m. oder s. c. gegeben werden (siehe auch Abschnitt 12.2.3).

Naloxon hat eine kurze Halbwertszeit und muß oft rasch nachdosiert werden. Nur in Ausnahmefällen ist eine Dauerinfusion mit kontinuierlicher Zufuhr von Naloxon notwendig.

Die übrige Therapie richtet sich nach den Notfallmaßnahmen:

ABC-Regeln beachten, intravenösen Zugang legen, Zufuhr von Glucose, stationäre Aufnahme, evtl. Intubation und künstliche Beatmung und Behandlung bzw. Vermeidung eines Hirn- oder Lungenödems (evtl. Gabe von Cortison).

Weitere mögliche medizinische Maßnahmen richten sich nach den internistischen Komplikationen:

Bei Hypertonus Gabe von antihypertensiven Medikamenten, vor allem Clonidin (Catapresan®), bei Hypotension und Hypoxämie Sauerstoff- und Volumenzufuhr, bei Lungenödemen etc. ist eine internistische Intensivbehandlung notwendig.

Abgesehen von spezifischen Folgestörungen bei chronischem Opioidkonsum finden sich speziell bei Heroinkonsumenten eine Reihe von psychischen und somatischen Auffälligkeiten, die auf die chronische Drogenbeeinflussung zurückgeführt werden können. Bei chronischen Heroinkonsumenten („Fixer") bleibt die euphorisierende Heroinwirkung meist aus, dies gilt speziell für Spätstadien der Sucht, wo nur noch gefixt wird, um Entzugserscheinungen vorzubeugen, die in der Regel 5 bis längstens 15 Stunden nach der letzten Heroinzufuhr auftreten. Vom äußeren Aspekt her fallen Heroinabhängige durch ihr fahlgelbes Hautkolorit und Aussehen sowie die typischen Einstichstellen mit Hämatomen, Injektionsnekrosen und Venenentzündungen an Armen und Handrücken oder Beinen auf. Der Puls ist oft verlangsamt, der Blutdruck eher niedrig, die Pupillen eng. Der Affekt ist häufig gedrückt, andererseits auch labil. Schlafstörungen im Sinne eines oberflächlichen Schlafes mit Unterdrückung der REM-Phasen sind häufig, ebenso sexuelle Funktionsstörungen, speziell auch eine Impotenz und geringe Libido, Tremor sowie neurologische Auffälligkeiten (Bewegungsstörungen, Ataxie). Es kommt zu einem zunehmenden physischen und psychischen Verfall, bei meist erhaltenen kognitiven und intellektuellen Funktionen. Sehr typisch gerade für chronische Opioidkonsumenten ist auch der schlechte Zahnstatus mit Ausfall vieler, manchmal sogar aller Zähne, was durch die Analgesie des Mundraumes, die Ernährung und mangelnde Hygiene begünstigt wird. Bei chronischen Opioidkonsumenten kann es zu einer Kachexie kommen.

Ein spezieller Sonderfall betrifft Neugeborene opioidsüchtiger Mütter: Diese entwickeln in den ersten 12 bis 48 Stunden nach der Geburt ein typisches Opioidentzugssyndrom mit Hyperreflexie, Hyperaktivität, erhöhtem Muskeltonus, Atemstörungen und eventuell auch zerebralen Krämpfen.

4.5 Opioidentzugssyndrom

Eine körperliche Abhängigkeit entwickelt sich, abhängig von der Menge und dem Zeitraum der eingenommenen Opiate, vor allem bei Heroinkonsumenten manchmal schon nach wenigen Wochen. Die typischen Symptome des Opioidentzugssyndroms im Zeitverlauf sind in Tabelle 4.2 dargestellt. Zu den wichtigsten Entzugssymptomen gehören Schlaflosigkeit, Angst und Erregung, aber auch depressive Verstimmungen, psychovegetative Symptome wie Zittern, Schwindel, Husten, Erbrechen, Durchfall, Rinorrhoe, Nierenschmerzen, Hyperthermie, Anstieg von Atemfrequenz und Blutdruck, vor allem auch kolikartige Schmerzen im Unterleib und Muskulatur. In schwersten Fällen kann es auch zu Kreislaufkollaps mit letalem Ausgang kommen. Beim Heroin kommt es typischerweise wenige Stunden nach Absetzen oder Dosisreduktion zur Entwicklung des vorwiegend vegetativen Entzugssyndroms, das auch durch Gabe eines Opioidantagonisten wie z. B. Naltrexon oder Naloxon schon innerhalb weniger Minuten provoziert werden kann. Üblicherweise dauert ein Heroinentzug etwa 2 bis 3 Tage, selten länger als 10 Tage. Rascher verläuft ein Opioidentzugssyndrom z. B. nach chronischer Einnahme von Pethidin, prolongiert entwickelt es sich bei chronischer Einnahme von Methadon, wo häufig erst nach 2 bis 3 Tagen das Vollbild zu sehen

Tab. 4.2: Stadien des Opiatentzugs (aus: Benkert und Hippius 1996).

Stadium	Symptome	Auftreten der Symptomatik in Stunden nach der letzten Dosis		
		Morphin	Heroin	Methadon
0	Verlangen nach Opiaten, Angst	6	4	12
I	Gähnen, Schwitzen, Tränenfluß, Rhinorrhoe	14	8	32–48
II	Vermehrte Intensität von Stadium-I-Symptomen; zusätzlich: Mydriasis, Piloarrektion, Tremor, Muskelzucken, Hitze- und Kältegefühle, Knochen- und Muskelschmerzen, Anorexie	16	12	48–72
III	Vermehrte Intensität von Stadium-II-Symptomen; zusätzlich: Schlaflosigkeit, Blutdruck- und Temperatursteigerung, Tachykardie, Steigerung von Atemfrequenz und -tiefe, Übelkeit, psychosomatische Unruhe	24–36	18–24	> 48*
IV	Vermehrte Intensität von Stadium-III-Symptomen; zusätzlich: Fieber, Erbrechen, Diarrhö, Gewichtsverlust, Spontanejakulationen und -orgasmen, Muskelkrämpfe, Hämokonzentration mit Leukozytose, Eosinopenie, Anstieg von Blutzucker und -laktat	36–48	24–36	> 48*

* Widersprüchliche empirische Daten und Literaturangaben

ist. Die schwersten Komplikationen betreffen vor allem Patienten mit körperlicher Vorschädigung, insbesondere kardiopulmonalen Erkrankungen. Psychosen und Delire gehören *nicht* zum typischen Bild des Opioidentzugssyndroms.

Differentialdiagnostisch ist in erster Linie der Entzug von anderen psychotropen Substanzen (Sedativa, Hypnotika, Anxiolytika) auszuschliessen. Auch eine Grippe kann Symptome eines Opioidentzugssyndroms imitieren. Neben der Eigen- und Fremdanamnese sind die körperliche Untersuchung sowie toxikologische Kontrollen entscheidend.

Therapie

Für die Therapie des Opioidentzugssyndroms sind eine Reihe sehr unterschiedlicher pharmakologischer Möglichkeiten erarbeitet worden. Generell richtet sich die Frage, ob eine stationäre Behandlung notwendig ist, nach dem Schweregrad des Entzugssymptoms, vor allem aber auch nach dem Vorliegen möglicher körperlicher Grunderkrankungen. Günstig ist die Behandlung Opioidabhängiger auf speziellen Entzugsstationen. Wie auch bei anderen Entzugsbehandlungen sind eine freundliche, nicht zu reizarme Umgebung, eine ausreichende Flüssigkeits- und Elektrolyt-Substitution und adäquate pflegerische Maßnahmen für den Behandlungsverlauf oft entscheidend.

Folgende pharmakologische Ansätze zur Therapie des Opioidentzugssyndroms sind möglich (Übersicht in Soyka 1997):

1. Gabe von Opioiden (Methadon)

Hier ist die Dosierung abhängig von der Klinik. Üblich ist eine Dosierung von bis 50 mg/d und dann ein schrittweiser Entzug über 5 bis 10 Tage.

2. Therapie mit Benzodiazepinen

Hier werden vorzugsweise sedierende Benzodiazepine mit relativ langer Halbwertszeit wie Diazepam (Valium®) oder Dikaliumclorazepat (Tranxilium®) eingesetzt. Auch hier richtet sich die Dosierung nach der Klinik. Üblich sind z. B. Dosen von 10 mg Diazepam alle 2 Stunden mit raschem Ausschleichen innerhalb weniger Tage.

3. Therapie mit Antidepressiva

Im deutschsprachigen Raum hat sich auch die Therapie mit sedierenden Trizyklika vom Typ des Doxepin (Aponal®, Sinquan®) bewährt. In Dosen von 100 bis 150 mg/d, bei schweren Entzugssyndromen auch bis 300 mg/d und darüber sind die meisten Entzugssyndrome relativ gut beherrschbar (Benkert und Hippius 1996). Häufig wird im klinischen Alltag zu niedrig dosiert, so daß die Gefahr eines Behandlungsabbruchs droht. An Nebenwirkungen sind neben den üblichen anticholinergen Effekten vor allem die Kardiotoxizität von Trizyklika zu beachten.

4. Therapie mit Clonidin (Catapresan®)

Vor allem bei Patienten mit starker Hypertonie und vegetativen Symptomen kann auch Clonidin, allerdings nicht als Monotherapie, versucht werden. Dosierung: 3 x 0,1 mg, Steigerung bis auf 2 x 0,3 mg/d möglich. Cave! „AV-Überleitungsstörungen".

Weitere Alternativen

Kaum zu empfehlen ist die Gabe von niederpotenten Neuroleptika oder anderen Hypnotika. Barbiturate sind nur in Ausnahmefällen bei Entzug mehrerer Substanzen sinnvoll. Im übrigen sind auch hier Benzodiazepine zu bevorzugen. Denkbar erscheint auch der Einsatz von Delta-Sleep-Inducing-Peptide (DSIP) bei Opioidentgiftung. Die bisherigen therapeutischen Erfahrungen sind aber noch begrenzt (Soyka und Rothenhäußler 1997, Backmund et al. 1998).

Die übrigen therapeutischen Maßnahmen richten sich nach möglichen Komplikationen. Epileptische Anfälle gehören nicht zum typischen Bild des Opioidentzugssyndroms, sondern treten eher bei Mischentzügen auf. Hier kann gegebenenfalls die Gabe von Carbamazepin (Tegretal®, Finlepsin®) in Dosen von 800 bis 1200 mg/d notwendig werden, alternativ auch Phenytoin.

Für die psychotherapeutische / psychosoziale Weiterbehandlung opiatabhängiger Patienten nach Entgiftung sei auf das abschließende Kapitel „Psychotherapie der Drogenabhängigkeit" verwiesen.

Noch nicht sicher abschätzbar ist die Bedeutung der in den letzten Jahren propagierten sogenannten Ultrakurzentgiftung durch Opioidantagonisten (Naloxon, Naltrexon) in Narkose (Dettling und Tretter 1996, Tretter 1996), eine extrem aufwendige Methode zur Entgiftung Opioidabhängiger. Hier werden unter Intensivbedingungen im Rahmen einer Vollnarkose Opioidantagonisten eingesetzt. Die Hypothese dahinter ist, daß so Opioidsüchtige ihren Entzug „verschlafen" können. Die Methode ist nicht neu, in den letzten Jahren aber wieder vermehrt propagiert worden. Die Durchführung des Opioidentzugs in Narkose setzt Intensivmedizin und Intensivstation voraus. Der forcierte Entzug wird durch ein Narkotikum eingeleitet (z. B. Propofol), wobei der Patient ständig intubiert und beatmet wird. EKG-Monitoring und Kontrolle von Blutgasen etc. müssen gewährleistet sein. Nach Einleitung der Narkose werden nach Dettling und Tretter (1996) 10 mg Naltrexon innerhalb von 2 Stunden verabreicht, wobei die gesamte Narkose etwa 6 Stunden dauert. Naltrexon soll auch im Anschluß an die Narkose weitergegeben werden.

Offensichtlicher Vorteil der kurzzeitigen Entwöhnung sind die relativ rasche Entzugsbehandlung sowie die 100%ige Compliance der Patienten. Nachteile sind u. a. die extrem hohen Kosten, die Gefahr von Drehtür-Entgiftungen sowie das Fehlen psychotherapeutischer Interventionsmöglichkeiten. Möglicher Vorteil ist die Akzeptanz bei sonst nicht zu entgiftenden Patienten, wobei hier aus klinischer Sicht am ehesten an langjährig Opioidabhängige, aber auch Patienten in Methadon-Entzugsprogrammen zu denken wäre. Bislang ist es nicht gelungen, empirisch gesicherte Indikationen für bestimmte Subgruppen von Opioidabhängigen zu definieren, die von einer solchen Behandlung besonders profitieren könnten. Politoxikomane dürften dafür wenig geeignet sein.

4.6 Methadon-Substitution

Auch die Substitutionsbehandlung Opiatabhängiger mit Opioidagonisten, speziell dem Methadon, ist nicht neu, sondern wurde in den USA bereits 1965 von Dole und Nyswander propagiert. Hintergrund waren die relativ schlechten katamnestischen Ergebnisse vieler Drogenentzugstherapien. Argumente für eine Methadon-Substitution Opiatabhängiger sind in erster Linie:
- eine verbesserte soziale Integration dieser Patienten,
- Verminderung des HIV-Risikos,
- geringere Rate von Hepatitiden und anderen körperlichen Erkrankungen,
- bessere psychosoziale Integration,

- Behandlungsmöglichkeiten auch bei sonst nicht zu erreichenden Patienten.

Argumente gegen eine Behandlung Opioidabhängiger mit Methadon sind u. a.:
- nicht gesicherte Erfolgsquoten,
- sinkende Attraktivität üblicher Drogenentwöhnungstherapien,
- Gefahr, Methadon in den Schwarzmarkt einzuschleusen (Übersicht bei Finkbeiner und Gastpar 1997).

Pharmakologie von Methadon

Methadon ist ein voll synthetisch hergestelltes Racemat in einer rechts- und linksdrehenden Form, wobei nur letztere biologisch aktiv ist. In Deutschland war lange Zeit nur das L-Isomer unter dem Handelsnamen L-Polamidon im Handel, mittlerweile ist auch das entsprechend nur halb so schwach wirksame, aber kostengünstigere Racemat als Methadon verfügbar.

Methadon interagiert pharmakologisch mit einer ganzen Reihe von Substanzen, was zu einem beschleunigten oder auch verzögerten Methadon-Abbau führen kann (siehe Tab. 4.3).

Als Kontraindikation für eine Methadon-Substitution gelten:
- erhöhter Hirndruck,
- Erkrankungen, bei denen eine Dämpfung des Atemzentrums vermieden werden muß,
- akute hepatische Porphyrie,
- relative Kontraindikationen: Hyperthyreose, Colitis ulcerosa und Pankreatitis.

Die rechtlichen Grundlagen zum Einsatz von Opiaten zu therapeutischen Zwecken sind in Deutschland im § 13 des Betäubungsmittelgesetzes geregelt (siehe Kapitel 14). Die Verschreibung an Drogenabhängige ist nur unter ganz bestimmten Indikationen möglich. Der Bundesausschuß der Ärzte und Krankenkassen hat die sog. NUB-Richtlinien zur Substitutionsbehandlung zu Lasten der Krankenkassen(!) festgelegt, die am 4. 12. 1990 erstmals beschlossen und in den Folgejahren mehrfach modifiziert wurden (Übersicht bei Gölz 1994 und Soyka et al. 1997). Es wird explizit darauf hingewiesen, daß die Drogenabhängigkeit selber darin nicht als Indikation für die Behandlung mit Methadon angesehen wird.

Nach dem aktuellen Stand der NUB-Richtlinien kann eine Substitutionsbehandlung bei folgenden Erkrankungen indiziert sein:
- lebensbedrohlicher Entzug,
- schwere konsumierende Erkrankungen,
- opioidpflichtige Schmerzen,
- AIDS,
- Schwangerschaft bis 6 Wochen nach der Geburt.

Darüber hinaus kann eine Substitution in solchen Fällen erfolgen, in denen neben der Drogenabhängigkeit eine vergleichbare schwere Erkrankung vorliegt (Punkt 2.3 der NUB-Richtlinien). Dazu können z. B. zählen:
- chronisch persistierende Hepatitis, dekompensierte Leberzirrhose, toxischer Leberschaden,
- Endokarditis, Herzklappendefekte, Herzinsuffizienz, Cor pulmonale,
- Lungenemphysem, Lungenfibrose, Asthma bronchiale,
- Tuberkulose,
- Ulcus ventriculi/duodeni, Colitis ulcerosa,
- Osteomyelitits, Pyelonephritis, Polyarthritis, Thrombophlebitis, Tumoren, Traumata, Polyneuropathie, Psychosen und Suizidalität.

Die Bundesärztekammer hat mit Datum vom 15. November 1996 **Leitlinien zur Substitution Opiatabhängi-**

Tab. 4.3: Pharmakologische Interaktionen mit Methadon.

Substanz	Indikation
Medikamente, die bei Gabe von Methadon kontraindiziert sind	
Naltrexon	Opioidantagonist „Nüchternheitshilfe" bei Opioidabhängigkeit
Buprenorphin Butorphanol Pentazocin Nalbuphin u. a.	(partielle) Opioidantagonisten Einsatz als Analgetika
Tramadol	synthetisches Analgetikum
Nalmefen Naloxon	Opioidantagonisten
Pharmaka, die Plasmaspiegel von Methadon oder dessen Effekte vermindern	
Barbiturate	Sedativa/Hypnotika Antiepileptika
Carbamazepin	Antiepileptikum „mood stabilizer"
Phenytoin	Antiepileptikum
Rifampicin	Antituberkulostatikum
Substanzen, die den Harn ansäuern	
Ascorbinsäure	
Medikamente, die Plasmaspiegel von Methadon oder dessen Wirkung erhöhen/ verstärken	
Amitriptylin	Trizyklisches Antidepressivum
Zimetidin	H2-Blocker Gastro-/Duodenalulcera
Diazepam	Antiepileptikum Sedativum
Fluvoxamin	Serotoninwiederaufnahmehemmer Antidepressivum
Alkohol	
Substanzen, deren Pharmakokinetik durch Methadon verändert wird	
Desipramin	Trizyklisches Antidepressivum
Zidovudin	Behandlung der HIV-Infektion

ger mitgeteilt, in denen sehr detailliert zur Indikationsstellung und Durchführung von Methadon-Substitutionsprogrammen Stellung genommen wird. In der Präambel heißt es folgendermaßen: „Drogenabhängigkeit ist eine behandlungsbedürftige chronische Krankheit. Oberstes Ziel der Behandlung ist die Suchtfreiheit."

Mögliche Stufen der Behandlung sind:
- Sicherung des Überlebens,
- gesundheitliche und soziale Stabilisierung,
- berufliche Rehabilitation und soziale Integration,
- Opiatfreiheit.

Für die Durchführung einer Substitutionsbehandlung werden folgende Indikationen in den Rahmenbedingungen gefordert:

1. Anamnese und Diagnostik

Sicherung der Diagnose einer Drogenabhängigkeit vom Morphintyp, Drogenanamnese einschl. Angaben zu bisher durchgeführten Entzugsversuchen, stationären Entzugs- und / oder Entwöhnungsbehandlungen, ambulanten Abstinenz- oder Substitutionsbehandlungen und Rückfällen sowie Gründe für den jetzigen Substitutionswunsch.

Somatische Anamnese und körperliche Untersuchung:

Erhebung des körperlichen Untersuchungsbefundes und des allgemeinen und Ernährungszustandes, Gewicht, Puls und Blutdruck. Im speziellen soll Folgendes gefragt und untersucht werden:
- Häufigkeit und Lokalisation von Spritzenabszessen,
- Hepatitiden,
- Haut- und Geschlechtskrankheiten,
- Traumen oder andere Schädigungen des Gehirns,
- Endokarditiden und Thrombosen,
- Lungenerkrankungen wie insbesondere Pneumonie und Tuberkulose,
- Osteomyelitiden,
- Zahnstatus,
- HIV-Infektionen.

Bei weiblichen Patienten:
- Geburten, Fehlgeburten, Schwangerschaftsabbrüche,
- Amenorrhoe,
- gynäkologische Erkrankungen.

Zur Labordiagnostik:

Hepatitis-Serologie (namentliche Meldepflicht!), Lues-Serologie (anonyme Meldepflicht!), HIV-Antikörper-Test (nur mit Einverständnis des Patienten).

Im Falle einer HIV-Infektion: zusätzlich Lymphozytenstatus, P 24 Antigen, Elektrophorese, Immunglobuline, Toxoplasmose, Cytomegalie und Herpes-Antikörper, Gerinnungsstatus.

Weitere Untersuchungen:
- Urinstatus,
- Tine-Test, evtl. Thoraxröntgen,
- EKG,
- Schwangerschaftstest.

Psychiatrische Anamnese:
- Bestehende Suizidalität,
- Halluzinationen,
- andere schwere psychische Beeinträchtigungen,
- psychiatrische Erkrankungen, auch in der Familie,
- hirnorganische Vorschädigungen und schwere Entwicklungsstörungen,
- familiäre Belastungen,
- außerdem eine detaillierte soziale Anamnese.

2. Behandelnder Arzt

Hingewiesen wird u. a. darauf, daß Voraussetzung für die Durchführung der Behandlung der Erwerb einer von der Ärztekammer definierten Qualifikation ist: „In der Regel sollten nicht mehr als 10 Patienten von einem Arzt gleichzeitig substituiert werden..."

3. Psychosoziale Betreuung

Die kontinuierliche psychosoziale Betreuung ist entscheidend für den Erfolg der Substitutionstherapie ... Der indikationsstellende Arzt sollte möglichst schon vor Therapiebeginn Kontakt zu den betreuenden Institutionen aufnehmen.

4. Einleitung der Substitutionstherapie

„In schwierigen Fällen, insbesondere bei polyvalentem Mißbrauch sollte die Dosisfindung stationär erfolgen. Dies gilt besonders beim regelmäßigen Nebenkonsum von Benzodiazepinen und Barbituraten, da beim Aussetzen dieser Substanzen Krampfanfälle auftreten können. Vor Beginn der ambulanten Therapie muß die Wochenendvergabe geklärt und organisiert sein".

5. Zusammenarbeit mit der Apotheke

6. Wahl des Substitutionsmittels

Mittel der 1. Wahl sind Methadon bzw. Levo-Methadon. „Aus Gründen der Dosierungsgenauigkeit und der vereinfachten Handhabung für den Arzt wird die Verordnung von trinkfertiger Lösung als Rezepturarzneimittel empfohlen. Die maximal auf einem Rezept verschreibungsfähige Menge und Anzahl der Tage, wie in der BTMVV festgelegt, ist zu beachten. In seltenen Fällen kann auch eine qualifizierte Substitutionsbehandlung mit Dihydrocodein angezeigt sein. Dies gilt praktisch für die nur seltene Levo-Methadon-Unverträglichkeit und gegebenenfalls zur sehr kurzfristigen Überbrückungsbehandlung ...".

7. Verabreichung unter kontrollierten Bedingungen

Hier wird auf die Betäubungsmittelverschreibungsverordnung (BTMVV) verwiesen. „Die Applikation darf nur oral mittels nicht injizierbarer Trinklösung in Tagesdosen erfolgen ...".

8. Behandlungsausweis

Der behandelnde Arzt stellt dem Patienten einen Behandlungsausweis aus ...

9. Umfassendes Therapiekonzept

... es müssen regelmäßige Gespräche mit dem Patienten und medizinische Untersuchungen zur Kontrolle des Gesundheitszustandes stattfinden. Eine ärztliche Untersuchung in 3monatigen Abständen wird empfohlen ...

10. Therapiekontrolle/Beikonsum

Für das Drogen-Screening gelten die Vorschriften des BTMVV. Es müssen unangemeldete stichprobenartige qualitative Urinkontrollen auf Beigebrauch anderer Suchtmittel durchgeführt werden. Hierbei richten sich Untersuchungsumfang und -frequenz nach den individuellen Gegebenheiten ... Der behandelnde Arzt ist zu einer sorgfältigen Dokumentation des Behandlungsverlaufs verpflichtet ...

11. Abbruch der Substitutionsbehandlung

„Führen eine Ursachenforschung und die Anpassung der Dosis nicht zum gewünschten Ergebnis, gelten als Abbruchkriterien:
- fortgesetzter, problematischer, die Therapieziele gefährdender Beikonsum,
- Verweigerung der Kontrollen,
- unzureichende Kooperationsbereitschaft des Patienten.

Wenn ein Patient in der Praxis nicht mehr tragbar ist (häufige Intoxikationen und Gewaltandrohung oder -anwendung, Diebstähle) und in der bisherigen Praxis nicht weiter behandelt werden kann, sollte die psychosoziale Betreuungsstelle unterrichtet werden und eine andere Behandlungseinrichtung für den Patienten gefunden werden, wofür insbesondere die Drogenambulanzen in Frage kommen ...

12. Beendigung der Behandlung

Eine Beendigung der Behandlung kann dann angestrebt werden, wenn sich die Lebenssituation des Patienten stabilisiert hat. Das Methadon sollte langsam ausschleichend abgesetzt werden. Dosisreduzierungen von weniger als 10% in der Woche werden im allgemeinen gut vertragen. Falls ein endgültiges Absetzen des Methadons in der ambulanten Behandlung nicht gelingt, sollte dem Patienten die Gelegenheit zu einem stationären Entzug gegeben werden.

Die bisher verfügbaren klinischen Erfahrungen mit Methadon-Substitutionsprogrammen zeigen (Übersicht bei Finkbeiner und Gastpar 1997, Soyka et al. 1997), daß damit ein Großteil der Patienten sozial stabilisiert und integriert werden kann. Wahrscheinlich ist auch die Rate von HIV-Konversionen bei Patienten in Methadon-Substitutionsprogrammen sehr gering. Eine dauerhafte Abstinenz wird allerdings offensichtlich von nur sehr wenigen Patienten in Methadon-Substitutionsprogrammen angestrebt bzw. erreicht.

Häufige psychiatrische Störungen bei Methadon-substituierten Opiatabhängigen:

Gelegentlich kann es zu psychotischen Episoden kommen, die eine Therapie mit Neuroleptika, vorzugsweise Butyrophenonen (Haloperidol oder Bromperidol) in Dosen von 5-10 mg/d notwendig machen. Bei leichteren psychotischen Störungen mit Symptomen wie Depersonalisation oder Derealisation können auch geringere Dosen von Haloperidol oder niederpotente Neuroleptika ausreichend sein. Häufiger sind ängstlich-depressive Verstimmungen, auch Schlafstörungen. Hier sollte symptomorientiert eine Therapie vorwiegend mit sedierenden Trizyklika vom Typ des Amitriptylin (Saroten®) oder Doxepin (Aponal®) versucht werden. Alternativ bieten sich hier auch Serotonin-Wiederaufnahmehemmer vom Typ des Fluvoxamin (Fevarin®) oder Fluoxetin (Fluctin®) in den üblichen therapeutischen Dosen an. Bei im Vordergrund stehenden Schlafstörungen sind Trizyklika zu bevorzugen. Gegebenenfalls können hier alternativ auch niederpotente Neuroleptika sinnvoll sein. Substanzen mit Abhängigkeitspotential wie z. B. Benzodiazepine sind dagegen kontraindiziert. Generell sind pharmakologische Interaktionen (siehe Tab. 4.3) zu beachten.

Bei unsachgemäßer Handhabung der Methadon-Substitution, insbesondere bei mangelnder Kontrolle des häufigen sog. „Beikonsums" anderer Rauschdrogen kann es auch bei methadonbehandelten Drogenabhängigen zu Todesfällen kommen (Penning et al. 1994). Eine lege artis-Behandlung Drogenabhängiger mit Methadon setzt also neben der unbedingt anzustrebenden psychotherapeutisch/psychosozialen Begleitung der Patienten auch eine Durchführung regelmäßiger toxikologischer Urinkontrollen zum Ausschluß eines Beikonsums voraus. Der eigentliche Methadon-Entzug verläuft häufig langwieriger und unangenehmer als ein Heroin-Entzug, und die Abbruch-Quoten sind hoch. Die Ärztekammern in den jeweiligen Bundesländern bieten Lehrgänge bzw. Kurse für an der Methadon-Substitution interessierte Ärzte an.

4.7 Alternativen zur Substitutionsbehandlung mit Methadon

4.7.1 Codein/Dihydrocodein

Ein erkennbarer Nachteil der bisherigen Methadon-Substitutions-Praxis, der aus den bestehenden rechtlichen Voraussetzungen resultiert, ist die Schwierigkeit, sozial gut integrierte Patienten zu substituieren, die etwa aufgrund ihrer beruflichen Tätigkeit nicht täglich oder regelmäßig in die substituierende Praxis kommen können. Bei guter Compliance und sozialer Einbindung würde man sich für entsprechende Patienten häufig die Möglichkeit wünschen, diese „großzügiger" mit Methadon zu behandeln. Viele Ärzte haben, um die rechtlichen Einschränkungen der Therapie mit Methadon zu umgehen, in Deutschland eine sog. Substitutionsbehandlung mit codein/dihydrocodeinhaltigen Medikamenten begonnen, wobei die Zahl codeinsubstituierter Drogenabhängiger wahrscheinlich schon größer ist als die methadonsubstituierter Patienten. Aus pharmakologischer Sicht ist Codein mit einer Halbwertszeit von wenigen Stunden denkbar ungeeignet für die Behandlung Opioidabhängiger. Sieht man von den extrem seltenen Fällen einer Methadon-Unverträglichkeit ab, so lassen sich kaum gesicherte Indikationen für eine Codein-Substitution Opioidabhängiger erkennen, die aufgrund des pharmakologischen Profils der Substanz auch extrem risikoreich ist (Gefahr von Überdosierungen! Penning et al. 1993). Da codein-/dihydrocodeinhaltige Medikamente bislang unter das Betäubungsmittelgesetz fielen (mit der am 19. 3. 1997 verabschiedeten BTM-Veränderungsverordnung wurde die Abgabe des Codein und Dihydrocodein unter das BTMG gestellt), wurden entsprechende Substanzen, die auch auf dem Schwarzmarkt gehandelt werden, von vielen, vor allem niedergelassenen Kollegen als mögliche Alternative zu Methadon gesehen. Aus psychiatrischer Sicht ist diese Behandlungsform, die im wesentlichen ein deutsches Spezifikum darstellt und international völlig ungebräuchlich ist, auf wirklich begründete Einzelfälle zu beschränken.

Die Arzneimittelkommission der Deutschen Ärzteschaft stellte zur Behandlung Opioidabhängiger mit Codein bzw. Dihydrocodein folgendes fest (Dt. Ärzteblatt 94: B-280, 1997):

1. Derzeit sind Levomethadon und Methadon die einzigen für die Opioidsubstitution zugelassenen Betäubungsmittel.

2. Codein und Dihydrocodein bieten im Vergleich mit Levomethadon und Methadon-Racemat keinerlei Vorteile, aber mehrere entscheidende Nachteile. Vor allem macht die kürzere Wirkungsdauer gegenüber Methadon diese beiden Pharmaka für die Substitutionstherapie in der Regel untauglich. Die Mitgabe von Rezepten oder der Medikation selbst für den Rest des Tages genügt den erforderlichen Sicherheitsanforderungen an die Substitutionsbehandlung in der Regel nicht.

3. Die (im Gesetz zu erwartende) Unterstellung der beiden Arzneimittel unter die Betäubungsmittel-Verschreibungsverordnung muß daher ohne Ausnahmen gelten. Sollte tatsächlich eine (sehr seltene) Unverträglichkeit von Methadon auftreten, muß diese nachprüfbar nachgewiesen sein, vom Amtsarzt bestätigt werden und mit diesen Unterlagen die Anwendung von Codein bzw. Dihydrocodein bei der die Substitution überwa-

chenden Dienststelle als Ausnahme beantragt werden.

4. Die Behandlung von Husten und Schmerzzuständen darf bei Opiatabhängigen nicht mit Codein bzw. Dihydrocodein enthaltenden Arzneimitteln durchgeführt werden.

5. Urinkontrollen nach den üblichen Regeln sind bei der Substitution unerläßlich, vor Verschreibung eines Substitutionsmittels ist die ärztliche Untersuchung Pflicht, die Indikationskriterien für eine Substitution sind zu beachten. Die Verschreibung von Nicht-Opioiden mit eigenen psychotropen Wirkungen (z. B. Benzodiazepine) ist nicht statthaft, da unkontrollierte toxische Reaktionen auftreten können.

6. Psychosoziale Betreuung und Behandlung ist ein Teil der lege artis durchgeführten Opioidsubstitution.

7. Die Verschreibung von Substanzen mit Mißbrauchspotential für Abhängige auf Privatrezept ist zu unterlassen.

Damit sind der Behandlung Drogenabhängiger mit Codein / Dihydrocodein sehr enge Grenzen gesetzt.

Günstiger sind eventuell folgende andere Alternativen:

4.7.2 LAAM

Nur in den USA verfügbar ist bisher Levo-alpha-acetyl-methadol (LAAM), eine Substanz, die vor kurzem von der FDA zur Behandlung Drogenabhängiger zugelassen wurde. Klinische Tests haben eine mit dem Methadon vergleichbare Wirksamkeit von LAAM gezeigt (Übersicht in Ling und Rawson 1996). Vorteil ist die längere Halbwertszeit. LAAM ist eine Pro-drug und wird im Magen-Darm-Trakt gut resorbiert und durch N-D-Methylierung in Nor-LAAM und Dinor-LAAM, zwei starke Opioidagonisten, umgewandelt. Die Wirkung setzt langsam ein, hält aber bis zu 72 Stunden an.

4.7.3 Buprenorphin

Eine gewisse Bedeutung auch in Deutschland könnte dagegen einer anderen Substanz, Buprenorphin, zukommen, ein starkes opioides Analgetikum, das partielle agonistische Eigenschaften an den µ- und Körperrezeptoren sowie partielle antagonistische Eigenschaften an den δ-Rezeptoren aufweist. Buprenorphin ist in Deutschland als opioides Analgetikum (Temgesic®) zugelassen und im Handel. Es unterliegt dem Betäubungsmittelgesetz. 0,3 mg Buprenorphin entsprechen ca. 10 mg Morphin bei längerer Wirkdauer (bis ca. 6 Stunden), erklärbar durch eine längere Dissoziation des Buprenorphins vom Opioidrezeptor, während eine langsame Pharma-Clearance weniger wichtig ist. In einer Reihe von Ländern sind klinische Untersuchungen zur Substitutionsbehandlung Opioidabhängiger mit Buprenorphin durchgeführt worden, das in Deutschland dafür bislang nicht zugelassen wurde. Üblicherweise werden dabei Dosen von 8 mg und mehr eingesetzt. Vor kurzem erfolgte allerdings unter dem Handelsnamen Subutex in Frankreich, wo die Methadon-Substitutionsbehandlung Drogenabhängiger weniger verbreitet ist, eine Zulassung, was zu einem sprunghaften Anstieg der Verschreibungen von Subutex führte. Es ist zu erwarten, daß zumindest im südwestdeutschen Raum immer wieder Patienten auch nach dieser Behandlung fragen. Die wissenschaftlichen Studien zur Wirksamkeit von Buprenorphin in der Substitutionsbehandlung Drogenabhängiger sind noch begrenzt (Übersicht in Ling und Rawson 1996), es ist aber zu erwarten, daß nach Abschluß der in Vorbereitung befindlichen europäischen Studien Buprenorphin zukünftig eine größere Rolle in der Substitutionsbehandlung Opioidabhängiger spielen könnte. Buprenorphin kann sublingual gegeben werden, wobei die klinisch notwendige Dosierung im Bereich von 4–12 mg anzusetzen ist. 8 mg Buprenorphin entsprechen etwa 30 mg Methadon.

Mögliche klinische Anwendungsbereiche von Buprenorphin sind:
- Einsatz bei der Entzugsbehandlung Opioidabhängiger,
- Alternative zu Methadon als Substitutionsmittel,
- Einsatz speziell in der Substitutionsbehandlung Schwangerer, da das Opioidentzugssyndrom Neugeborener bei der Behandlung mit Buprenorphin im Vergleich zu anderen Opioidderivaten möglicherweise geringer ist.

Zu den genannten Indikationsbereichen sind mittlerweile eine Reihe klinischer Untersuchungen initiiert bzw. begonnen worden.

4.7.4 Naltrexon

Eine weitere pharmakologische Alternative in der Rehabilitation Opioidabhängiger ist die Behandlung mit Opioidantagonisten vom Typ des Naltrexon (Nemexin®), das als sog. Nüchternheitshilfe bei Opiatabhängigen eingesetzt werden kann. Naltrexon ist ein nahezu reiner Opiatantagonist ohne sonstige pharmakologische Wirkung. Die Substanz hat offensichtlich kein Suchtpotential und antagonisiert in einer Dosierung von 50 mg Opioidrezeptoren für ca. 24 Stunden, was ausreichend ist, um die Wirkung von ca. 25 mg Heroin zu substituieren. Naltrexon ist oral wirksam und hat eine Halbwertszeit von etwa 24 Stunden. Nebenwirkungen betreffen vor allem den Gastrointestinalbereich, weiter wurden Erhöhung von Lebertransaminasen, sporadisch auch eine reversible idiopathische thrombozytopenische Purpura beschreiben. In Deutschland besitzt Naltrexon (Nemexin®) eine Zulassung für den Indikationsbereich „medikamentöse Unterstützung bei einer psychotherapeutisch / psychologisch geführten Entwöhnungsbehandlung vormals Opiatabhängiger nach erfolgter Opiatentgiftung".

Aus klinischer Sicht ist ein relativ geringer Teil opiatabhängiger Patienten für eine Behandlung mit Naltrexon geeignet und motivierbar. Die Substanz ist im wesentlichen zur Rückfallprophylaxe bei Frühfällen und gut motivierten Drogenabhängigen, weniger bei Langzeitkonsumenten und Polytoxikomanen indiziert (Übersicht in Soyka 1995). Eine mögliche Randindikation ist auch der Einsatz bei opiatabhängigen Ärzten (Chirurgen, Anaesthesisten etc.). Bislang sind nur relativ wenige Untersuchungen zur Wirksamkeit dieser Substanz publiziert worden. Wichtig ist vor allem die Naltrexon-Studie des National Institute on Drug Abuse (NIDA), die die Sicherheit und Wirksamkeit von Naltrexon an 1005 Patienten überprüfte (Savage et al. 1977). 584 (58%) der untersuchten Patienten blieben länger als 1 Monat in Behandlung, 118 für 6 Monate oder länger. Die Haltequoten waren in dieser Studie im Gegensatz zu einigen anderen also recht gut. Gegenanzeigen für die Behandlung von Naltrexon sind vor allem schwere Leberinsuffizienz sowie akute Hepatitis, die gleichzeitige Einnahme von Opioiden sowie der positive Opioidnachweis im Urin und die Anwendung bei opioidabhängigen Patienten ohne erfolgreichen Entzug.

Das praktische Vorgehen und mögliche Indikationen sind in Tabelle 4.4 zusammenfassend dargestellt. Aus klinischer Sicht wird die Naltrexon-Behandlung Opioidabhängiger wohl auch aus Unwissenheit zu selten diskutiert und angewandt. Ein mögliches Problem dieser Art der Behandlung betrifft vor allem das Absetzen des Medikamentes. Danach besitzen Opiatabhängige nicht mehr die früher von ihnen gewohnte Toleranz, was bei einem Opiatrückfall leicht zu Intoxikationen und auch Todesfällen führen kann (Prof. U. Poser, persönliche Mitteilung). Der Patient ist diesbezüglich peinlich genau aufzuklären und zu beraten.

Denkbar ist, daß in den nächsten Jahren auch die kontrollierte Abgabe von Heroin an Schwerstabhängige versucht werden könnte. Entsprechende Untersuchungen setzen aber hohe Qualitätsstandards der medizinischen Betreuung voraus, die nicht überall gegeben sein dürften. Wichtige Erkenntnisse dürfte dabei das in der Schweiz initiierte Heroinprojekt liefern, das von 1994–1996 durchgeführt wurde und an dem 18 Behandlungsstellen mit 1146 Drogenabhängigen teilnahmen. Die Durchhaltequote lag bei ca. 70% nach 18 Monaten, die soziale Situation der Patienten schien den Organisatoren gebessert. Trotz einer recht beachtlichen Zahl von Neuinfektionen in den ersten Monaten der Therapie (n = 44, darunter 8 HIV-Fälle!) soll sich die Behandlung auf den Gesundheitszustand günstig ausgewirkt haben. Eine genauere Evaluierung der genannten Studie ist erst nach Publikation der erhobenen Daten möglich (siehe Dt. Ärzteblatt 94: B-1670–1671, 1997).

Tab. 4.4: Praktisches Vorgehen bei der Naltrexon-Behandlung Opiatabhängiger (aus Soyka 1995).

Indikationsbereiche
Frühfälle von Drogenabhängigkeit
gute soziale Integration, hohe Motivation zur Abstinenz
festes Therapiesetting
evtl. zur Überbrückung bis zum Beginn einer Langzeittherapie
Notwendige Laboruntersuchungen vor Behandlungsbeginn
Leberenzyme
unauffälliges Drogenscreening (Urin) Voraussetzung für Behandlungsbeginn!
Opiatfreies Intervall vor Behandlungsbeginn
bei Opiaten mit kurzer Halbwertszeit (Heroin, Morphin etc.): mindestens 7 Tage
bei Opiaten mit längerer Halbwertszeit (Methadon): mindestens 10 Tage
Dosierung
initial 25 mg Testdosis (Ausschluß Drogenentzug)
danach 50 mg/d
alternativ: 350 mg Wochendosis (Mo 100 mg – Mi 100 mg – Fr 150 mg)

5 Kokain und andere Psychostimulantien
M. Soyka

Kokain und andere Psychostimulantien, speziell die Amphetamine, die pharmakologisch und klinisch ähnlich wirken, sollen zusammen besprochen werden.

5.1 Historisches

Kokain kann aus den Blättern des in Peru und Bolivien heimischen Kokastrauches extrahiert werden. Die Substanz wurde dort jahrhundertelang aus verschiedenen religiösen und sozialen Gründen konsumiert. Hauptursache dürften die Steigerung des allgemeinen Wohlbefindens und vor allem die durch Kokain hervorgerufene Unterdrückung des Hungergefühls gewesen sein. Das aktive Alkaloid des Kokastrauches wurde 1859 isoliert und 1902 synthetisiert. Nicht nur aus medizinhistorischer Sicht ist erwähnenswert, daß Sigmund Freud 1884 durch eine Veröffentlichung über Koka bekannt wurde, in der er die Substanz zur Behandlung von Depressionen empfahl. Freud berichtete über eigene Erfahrungen, wobei die Nebenwirkungen der Substanz, ihr Abhängigkeitspotential und die psychotischen Reaktionen erst später kritischer gesehen wurden. Kokain hat im übrigen als Lokalanästhetikum in der Augenheilkunde einen Stellenwert gehabt. Es wurde 1885, zusammen mit Koffein, dem amerikanischen Softdrink Coca Cola zugesetzt und dies sogar in ganz erheblichen Mengen (Übersicht in Julien 1996). Erst 1914 wurde der Zusatz von Kokain in Getränken verboten. Die Blätter des Kokastrauches enthalten etwa 0,5–1% Kokain, welches man durch Einweichen und Zerkleinern der Blätter (Kokapaste) extrahieren kann. Letztere kann man rauchen. Gebräuchlicher ist die Weiterverarbeitung zu Kokainhydrochlorid, das in Pulverform geschnupft oder auch intravenös injiziert werden kann. Kokainhydrochlorid selbst läßt sich nicht rauchen, man kann es aber chemisch in eine basische Form bringen und konzentrieren, entweder durch Extraktion in Äther („freebase") oder durch Kochen der Droge in einer Backpulverlösung. Dieser Rückstand wird häufig als „Crack" bezeichnet.

Der Kokastrauch wurde schon in präkolumbianischer Zeit in den Anden kultiviert, Kokain aber wurde nur im Rahmen ritueller Feste eingenommen. Seit Jahrhunderten war die Droge auch unter dem Volk in Peru weit verbreitet und gelangte um 1750 nach Europa. Nachdem Kokain als Rauschdroge in Europa und in den Vereinigten Staaten nach den 30er Jahren keine große Rolle mehr spielte, war ab Mitte der 70er Jahre ein stetiger Anstieg des Kokainkonsums, zunächst in den USA, dann auch in Europa festzustellen. Bis Anfang der 90er Jahre waren Peru und Bolivien die Hauptrohstofflieferanten, während in Kolumbien die Weiterverarbeitung des Rohstoffes erfolgte. Mittlerweile ist Kolumbien auch einer der Hauptrohstofflieferanten von Kokain-Base. In den Ursprungsländern war die Blattdroge hauptsächlich ein Suchtmittel armer Bevölkerungsschichten, während Kokain in den USA und in Europa zunächst zum Teil als Modedroge vor allem von Angehörigen des Mittelstandes oder höherer sozialer Schichten eingenommen wurde. Ab etwa 1985 erfaßte die „Crack-Epidemie" aber auch zunehmend einkommensschwache Bevölkerungsgruppen.

5.2 Pharmakologie und Wirkung

Die pharmakokinetischen Merkmale der verschiedenen Kokainverabreichungsweisen sind in Tabelle 5.1 zusammenfassend dargestellt (aus Gold 1992). Bei oraler Gabe verläuft die Resorption über einen Zeitraum von ca. 60 Minuten, beim Schnupfen wird Kokain dagegen nur mäßig resorbiert bei einer Wirkdauer von etwa 30 bis 60 Minuten. Wird Kokain als Base verdampft oder geraucht, setzt die Wirkung fast schlagartig ein, da die Substanz über die Lunge fast vollständig und sehr rasch resorbiert wird. Der Rausch hält in diesem Fall etwa 5 bis 10 Minuten an. Kokain durchdringt rasch die Blut-Hirn-Schranke und findet sich im ZNS in höherer Konzentration als im Plasma. Die biologische Halbwertszeit von Kokain beträgt 30 bis 90 Minuten, wobei die Substanz im wesentlichen in der Leber und im Plasma metabolisiert wird. Der Hauptmetabolit läßt sich im Urin nach bis zu drei Tagen nachweisen, bei chronischem Konsum sogar nach 15 bis 22 Tagen.

Kokain ist nicht nur ein sehr wirksames Lokalanästhetikum, sondern wirkt auch sympathomimetisch und führt auch zu einer Verengung der Blutgefäße und zu starken psychotropen Effekten. Neurochemisch hemmt Kokain dabei die Wiederaufnahme vor allem von Dopamin, aber auch von Noradrenalin und Serotonin nach Ausschüttung in den synaptischen Spalt. Die dopaminergen Bahnen im Mittelhirn spielen eine zentrale Rolle für die psychischen und verhaltensspezifischen Auswirkungen des Kokain. Durch die Hemmung der Wiederaufnahme von Dopamin, vor allem im mesolimbischen Dopaminsystem, kommt es zu einer erhöhten Konzentration von Dopamin an der Synapse. Das Transportprotein, über das Kokain zu einer Aufnahme von Dopamin in die präsynaptische Zelle führt, ist mittlerweile kloniert worden (Killy et al. 1991). Der genaue Wirkmechanismus wird aber noch nicht völlig verstanden (Einhorn et al. 1988, Woolverton und Johnson 1992). Dopamin beeinflußt offensichtlich mehrere Dopaminrezeptorsubtypen, wobei vor allem der D-2-Rezeptor eine positiv verstärkende Wirkung hat. Noch weniger verstanden wird die Bedeutung von Kokain auf den Serotoninstoffwechsel, wobei ein Serotonindefizit die Wirksamkeit des Kokain als positiver Verstärker zu erhöhen scheint (Woolverton und Johnson 1992). Eine Toleranz gegenüber der Wirkung von Kokain läßt sich am ehesten über eine zunehmende Empfindlichkeit der postsynaptischen Membran gegenüber Dopamin erklären.

Kokain hat eine stimulierende, spezifisch adrenerge Wirkung auf das Gehirn, mit Wirkung auf die Großhirnrinde, den Hypothalamus und das Kleinhirn. Krämpfe bei höheren Kokaindosen sind wahrscheinlich auf eine Überstimulierung tiefer gelegener Hirnzentren, speziell des limbischen Systems zurückzuführen. Interessanterweise ähneln einige der durch Kokain hervorgerufenen vegetativen Wirkungen (Pupillenerweiterung, Pulsbeschleunigung, verstärkte Darmtätigkeit) dem (anticholinergen)

Tab. 5.1: Pharmakokinetische Merkmale der verschiedenen Kokainverabreichungsweisen (aus Gold 1992, nach Julien 1996).

Aufnahmeweg	Aufnahmeart	Zeit bis zum Wirkungs- eintritt [s]	Dauer des Rausch- gefühls [min]	mittlere akute Dosis [mg]	Höchstwerte im Plasma [ng/ml]	Wirkstoffgehalt des Ausgangs- materials [%]	Bioverfüg- barkeit* [%]
oral	Kauen der Kokablätter	300–600	45–90	20–50	150	0,5–1	25
oral	Kokain-HCl	600–1800		100–200	150–200	20–80	20–30
intranasal	Schnupfen von Kokain-HCl	120–180	30–45	5 · 30	150	20–80	20–30
intravenös	Kokain-HCl	30–45	10–20	25–50 >200	300–400 1000–1500	20–100	100
durch Rauchen	Kokapaste	8–10	5–10	60–250	300–800	40–85	6–32
	freie Base	8–10	5–10	250–1000	800–900	90–100	6–32
	Crack	8–10	5–10	250–1000	?	50–95	6–32

* Wirkstoffanteil des Ausgangsmaterials, der tatsächlich das Blut erreicht.

Atropin-Effekt oder auch den Effekten einer Schilddrüsenüberfunktion.

Im Gegensatz zu Alkohol wirkt Kokain als Anästhetikum auf das periphere Nervensystem wesentlich stärker als auf das zentrale Nervensystem und betäubt insbesondere Nervenendigungen der Schleimhäute und Mundflächen. Zwar ist Kokain heute durch eine Reihe vollsynthetischer Lokalanästhetika weitgehend ersetzt worden, zählt aber nach Anlage III im Teil A zum BTMG 1994 immer noch zu den verkehrs- und verschreibungsfähigen Betäubungsmitteln, während d-Kokain mittlerweile der Anlage II unterstellt wurde (siehe Kapitel 14).

Zum Nachweis von Kokain werden als Screening-Tests eine Reihe von Schnelltests angeboten (Merck, TWK, Nic und andere). Die eigentliche Kokainprobe wird dünnschichtchromatographisch, meist mit Hilfe der Hochdruckflüssigkeitschromatographie (HPLC) bestimmt, alternativ sind auch massenspektrometrische Untersuchungen (MS) möglich. Oft wird die sogenannte GC-MS-Koppelung angewandt, wobei die Probe zunächst gaschromatographisch in einzelne Fraktionen zerlegt wird, die dann unmittelbar nach dem Verlassen der Trennsäule massenspektrometrisch identifiziert werden.

Im Urin können Kokain-Metabolite mit Hilfe der Emit-Methode, in Haaren mittels des Ria-Tests nachgewiesen werden. Etwa 6 bis 12 Stunden, aber längstens 24 Stunden nach dem Sniffen von Kokain lassen sich entsprechende Abbauprodukte im Urin nachweisen, bei chronischem Konsum deutlich (siehe oben).

5.3 Kokainintoxikation

Die typische Kokainintoxikation (siehe Tab. 5.2) ist gekennzeichnet durch Euphorie, die ca. 30 Minuten dauert, und affektive Enthemmung, gesteigerte Vigilanz und psychomotorische Erregung, vermindertes Schlafbedürfnis, aber auch Aggressionen, sowie eine Beeinträchtigung von Urteilsvermögen und Kritikfähigkeit, Affektlabilität, stereotype Verhaltensmuster, zum Teil auch Sinnestäuschungen (taktile, optische und akustische). Paranoide Gedanken können hinzutreten. Im somatischen Bereich finden sich eine Pupillenerweiterung, Tachykardie und Hypertonie, Schwitzen und Schüttelfrost, Kälteschauer, Übelkeit und Erbrechen, stereotype Mund- oder Zungenbewegungen, Tremor, Angst, epileptische Anfälle. Als besondere Komplikation können aufgrund des vasokonstriktorischen Effekts von Kokain Schlaganfälle, aber auch kardiale Arrhythmien und andere Symptome einer adrenergen Überfunktion, Herzinfarkte und thorakale Schmerzen auftreten. Weitere Komplikationen sind Hyperthermie, Atemdepression oder Muskelschwäche.

Die „angenehmen" psychotropen Effekte von Kokain treten in der Regel bei einer Dosis von 25 bis 150 mg auf, höhere Dosen führen zu den genannten Komplikationen.

Differentialdiagnostisch ist bei akuten Kokainintoxikationen vor allem an akute Manien, aber auch schizophrene Psychosen, Intoxikation mit anderen Psychostimulantien (Amphetamine) oder andere substanzinduzierte Intoxikationen zu denken. Typische somatische Befunde sind Ulzera der Nasenscheidewand, häufig auch Untergewicht. Toxikologische Urin- und Plasmakontrollen können zur Differentialdiagnose beitragen. Generell ist die psychiatrische Komorbität bei Süchtigen hoch. Rounsaville et al. (1991) fanden bei 300 Kokainabhängigen in 56% der Fälle neuro-

Tab. 5.2: Symptome der Kokainintoxikation.

Sympathomimetische Effekte	Sensomotorische Wirkungen	Psychische Effekte
Tachykardie	Schüttelfrost	euphorische Grundstimmung
Blutdrucksteigerung	Gänsehaut	evtl. traumartige Erlebnisse
Anstieg der Körpertemperatur	Überempfindlichkeit gegenüber Geräuschen	gesteigerte Kontaktbereitschaft und Risikofreudigkeit
Anstieg des Blutzuckerspiegels	allgemeines Schwindelgefühl	gesteigerter Aktivitätsdrang
Anstieg der Atemfrequenz	Tremor	Steigerung des Gedankenflusses
evtl. Herzrhythmusstörungen	sporadische epileptoforme Krämpfe	evtl. paranoide Angstzustände
evtl. Verengung der peripheren Blutgefäße	Gehstörungen	illusionäre Verkennungen
	evtl. Erweiterung der Pupillen	seltene Bewußtseinstrübung oder Benommenheit
		evtl. taktile Halluzinationen (Hautkribbeln, „Kokain-Tierchen" unter der Haut, Kältegefühl im Gesicht)
		evtl. optische oder akustische Halluzinationen
		bei häufiger Kokaineinnahme: Auftreten von Lichtblitzen und Schwierigkeiten beim Binokularsehen
		paranoide Symptome

logisch-psychiatrische Störungen, insbesondere Depressionen und Angststörungen, bipolare affektive Erkrankungen, antisoziale Persönlichkeit und eine Vorgeschichte einer Hyperaktivität in der Kindheit. Als gesichert kann auch angenommen werden, daß Kokain auf das ungeborene Kind schädigend wirkt. In den USA hat aufgrund der Kokain-Crack-Epidemie der vergangenen Jahre die Anzahl geschädigter Babys („jittery-baby-syndrome") erschreckend zugenommen. Dabei sind verschiedene embryotoxische Effekte gesichert (Volpe 1992). Klinisch stehen häufig Schlafstörungen, ZNS-Störungen, Reizbarkeit, Krampfanfälle und ein erhöhtes Risiko des plötzlichen Kindstods im Vordergrund.

Zur *Akuttherapie* der Kokainintoxikation sind bei schwerer Angst und Erregung Benzodiazepine, vorzugsweise sedierende vom Typ des Diazepam (Valium®) in Dosen von 10 mg alle 2 Stunden notwendig. Bei im Vordergrund stehenden psychotischen Symptomen kann Haloperidol (Haldol®) in Dosen von 5 bis 10 mg notwendig werden. Eine Reihe von Arbeiten belegt dabei, daß Neuroleptika speziell gegen die psychotischen Symptome, nicht aber gegenüber der kokaininduzierten Euphorie, die wahrscheinlich ebenfalls über dopaminerge Mechanismen vermittelt wird, wirksam sind! Alternativ kann bei starken vegetativen Symptomen, wie z. B. Zittern, Propranolol (Beloc®) indiziert sein. Bei Krampfanfällen ist ebenfalls Diazepam initial 10 mg i. v. indiziert. Einige Probleme kann die kokaininduzierte Hyperthermie bereiten, die häufig gut auf Haloperidol anspricht. Im übrigen stehen physikalische Maßnahmen (kalte Umschläge etc.) im Vordergrund.

Freye (1997) betont vor allem die Notwendigkeit, Symptome eines erhöhten Sympathikotonus zu dämpfen. Er empfiehlt dabei folgende Substanzen:

Behandlung ventrikulärer und supraventrikulärer Arrhythmien:
- Esmolol (1 µg/kg/min)
- Labetolol (0,25 mg/kg langsam i. v.)
- Kalziumantagonisten (z. B. Verapamil).

Zur Behandlung der Tachykardie:
- Lidocain (50 bis 100 mg i.v.).

Zur Behandlung der Hypertonie:
- Clonidin (0,15 mg i. v.) oder
- Urapidil (20 bis 50 mg i. v.).

Falls keine Reaktion:
- Na-Nitroprussid (20 bis 200 µg/min) oder
- Glycerol-Nitrat (2 bis 8 mg/Stunde) im Perfusor.

Ungünstiger beurteilt Freye im Gegensatz zu anderen Autoren die Gabe von Betablockern vom Typ des Propranolol, da diese neben einer B2-Blockade auch eine α-Stimulation und damit eine hypertensive Krise und einen Spasmus der Koronargefäße bewirken könnten. Statt dessen wird die Gabe vom Kalziumantagonisten (zum Beispiel Verapamil) oder reine B1-Blocker (Esmolol) oder gemischte β-/α-Blocker wie Labetolol (Trandate) empfohlen.

Zur Behandlung durch Kokainüberdosierung ausgelöster zentraler Erregungszustände empfiehlt Freye (1997):

Bei gesteigerter zentraler Erregung:
- Thiopental (50 bis 100 mg i. v.) oder
- Diazepam (5 bis 20 mg i. v.).

Bei Vorliegen tonischer-klonischer Krämpfe:
- Midazolam (5 bis 15 mg i. v.) oder
- Clonazepam (1 bis 2 mg i. v.).

Bei Hyperthermie:
- Oberflächenkühlung mit Eiswürfeln, feuchten Tüchern und Ventilator.

Bei akuten Überdosierungen sind im Prinzip Magenspülungen indiziert, zeitlich aber häufig nicht möglich. Im übrigen ist zur Beobachtung der Vitalfunktionen meist eine stationäre Aufnahme notwendig. Der Patient wird durch Blutdruckabfall, Herz- und Kreislaufstillstand und Koma bedroht. Im psychiatrischen Bereich stehen häufig ausgeprägte Erregungszustände und autoaggressive Tendenzen im Vordergrund. Seltener sind kokaininduzierte Panikattacken, die syndromorientiert zum Beispiel mit Lorazepam (Tavor) 2 mg behandelt werden sollten.

Wichtig ist im übrigen, vor allem bei Erregung, die Akzeptanz des Patienten und das „talk down", d. h. die Bereitschaft, offen auf den Patienten zuzugehen und in verständlichen Worten die Situation zu erklären und zu beruhigen. Dazu gehört auch die Vermeidung sämtlicher Reize, die als möglicher Auslöser einer sympathikotonen Überreaktion dienen können.

Die wichtigsten somatischen Komplikationen in der Akutbehandlung sind pektanginöse Herzbeschwerden, Herzinfarkt, Schlaganfall, Kardiomyopathien, Krampfanfälle, migräneartige Kopfschmerzen und neurologische Fokaldefizite.

5.4 Kokainentzugssyndrom

Ein typisches Entzugssyndrom gibt es bei Kokain nicht, wohl aber eine psychische Abhängigkeit, die bei Abstinenz häufig zu psychovegetativen Beschwerden führt, dem sogenannten „crash". Klinisch im Vordergrund stehen dabei eine vermehrte Depressivität und ein starkes Verlangen nach Kokain, aber auch Müdigkeit und Erschöpfung, Schlaflosigkeit und selten auch Hypersomnien, psychomotorische Unruhe und Erregungszustände sowie depressive oder dysphorische Verstimmungen, Reizbarkeit und Angst, Schuldgefühle, Kopfschmerzen, Erbrechen können hinzutreten. Paranoide und auch suizidale Gedanken sind häufig. In der Regel persistieren entsprechende Symptome nur über 2 bis 3 Tage, Depression und Reizbarkeit jedoch wesentlich länger.

Im Gegensatz zum Kokain-„Sniffen" entwickelt sich beim Crack-„Rauchen" oft schon nach wenigen Wochen eine physische Abhängigkeit mit typischen Entzugserscheinungen wie Muskelschmerzen, Zittern, Herzrasen, Appetit- und Schlaflosigkeit, depressiven Verstimmungen, Angstzuständen. Langzeitfolgen speziell bei Crack-Konsumenten sind eine chronische Übermüdung, andererseits Schlaflosigkeit und Erschöpfung, Reizbarkeit, Aggressivität, Beeinträchtigungen des Sehvermögens und der Libido, Halluzinationen, Pneumonien, Bluthochdruck, Appetitlosigkeit, schwere depressive, paranoide, der Schizophrenie ähnliche Psychosen, Pruritus, schließlich auch markante Veränderungen der Persönlichkeit.

Therapeutisch ist immer eine stationäre Aufnahme zu diskutieren, die speziell bei Suizidgefährdung und paranoiden Symptomen indiziert ist. Wegen der starken Depressivität vieler Konsumenten ist eine antidepressive Behandlung häufig notwendig, wobei empirisch die besten Befunde für Desipramin (Pertofran®) in Dosen von 100 bis 200 mg/d vorliegen (Gawin und Kleber 1986). Alternativ sind andere trizyklische Antidepressiva, aber auch Serotoninwiederaufnahmehemmer indiziert, zumal Kokain häufig zu einer serotonergen Dysfunktion führt (s. o.).

5.5 Kokaindelir

Kokaininduzierte Delire sind selten. In diesem Fall ist vorzugsweise eine Therapie mit Diazepam (Valium®) zu versuchen. Häufiger sind wahnhafte Störungen, die klinisch durch paranoide Gedanken, insbesondere Verfolgungswahn, innere Unruhe und Aggressionen bis hin zu gewalttätigen Ausbrüchen, aber auch Halluzinationen, speziell taktile Halluzinationen (Insekten und Ungeziefer) sowie schizophrenieforme Symptome im engeren Sinne imponieren. Eine wichtige Komplikation betrifft die taktilen Halluzinationen, die häufig mit starkem Juckreiz einhergehen und durch Kratzen zu ausgedehnten Hautexkoriationen führen können. Aggressive Durchbrüche und Gewalttaten können hinzutreten. In der Regel ist eine neuroleptische Therapie mit Haloperidol 5 bis 10 mg/d, eventuell auch eine Sedierung mit Diazepam (Valium®) initial mit 10 mg oral sinnvoll.

5.6 Pharmakotherapie des Kokainmißbrauchs

Nach Julien (1997) bieten sich vier psychopharmakotherapeutische Ansätze zur Behandlung des Kokainmißbrauchs an:

1. Antagonisierung der Kokainrezeptorwechselwirkungen
2. Herbeiführung einer Aversionsreaktion gegenüber dem Kokaingebrauch
3. Behandlung der etwaigen psychischen Grunderkrankung oder Begleitstörungen
4. Unterdrückung des „Craving" und der Entzugssymptome.

Die letzten beiden Punkte sind oben bereits besprochen worden. Aversionserzeugende Substanzen gibt es für Kokain bislang nicht. Am ehesten ist ein günstiger Effekt des Antidepressivums Desipramin bei Kokainkonsumenten belegt (Gawin et al. 1989). Carroll et al. (1994) publizierten eine entsprechende Untersuchung, in der bei Kokainkonsumenten die kognitive Verhaltenstherapie und die Behandlung mit Desipramin verglichen wurden. Beide Behandlungsansätze reduzierten signifikant den Kokainkonsum, wobei die kognitive Verhaltenstherapie insgesamt effektiver war als die Desipraminbehandlung. In den USA wurde interessanterweise auch das Neuroleptikum Flupentixol, das dort als Neuroleptikum nicht zugelassen ist, wegen seines D1- / D2-antagonistischen Wirkprofils als mögliche Anti-Craving-Substanz bei Kokainabusus untersucht (Gawin et al. 1989). Die diesbezüglichen Erkenntnisse sind aber noch sehr begrenzt.

Neben trizyklischen Antidepressiva wurde auch Bromocriptin (Pravidel®), L-Dopa (Madopar®), Lithium und Amantadin (Symmetrel) zur Beeinflussung des Cravings bei Kokainkonsumenten eingesetzt (Freye 1997). Die Effizienz der genannten Substanzen ist zumindest umstritten. Wie oben dargestellt ist am ehesten noch die Behandlung mit Desipramin, insbesondere bei Patienten mit depressiven Syndromen sinnvoll.

5.7 Andere Psychostimulantien (Amphetamine u. a.)

Im Straßenjargon werden unter Aufputschmitteln oder „Uppers" eine Reihe von Stimulantien zusammengefaßt, im Gegensatz zu sogenannten „Zumachern" oder „Downers" wie Opioide, Alkohol, Benzodiazepine oder Barbiturate.

Als Psychostimulantien werden heute fast ausschließlich verschiedene Amphetaminderivate eingesetzt. Dazu gehören D-Amphetamin, Methamphetamin, Methylphenidat, Fenfluramin und Pemolin, die alle hinsichtlich der Wirkung dem Kokain sehr ähnlich sind. Andere wichtige Stimulantien sind Ephedrin, ein indirektes Sympatomimetikum, das Noradrenalin freisetzt sowie das praktisch ausschließlich in Nordafrika verbreitete Cathin, ein Derivat des Kath-Strauches. Cathin wird als Blattdroge konsumiert, das heißt, daß die Blätter des Kath-Strauches gekaut werden. Mit Abstand am meisten verbreitet ist aber die Einnahme von Weckaminen. Amphetamine wurden in zahlreichen Indikationsbereichen auch therapeutisch eingesetzt, spielen heute aber nur noch als Appetitzügler und zur Behandlung von Aufmerksamkeitsdefizit/Hyperaktivitäts-Störungen in der Medizin eine gewisse Rolle. Amphetamin selbst ist als Racemat nach Anlage III, Teil A zum BTMG 1994 ein verkehrs- und verschreibungsfähiges Betäubungsmittel, nicht dagegen Dex- und Lev-Amphetamin nach Anlage II (siehe auch Kapitel 14).

5.7.1 Pharmakologie und Wirkung

Amphetamine wirken praktisch ausschließlich dadurch, daß sie indirekt zur

Freisetzung von Katecholaminen, speziell Dopamin, aus präsynaptischen Kompartimenten führen. Verhaltensstimulierung und verstärkte psychomotorische Aktivität scheinen auf eine Stimulierung von Dopaminrezeptoren im mesolimbischen System, speziell im Nucleus accumbens zurückzuführen zu sein (King und Ellinwood 1992). Im Tierversuch können durch hohe Dosen von Amphetaminen stereotype Verhaltensmuster ausgelöst werden, was auf eine Beeinflussung dopaminerger Neuronen in den Basalganglien zurückzuführen sein dürfte. Während bei Kindern und Jugendlichen Amphetamine auch therapeutisch zur Verminderung aggressiven Verhaltens und bei Hyperaktivität eingesetzt werden, führen Amphetamine bei Erwachsenen häufig zu aggressiven Durchbrüchen (s. u.). Diese differenzierte pharmakologische Wirkung wird bislang nicht ausreichend verstanden.

Die Dosisbereiche, in denen Amphetamine zentral wirksam sind, unterscheiden sich für die einzelnen Substanzen erheblich. So hat etwa D-Amphetamin in Dosen von 2,5 bis 20 mg nur geringe bis mäßige Effekte, während Methamphetamin („speed") erheblich potenter ist. In niedrigen Dosen führen Amphetamine zu Blutdruck- und Pulsanstieg, entspannen die Bronchialmuskulatur und führen zu anderen Reaktionen wie gesteigerter Aufmerksamkeit, euphorischer Enthemmung, Erregung, vermehrter Wachheit, geringerer Sedation, verstärkter motorischer Aktivität sowie Logorrhoe. In höheren Dosen (etwa 20 bis 50 mg) führt Amphetamin zu Zittern, Unruhe, einer erheblichen Steigerung der motorischen Aktivität, erhöhter Atemfrequenz und zum Teil zu ausgeprägten Erregungszuständen. Das Schlafbedürfnis ist erheblich reduziert. Bei einer chronischen Einnahme kommt es dagegen häufig zu stereotypen Verhaltensmustern, zum Teil auch zu aggressiven und gewalttätigen Handlungen, aber auch zu Wahnvorstellungen und starker Appetitminderung.

Generell haben Amphetamine sympatomimetische Effekte, wie eine Steigerung des Blutdrucks, der Pulsfrequenz, Erweiterung der oberen Luftwege und eine Unterdrückung des Hungergefühls bei verminderter Darmtätigkeit. Die Ausscheidung von Amphetaminen erfolgt über die Niere mit einer relativ langen Halbwertszeit von 6 bis 32 Stunden. Etwa 50% der oral aufgenommenen Dosis werden in der Leber hydroxiliert bzw. durch oxidative N-Desalkylierung abgebaut. Manche Substanzen wie Fenityllin, Captagon® oder Methylphenidat werden im Körper teilweise in Amphetamine metabolisiert und ähnlich abgebaut. Auch sie führen zu einer Freisetzung von Catecholaminen, aber auch Dopamin aus den Speichergranula der sympathischen Nervenendigungen. Gleichzeitig werden auch die Wiederaufnahme dieser Neurotransmitter und ihr enzymatischer Abbau durch die Monoaminoxidase gehemmt.

Toxische Dosen von Amphetaminen können bereits bei etwa 20 bis 300 mg auftreten, andererseits werden auch häufig Dosen von 400 bis 500 mg und mehr genommen und überlebt.

Abhängigkeit und Toleranz entwickeln sich bei Amphetaminen zum Teil relativ rasch. Vor allem bei Methamphetamin, das potenter ist als D-Amphetamin, und das sich relativ leicht (illegal) synthetisieren läßt, entwickeln sich diese rasch. Die Substanz ist fraglich neurotoxisch.

Amphetamine kann man prinzipiell oral einnehmen, aber auch injizieren oder als sogenannte freie Base („freebase", „ice") rauchen, ähnlich wie Crack bei Kokain. In diesem Fall wird es relativ rasch resorbiert, wobei die biologische Halbwertszeit etwa 11 Stunden beträgt. Methamphetamin wirkt auch im Vergleich zu Kokain relativ lange. Die psychische Wirkung und Toxizität sind von der des Kokains kaum zu unterscheiden.

Amphetamine spielen im übrigen auch als Dopingmittel im Sport eine Rolle. Nicht zuletzt deswegen wurden für ihren Nachweis gaschromatographisch-massenspektrometrische Untersuchungsmethoden entwickelt. Der Schnellnachweis im Urin ist möglich (Emit), ebenso der Nachweis in Haaren (Ria-Test).

5.7.2 Intoxikationen

Die Intoxikation mit Psychostimulantien vom Typ der Amphetamine ist klinisch praktisch nicht von einer Kokainintoxikation zu unterscheiden (s. dort). Symptome eines erhöhten Sympathikotonus wie Tachykardie, außerdem Pupillenerweiterung, erhöhter Blutdruck, Schwitzen und Schüttelfrost, Übelkeit und Erbrechen stehen im Vordergrund. Fieber und epileptische Anfälle können zu lebensbedrohlichen Krisen führen. Im psychischen Bereich stehen die euphorische Enthemmung, Größenideen bis hin zu Wahnvorstellungen, gesteigerte Vigilanz, Aggressionen und Gewalttätigkeit, eventuell stereotype Verhaltensmuster sowie eine psychomotorische Erregung im Vordergrund. Urteilsfähigkeit und Kritikvermögen sind beeinträchtigt.

Differentialdiagnostisch ist in erster Linie eine Kokainintoxikation oder andere Intoxikation mit psychotropen Substanzen auszuschließen, aber auch eine Manie. In manchen Fällen ist differentialdiagnostisch auch an eine Migräne, einen Schlaganfall, Herzinfarkt oder neurologische Erkrankungen zu denken. Die Diagnose wird zum einen durch die Anamnese, zum anderen durch den körperlichen Befund (eventuell Einstichstellen bei intravenösem Konsum), sowie die entsprechenden Blut- und Urintests zu stellen sein (s. dort).

Bei starker psychomotorischer Erregung ist in der Regel eine Behandlung mit Haloperidol 5 bis 10 mg/d indiziert, bei im Vordergrund stehender starker Angst (Panikreaktion) sollten eher anxiolytisch wirkende Benzodiazepine vom Typ des Lorazepam initial 2 mg i. v. gegeben werden.

5.7.3 Entzugssyndrome

Diese sind klinisch nicht vom Kokainentzug (s. dort) zu unterscheiden. Ein vegetatives Entzugssyndrom im engeren Sinne gibt es nicht. Bei chronischen Konsumenten kann es zu stärkeren depressiven Syndromen, aber auch zu Angst und Erregung kommen. Im letzten Fall sollten symptomatisch Benzodiazepine vom Typ des Diazepam 5 bis 10 mg/d i. v., alternativ auch Lorazepam 2 bis 4 mg gegeben werden. Bei längeren depressiven Syndromen werden in der Regel vor allem trizyklische Antidepressiva vom Typ des Doxepin oder Desipramin in Dosen von 50 bis 150 mg/d angewandt.

5.7.4 Delir

Auch hier ist die Klinik identisch mit dem des Kokaindelirs. Im Vordergrund stehen taktile, gelegentlich auch akustische und andere Halluzinationen, eine Affektlabilität, Desorientiertheit, sowie aggressives Verhalten und Bewußtseinsstörungen. Amphetamininduzierte Delire sind sehr selten. Differentialdiagnostisch sind in erster Linie Delire durch andere psychotrope Substanzen auszuschließen. In diesem Fall ist immer eine stationäre Behandlung mit den entsprechenden intensivmedizinischen Maßnahmen notwendig. Legen eines intravenösen Zugangs, ausreichende Sauerstoff- und Glukosezufuhr, ggf. Elektrolyt- und Flüssigkeitsausgleich, Gabe von Vitaminen. Pharmakologisch ist vor allem bei starker psychomotorischer Unruhe Haloperidol initial 5 bis 10 mg/d sinnvoll, alternativ auch Diazepam initial 10 mg/d.

5.7.5 Wahnhafte Störungen

Häufiger als Delire sind bei Psychostimulantien wahnhafte Störungen, die meist während oder kurz nach dem letzten Konsum auftreten. Klinisch ist die Symptomatik recht bunt mit Perzeptionsstörungen, wie zum Beispiel Verzerrung des Körperbildes, paranoiden Gedanken, Verfolgungsideen, vorwiegend taktilen Halluzinationen, sowie aggressiven und gewalttätigen Durchbrüchen. Differentialdiagnostisch ist sowohl an schizophrene wie auch manische Psychosen zu denken, aber auch substanzinduzierte Psychosen. Therapeutisch ist eine stationäre Aufnahme meist nicht zu umgehen. Die Behandlung besteht symptomatisch in der Gabe von Neuroleptika (Haloperidol 5 bis 10 mg/d). Bei starker psychomotorischer Unruhe oder Angst kann auch Diazepam initial 5 bis 10 mg versucht werden.

6 Koffein
M. Soyka

Koffein ist ein schwach wirksames, legales Psychostimulans, das nicht nur in Kaffee, Tee, Cola, Schokolade und Kakao enthalten ist, sondern auch in einer unübersehbaren Vielzahl von Kombinationspräparaten, vor allem Analgetika. Weltweit gibt es über 60 koffeinhaltige Pflanzen, von denen 6 als Genußmittel verwendet werden. Dazu gehört der Kaffee- und der Teestrauch, der Mate, die Colanuß, die Kakaopflanze und die Guaranapflanze.

Eine Tasse Kaffee enthält in der Regel 50 bis 150 mg Koffein, 0,5 Liter Cola etwa 50 bis 70 mg, 100 g Schokolade bis zu 90 mg. Die durchschnittliche koffeinhaltige Schmerztablette enthält 15 mg Koffein.

Der durchschnittliche tägliche Pro-Kopf-Konsum an Koffein beträgt in den USA 211 mg, in Kanada 238 mg, in Schweden 425 mg und in Großbritannien 440 mg/d (Geniser 1991). Genaue Zahlen für Deutschland sind nicht erhältlich. Der Pro-Kopf-Konsum an Kaffee beträgt 165 Liter im Jahr (Angaben des Statistischen Bundesamtes für 1995). Damit deckt Kaffee fast ein Viertel des Verbrauchs an Getränken (durchschnittlich 692 l) und wird mehr konsumiert als z. B. Bier (131 l), Mineralwasser (97 l) oder Milch (91 l).

In Deutschland sind zahlreiche koffeinhaltige Medikamente und auch Naturprodukte im Handel. Wichtig ist, daß Koffein als Bestandteil von zahlreichen Analgetika zum Teil in hohen Einzeldosen oder großer Gesamtmenge rezeptpflichtig ist.

6.1 Pharmakologie und Wirkung

Koffein wird bei oraler Aufnahme schnell resorbiert, erreicht aber nach 30 bis 45 Minuten im Blutplasma maximale Spiegel, wobei die Halbwertszeit etwa 3 bis 5 Stunden beträgt (Übersicht bei Julien 1996). Die Elimination erfolgt im wesentlichen über die Leber. Die Elimination beträgt bei erheblichen interindividuellen Schwankungen etwa 3 bis 7 Stunden. Interessanterweise führt Zigarettenrauchen zu einer deutlichen Eliminationsbeschleunigung. Koffein wirkt auf die Großhirnrinde und hat eine leicht anregende Wirkung auf das Herz, nicht aber auf die Hirngefäße. Klinisch bedeutsame Herzrhythmusstörungen nach Koffein sind allerdings sehr selten. Außerdem wirkt Koffein diuretisch. Die psychotrope Wirkung von Koffein wird heute im wesentlichen auf dessen Bindung an Adenosinrezeptoren im ZNS zurückgeführt, die durch Koffein blockiert werden (Daly 1993). Koffein ist ein kompetitiver Antagonist von Adenosin, dessen Blockade zu einem erhöhten Turnover von Noradrenalin, Dopamin, Acetylcholin, Glutamat und GABA führt. Da die hemmende Wirkung von Adenosin durch Koffein blockiert wird, stimuliert Koffein indirekt durch Beeinflussung inhibitorischer

Systeme auch die dopaminerge Aktivität im mesolimbischen System (Gold et al. 1989, Pulvirenti et al. 1991, Shi et al. 1993). Auf zellulärer Ebene führt Koffein auch zu einer Mobilisierung des intrazellulären Kalziums und einer Hemmung einer spezifischen Phosphodiesterase.

Physiologisch hat aber nur die antagonistische Wirkung auf die Adrenalinrezeptoren eine Bedeutung.

Koffein ist im wesentlichen ein Stimulans, das in geringen bis mittleren Dosen (bis 150 mg) Müdigkeit, Erschöpfung und Schwäche vermindert. Subjektiv wird das Denken und die Erlebnisfähigkeit rascher und lebhafter und auch die Reaktionszeit kann verkürzt sein. In sehr hohen Dosen kann Koffein auch die physische Leistungsbereitschaft stärken, weswegen es von manchen Sportlern zum Doping eingesetzt wird. Die Atmung wird angeregt und ganz allgemein steigert Koffein das Wohlbefinden. Koffein führt bei chronischer Einnahme zu einer erheblichen Toleranz, wahrscheinlich aber nicht zu einer Abhängigkeit im engeren Sinne. Sehr wohl sind aber Stoffhunger (Craving) nach Koffein sowie Symptome der Benommenheit, meist frontale Kopfschmerzen, Müdigkeit und Abgeschlagenheit bei Wegfall der Wirkung bekannt.

6.2 Koffeinintoxikation

Dieses Krankheitsbild ist sehr selten, wobei in der Regel Dosen von über 500 mg notwendig sind, um Vergiftungserscheinungen wie Angst, Schlafstörungen und Stimmungsveränderungen, Herzrasen, Blutdruckanstieg und Herzrhythmusstörungen sowie Magen-Darm-Beschwerden zu induzieren. Eine spezielle therapeutische Intervention ist dabei nicht erforderlich. Extrem hohe Dosen von Koffein, mehrere Gramm in kurzer Zeit eingenommen, können auch zu Psychosen und epileptischen Anfällen vom Grand-Mal-Typus, eventuell auch zu fokalen Krampfanfällen führen (Poser und Poser 1996). Die letale Dosis von Koffein beträgt etwa 5 bis 10 g.

6.3 Koffeininduzierte Panikattacken

Weniger bekannt ist, daß bei Patienten mit Panikstörungen die Einnahme von Koffein (entsprechend 4 bis 5 Tassen Kaffee pro Tag) Panikattacken auslösen kann (Charney et al. 1995). Patienten mit entsprechenden Störungen sollten darauf hingewiesen werden, Koffein, wenn möglich, zu vermeiden. Bei gesunden Personen dagegen löst Koffein keine Panikattacken aus.

Die übrigen koffeinbedingten Risiken betreffen eher somatische und neurologische Störungen. Wichtig ist, daß Koffein in vielen Kombinationspräparaten (Mischanalgetika) enthalten ist, und daß Koffein nach chronischer Einnahme beim Absetzen zu Kopfschmerzen führen kann. Zurückhaltend sollten auch Patienten mit Herzerkrankungen und Hypertonus sein, obwohl die Toxizität von Koffein diesbezüglich wahrscheinlich gering ist.

7 Nikotin
M. Soyka

Neben Alkohol und Koffein gehört Nikotin zu den mit weitem Abstand am häufigsten eingenommenen psychotropen Substanzen. Nikotin ist die einzige psychotrope Substanz, die in Tabakstoffen enthalten ist. Beim Verbrennen von Tabak werden insgesamt 4000 Verbindungen freigesetzt, darunter teerhaltige Verbindungen, die für die bekannten kardiovaskulären, pulmonalen und krebserregenden Wirkungen des Rauchens verantwortlich sind. Der aktuellen Tabakwarenstatistik ist zu entnehmen, daß der Zigarettenkonsum in Deutschland 1995 gegenüber dem Vorjahr um rund 1 Milliarde Stück (0,7%) gestiegen ist. Der Pro-Kopf-Verbrauch an Zigaretten liegt damit in etwa auf dem Niveau am Ende der 70er Jahre. In absoluten Zahlen wurden in Deutschland im Jahre 1995 rund 135 Milliarden Fabrikzigaretten geraucht, insgesamt, einschließlich selbst gedrehter, etwa 165 Milliarden Stück. Gleichzeitig wurden rund 1 Milliarde Zigarren und Zigarillos konsumiert. Die gesamten Tabaksteuereinnahmen beliefen sich im Jahre 1995 auf 20,6 Milliarden Mark (Junge 1996). Für Tabakwaren ausgegeben wurden insgesamt 35,6 Milliarden DM. Die Zahl der Raucher in Deutschland wird auf knapp 18 Millionen geschätzt. Eine Reihe von Befunden deutet darauf hin, daß sich die Zahl der konsumierten Tabakwaren durch Erhöhungen von Zigarettensteuern reduzieren läßt (Junge 1996).

In den 90er Jahren sind eine Reihe von Untersuchungen in den alten und neuen Bundesländern zum Rauchverhalten durchgeführt worden. In den meisten Untersuchungen betrug der Anteil der Raucher der männlichen Bevölkerung zwischen 36 und 42%, die der Exraucher zwischen 15 und 34%.

7.1 Pharmakologie und Wirkung

Nikotin kann oral, etwa in Form von Schnupftabak aufgenommen werden, die Substanz wird aber üblicherweise durch Zigarettenrauch inhaliert. Eine Zigarette enthält zwischen 0,1 und etwa 1,5 mg Nikotin, wovon ca. 70% tatsächlich inhaliert werden und in die Blutbahn gelangen. Die letale Dosis bei intravenöser Zufuhr wird für Nikotin mit etwa 60 mg angegeben. Nikotin stimuliert im Gehirn nikotinische Acetylcholinrezeptoren, die vor allem in der Großhirnrinde lokalisiert sind. Durch Zufuhr von Nikotin werden bis zu einem gewissen Grad psychomotorische Leistungsfähigkeit, Aufmerksamkeit, Gedächtnis und kognitive Fähigkeiten stimuliert (Levin 1992). Chronische Nikotinzufuhr führt dabei zu einer erheblichen Toleranz. Die suchterzeugende Wirkung ist wahrscheinlich auf eine indirekte Aktivierung dopaminerger Neuronen im Mittelhirn zurückzuführen.

Neuere Untersuchungen zur Wirkung von Nikotin bei verschiedenen Neurotransmittersystemen zeigen, daß Nikotin die Dopaminfreisetzung stimuliert und zu einer Erhöhung von Dopamin im Nucleus accumbens führt. Einige Untersuchungen konnten zeigen, daß im Gehirn von Rauchern die Aktivität der Monoaminoxidase B etwa 40 % niedriger ist verglichen zu Nichtrauchern oder früheren Rauchern (Fowler et al. 1996). Die Monoaminoxidase ist das Enzym, das für die Metabolisierung von Dopamin mitverantwortlich ist, so daß dieser Befund ebenfalls zu einer erhöhten Aktivität von Dopamin im ZNS passen könnte.

Der Befund einer MAO-Inhibierung durch Nikotin ist auch noch aus einem weiteren Grunde interessant: Sie könnte die offensichtlich geringe Inzidenz von Morbus Parkinson bei Zigarettenrauchern erklären. Eine Inhibierung der MAO-B-Aktivität könnte durch eine Verminderung der Konzentration von Hydrogenperoxyd, einem Nebenprodukt der MAO-Oxidation, für die geringere Inzidenzrate bei Rauchern verantwortlich sein. Ein entsprechender Mechanismus für die Verlangsamung der Progression der Parkinson-Erkrankung wird für die Behandlung mit L-Deprenyl verantwortlich gemacht. Die MAO-Inhibition durch Zigarettenrauchen (Nikotinkonsum) könnte auch für die offensichtlich geringeren neurotoxischen Effekte von MPTP verantwortlich sein, wie sie in einigen Untersuchungen gezeigt werden konnte. Die Inhibition der MAO-Aktivität könnte zu einer Reduktion der MPTP-Toxizität beitragen.

Außerdem führt Nikotin zu einer Ausschüttung des antidiuretischen Hormons ADH, zu einer gewissen Herabsetzung des Muskeltonus, zu einer Reduktion des Hungergefühls und zu einer Zunahme der Herzfrequenz, außerdem Anstieg von Blutdruck und Herzkontraktilität.

Für die psychotropen Effekte spielt die direkte Beeinflussung der Acetylcholinrezeptoren sowie die indirekt daraus hervorgehende Beeinflussung dopaminerger und serotonerger Neurone eine große Rolle. Indirekt führt Nikotin zu einer Freisetzung dieser Neurotransmitter (Jarvik und Schneider 1992).

7.2 Toxizität

Nikotin selbst hat die o. g. physiologischen Wirkungen. Für die Toxizität im Zigarettenrauch spielen Kohlenmonoxyd und Teerkondensate die größte Rolle. Die Bedeutung von Rauchen für die Entwicklung von Herzgefäßerkrankungen und eine Vielzahl von Karzinomen ist gesichert. Darüber hinaus spielt es bei Atemwegserkrankungen eine große Rolle.

Das Bundesministerium für Gesundheit geht in seinem Programm zur Förderung des Nichtrauchens von jährlich etwa 70 000 Sterbefällen aus, die in den alten Bundesländern den gesundheitlichen Folgeschäden des Aktivrauchens zuzuschreiben sind (Bundesministerium für Jugend, Familie, Frauen und Gesundheit 1990).

Eine Schätzung von Peto et al. (1994) kam zu dem Ergebnis, daß in Deutschland 95 000 Männer und 17 000 Frauen jährlich an tabakbedingten Erkrankungen sterben.

Neben Herz-Kreislauf- und Lungenerkrankungen spielen vor allem Krebserkrankungen bei der Mortalität von Rauchern eine große Rolle (Keil et al. 1995). Folgt man der Modellrechnung von Peto et al. (1994), so waren die insgesamt 112 400 in Deutschland im Jahre 1990 durch Tabak verursachten Todesfälle in 43 400 Fällen auf Krebserkrankungen (darunter 28 400 Fälle von Lungenkrebs), in 37 300 Fällen auf Erkrankungen des kardiovaskulären Systems, in 19 600 Fällen auf Erkrankungen des respiratorischen Systems und in 12 100 Fällen auf andere Todesursachen zurückzuführen. Der Zusammenhang zwischen Rauchen und der Rate an Herz-Kreislauf-Erkrankungen kann als gesichert gelten (Keil et al. 1995). Auf pathophysiologischer Ebene sind eine Reihe verschiedener Einflüsse des Zigarettenrauchens auf das Herz-Kreislaufsystem von Bedeutung. Dazu zählen die Erhöhung von Fibrinogen, die verminderte Konzentration von HDL-Cholesterin und die Peroxidierung von LDL-Cholesterin sowie eine erhöhte Blutviskosität und Trombozytenaggregationsfähigkeit. Schließlich wirkt Zigarettenrauchen auch direkt schädigend auf das Gefäßendothel.

Nikotin verursacht wahrscheinlich keine bedeutsame biologische Toleranz. Sicher ist dagegen, daß Nikotin sowohl zu einer physischen so wie auch zu einer psychischen Abhängigkeit führen kann. Beim Absetzen kommt es zu einem Entzugssyndrom mit Nikotinverlangen (Craving), vermehrter Reizbarkeit, Angst, affektiven Auffälligkeiten, Konzentrationsdefiziten, vor allem aber Unruhe, Appetitzunahme und auch Schlafstörungen. Das Entzugssyndrom selbst ist individuell extrem unterschiedlich ausgeprägt und kann subjektiv Wochen bis Monate anhalten.

Andere spezielle psychiatrische Krankheitsbilder sind bei chronischem Nikotinkonsum nicht bekannt.

Die **Therapie** der Nikotinabhängigkeit ist erst in den letzten Jahren relativ systematisch untersucht und erfaßt worden. Die klinische Erfahrung lehrt, daß viele Raucher unter dem Eindruck einer der schwerwiegenden Komplikationen chronischen Nikotinkonsums (z. B. Angina pectoris) ohne spezifische Therapiemaßnahmen mit dem Rauchen aufhören können.

Es existieren aber auch eine Reihe spezifischer Therapieansätze, von denen nur einige näher evaluiert wurden. Insgesamt ist dabei festzustellen, daß die Abstinenzraten bei Rauchern im Vergleich zu anderen Suchtformen besonders ungünstig ausfallen.

7.3 Nikotinsubstitution

Hier bieten sich grundsätzlich zwei verschiedene Möglichkeiten an: Zum einen der Einsatz verschreibungspflichtiger Kaugummi, die Nikotin enthalten (in Deutschland mit einer Konzentration von 2 oder 4 mg Nikotin pro Stück auf dem Markt), zum anderen die Anwendung von Hautpflastern, die Nikotin enthalten. Letztere werden von einigen Autoren bevorzugt (Buchkremer und Batra 1995), da die kontinuierliche Zufuhr von Nikotin über die Haut gleichmäßig den Nikotinspiegel im Blut gewährleistet und so das durch den allmählichen Abfall der Blutnikotinkonzentration entstehende Bedürfnis nach einer neuen Zigarette vermindert. Entsprechende medikamentöse Hilfen werden im wesentlichen in Kombination mit verhaltenstherapeutischen Methoden eingesetzt.

Nikotinpflaster sind in Deutschland seit 1995 im Handel frei erhältlich. In einigen europäischen Ländern besteht auch die Möglichkeit, Nikotin über ein Nasenspray zuzuführen.

Nikotinsubstitution dient der Verminderung der Entzugssymptomatik und des „Cravings". Langfristige Abstinenzquoten bei einer alleinigen Nikotinsubstitutionsbehandlung liegen meist nur bei etwa 15% (Übersicht in Batra 1996).

Aktuelle Metaanalysen von klinischen Prüfungen der Nikotinsubstitutionstherapie zeigen, daß speziell die transdermale Anwendung von Nikotinpflastern therapeutisch wirksam ist. Trotzdem erreichen die Erfolgsraten meistens wohl kaum über 20 bis 30% Abstinenz hinaus (Fiore et al. 1994). Bessere Ergebnisse wurden dagegen in einer aktuellen Untersuchung von Richmond et al. (1997) berichtet, die außerdem fanden, daß mäßiggradig abhängige Raucher von der Behandlung mehr profitierten als hochgradig süchtige Raucher. Zudem war eine Gewichtszunahme bei abstinenten Rauchern häufiger als bei durchgehend rückfälligen Rauchern, was klinische Beobachtungen belegen. Auch in dieser Untersuchung wurde das Nikotinpflaster zusammen mit einer kognitiven Verhaltenstherapie angewandt. Swan et al. (1997) fanden, daß vor allem Raucher mit einem großen Body-Mass-Index schneller rückfällig werden als Raucher mit einem geringen Body-Mass-Index. Für Nikotinkaugummi konnte im Gegensatz zu den oben genannten Befunden gezeigt werden, daß hochgradig abhängige Raucher davon mehr profitierten als niedriggradige Raucher (Übersicht in Swan et al. 1997). Die oben genannten Befunde, daß übergewichtige Raucher von einer transdermalen Nikotinsubstitution weniger profitierten, könnten darauf hindeuten, daß die gewählte Dosis (14 mg) zu niedrig war.

In Deutschland stehen zur Tabakentwöhnung folgende Nikotin-Präparate zur Verfügung:
- Nicorette® Membranpflaster (Transdermal)
  Pflaster, 17,5 mg = 10 qcm Absorbtionsfläche (7 mg Wirkstoff-Freigabe / 24 Stunden)
  Pflaster 35 mg = 20 qcm Absorbtionsfläche (14 mg Wirkstoff-Freigabe / 24 Stunden)
  Pflaster 52,5 mg = 30 qcm Absorbtionsfläche (21 mg Wirkstoff-Freigabe / 24 Stunden)
- Nicorette® Nasalspray: 1 Sprüh Dosis 10 mg/ml.
  Ein Sprühstoß enthält 0,5 mg Nikotin
- Nicorette® Nikotinkaugummi (2 mg, 4 mg), verschiedene Geschmacksrichtungen.
- Nicotinell® TTS 10/20/30.
  Ein Pflaster enthält Nikotin 17,5 mg bzw. 35 mg bzw. 52,5 mg.
  (Durchschnittliche Wirkstoff-Freigabe auf die Haut: 7 mg, 14 mg, 21 mg / 24 Stunden).
- Nicofrenon® 10/20/30.
  Ein Pflaster enthält Nikotin 17,5 mg bzw. 35 mg bzw. 52,5 mg.
  (Durchschnittliche Wirkstoff-Freigabe auf die Haut: 7 mg, 14 mg, 21 mg / 24 Stunden).
- Nicotinpflaster ratiopharm® (30 mg Nikotin)
  23 mg Wirkstoff-Freigabe / 24 Stunden

Gegenanzeigen für die Anwendung von Nikotinpräparaten:
Frischer Myokardinfarkt, schwere Arrhythmien, vor kurzem aufgetretener Schlaganfall, instabile Angina pectoris, chronische generalisierte Hauterkrankung wie Psoriasis, chronische Dermatitis und Urticaria (speziell für Membranpflaster), Nichtraucher, Gelegenheitsraucher und Kinder.

Anwendungsbeschränkungen:
Stabile Angina pectoris, hochgradige Hypertonie, cerebrovaskuläre Erkrankung, Vasospasmen, schwere Herzinsuffizienz, Hyperthyroidismus, Insulin-abhängiger Diabetes mellitus, akute Magen- und Darmgeschwüre, schwere anhaltende Hautirritationen.

Nebenwirkungen:
In erster Linie Kopfschmerz, Schwindel, Übelkeit, zunehmender Herzschlag, vorübergehende leichte Hypertonie,

Hauterscheinungen an der Applikationsstelle (für Nikotinpflaster), Pruritus, Ödeme, gelegentlich Ängstlichkeit, Depressionen, Schlafstörungen, Verstopfung, Diarrhoe und Blähungen, selten Zuckungen, Migräne, Benommenheit, abdominelle Schmerzen, Sodbrennen, ebenfalls selten: Herzklopfen, Schmerzen im Thorax, Spasmen.

Andere pharmakologische Ansätze: Berlin et al. (1995) konnten zeigen, daß sich durch den MAO-A-Inhibitor Moclobemid die Prognose bei Rauchern verbessern, bzw. sich bis zur Rückfallrate senken läßt. Diese Befunde sind insofern interessant, weil die oben genannten PET-Untersuchungen gezeigt hatten, daß bei Rauchern die MAO-B-Aktivität im Gehirn offensichtlich inhibiert wird. Ein anderer Ansatz besteht in der Gabe von Clonidin (Catapresan®), das die Noradrenalinfreisetzung blockiert, zu Blutdrucksenkungen führt und bei Rauchern das Nikotinverlangen und Entzugssymptome vermindern soll (Gessner 1992). Der genaue Wirkmechanismus wird dabei noch nicht genau verstanden. In anderen Untersuchungen wurden Serotoninwiederaufnahmehemmer vor allem bei Rauchern mit depressiven Syndromen eingesetzt, zuletzt wurden aus den USA positive Erfahrungen mit dem in Deutschland nicht zugelassenen Antidepressivum Bupropion mitgeteilt. Insgesamt stellen diese Therapieansätze bislang lediglich erste Schritte dar und die pharmakologische Entwöhnungstherapie von Rauchern bedarf noch erheblicher weiterer Anstrengungen.

7.4 Psychotherapie

Unter den verschiedenen Psychotherapie-Verfahren haben vor allem verhaltenstherapeutische Interventionen in der Behandlung von Rauchern eine große Bedeutung erlangt (Batra et al. 1994, Buchkremer et al. 1991). In einer längerfristig angelegten Untersuchung der Universität Tübingen wurde dabei die Effizienz eines verhaltenstherapeutischen Selbsthilfemanuals mit einer verhaltenstherapeutischen Raucherentwöhnung im Rahmen einer Gruppentherapie verglichen.

Die Abstinenzraten in den Langzeitkatamnesen waren dabei vergleichbar (19% versus 23%). Möglicherweise lassen sich diese noch unbefriedigenden therapeutischen Ergebnisse durch zusätzliche pharmakologische Interventionen verbessern.

Für die Behandlung der Tabakabhängigkeit spielen sowohl physiologische als auch psychologische Elemente eine Rolle. Allgemein wird akzeptiert, daß der entscheidende Wirkstoff für die Aufrechterhaltung der körperlichen Abhängigkeit das Nikotin ist, dessen Wirkung subjektiv erlebte Veränderungen der Aufmerksamkeits- und Gedächtnisleistungen, Entspannung und Reduktion von Hungergefühl, aber auch Auswirkungen auf das vegetative Nervensystem (Herzfrequenz, Blutdruck, Veränderung der Hauttemperatur und Leitfähigkeit, Stuhldrang etc.) umfaßt. Therapeutische Ansätze zielen auch darauf ab, Stimuli und Verstärker, die an das Rauchverhalten gebunden sind (Genußrauchen, Konflikt- und Streßrauchen) zu beeinflussen. Die erlernten Stimuli und Verstärker tragen zur Aufrechterhaltung der Abhängigkeit bei.

Im einzelnen wurden zur Raucherentwöhnungsbehandlung folgende Verfahren eingesetzt (Übersicht bei Buchkremer und Batra 1995):
- Suggestive Therapien (z. B. Fremdhypnose)

Sie zeigen kurzfristig gute Erfolge, eine ausreichende langfristige Abstinenz ist jedoch nicht belegt.

■ Akupunktur

Die Anwendung dieser Methode erfolgt ohne ausreichende theoretische Fundierung, auch hier sind kurzfristig in einigen Fällen gute Erfolge zu erreichen, aussagekräftige Untersuchungen über langfristige Abstinenzquoten existieren nicht, dem Raucher werden keine Bewältigungsstrategien für die Aufrechterhaltung der Abstinenz vermittelt.

■ Autogenes Training

Dieses kann für die innere Distanzierung vom Rauchen und die kognitive Umstrukturierung genutzt werden (Langen 1991). Als alleiniges Verfahren ist das autogene Training in der Raucherentwöhnung nicht ausreichend. Dabei können autogenes Training oder auch andere Entspannungsverfahren (z. B. progressive Muskelrelaxation nach Jacobsen) im Rahmen verhaltenstherapeutisch orientierter Behandlungsansätze genutzt werden.

■ Aversionstherapie

Hier wird durch die Kopplung eines positiven Stimulus (Rauchen) an unangenehme und aggressive Konsequenzen (z. B. Übelkeit hervorrufende Medikamente) auf eine Bestrafung des Rauchverhaltens abgehoben. Entsprechende Therapieansätze haben sich allerdings kaum durchgesetzt.

■ Verhaltenstherapeutische Ansätze

Verhaltenstherapeutische Gruppenbehandlungen haben heute einen festen Platz in der Therapie von Rauchern. Die langfristigen Erfolgsquoten 1 Jahr nach der Behandlung liegen zwischen 20 und 30% (Buchkremer und Batra 1995). Oft werden sie mit der Nikotinsubstitution kombiniert. In den verhaltenstherapeutischen Raucherentwöhnungsbehandlungen sollen Techniken vermittelt werden, durch die das erlernte Rauchverhalten wieder verlernt werden kann. Dazu gehören eine ausreichende Motivation zur Rauchabstinenz, kognitive Umstrukturierung, die Löschung alter Verhaltensmuster und die Verstärkung neu erlernter Verhaltensweisen sowie rückfallverhütende Maßnahmen. Folgende Therapiekomponenten sind wichtig:
– Methoden zur Förderung der Therapiemotivation,
– Selbstbeobachtung,
– Selbstkontrolltechniken,
– Vertragsmanagement,
– Aufbau von Alternativbehandlungen,
– Techniken zur Selbstverstärkung,
– Vermittlung von Entspannungstechniken,
– Techniken zur Rückfallprophylaxe,
– Vermittlung und Übung von Strategien zur Bewältigung von Versuchungssituationen sowie Informationsbausteine zu den gesundheitlichen Folgen des Rauchens und zur ausgewogenen Ernährung,
– Tagesprotokolle und Rauchertagebücher.

Häufig werden multimodale Behandlungsmethoden eingesetzt, die mit verschiedenen Elementen der Verhaltenstherapie kombiniert werden. Eine wichtige Untersuchung zur Frage langfristiger Effekte einer Kombination von transdermaler Nikotinzufuhr mit Verhaltenstherapie zur Raucherentwöhnung wurde von Buchkremer et al. (1988) publiziert, die in einer prospektiven Doppelblindstudie 131 Raucher behandelten, die 3 Behandlungsgruppen zugewiesen waren: Alle Raucher nahmen an einer 9-wöchigen verhaltenstherapeutisch orientierten Selbstkontrollbehandlung teil. Die Teilnehmer der sog. Nikotingruppe erhielten zusätzlich 6 Wochen lang ein nikotinhaltiges Hautpflaster, die Teilnehmer der 2. Gruppe ein Placebopflaster, während die 3. Gruppe als Kontrollgruppe lediglich das Selbstkontrolltraining erzielte. Die Teilnehmer der Nikotingruppe erreichten am Ende der Behandlung und im Katamnesezeitraum (12 Monate) im Vergleich zu den Teilnehmern der Placebo- und der Kontrollgruppe signifikant höhere Abstinenzraten (Abstinenzraten am Behandlungsende: 69% vs. 51% vs. 44%, zum Katamnesezeitpunkt 12 Monate nach Therapieende: 26% vs. 21% vs. 15%). Nebenwirkungen des Pflasters wurden in dieser Untersuchung nicht gefunden.

Zunehmend werden darüber hinaus die sog. Bibliotherapie bzw. Selbsthilfemanuale zur Behandlung der Raucherentwöhnung genutzt. Amerikanische Untersuchungen zeigen, daß durch Selbsthilfemanuale langfristige Erfolgsquoten von etwa 15% 1 Jahr nach Behandlungsende erreicht werden können (Übersicht in Buchkremer und Batra 1995).

Raucherentwöhnungsmethoden haben auch zunehmend in der ärztlichen Praxis Einzug gehalten. Zum Teil werden sie von Krankenkassen unterstützt, wobei in letzter Zeit hier aufgrund des zunehmenden Kostendrucks im Gesundheitswesen einige erhebliche Restriktionen der bislang angebotenen Präventions- und Entwöhnungsmaßnahmen zu registrieren sind. Erste Untersuchungsergebnisse zur Effizienz entsprechender verhaltenstherapeutischer Gruppenprogramme in Arztpraxen (Batra et al. 1994) haben gezeigt, daß eine Integration entsprechender Programme in den regulären ärztlichen Praxisbetrieb mit Erfolg möglich ist.

8 Sedativa und Hypnotika
M. Soyka

Eine ganze Reihe von Sedativa und Hypnotika werden therapeutisch eingesetzt. Sieht man von Non-Benzodiazepinhypnotika wie z. B. Zolpidem ab, für die nur kasuistische Mitteilungen über Abhängigkeitsentwicklungen vorliegen, so haben fast alle bekannten Sedativa und Hypnotika ein Mißbrauchspotential. Dies betrifft in erster Linie die Barbiturate sowie die heute wegen ihrer geringeren Toxizität bevorzugt eingesetzten Benzodiazepine. Klinische Anwendungs- und Indikationsbereiche von Sedativa und Hypnotika werden in den entsprechenden Abschnitten dargestellt. An dieser Stelle sollen nur kurz die wichtigsten pharmakologischen Eigenschaften der Hauptsubstanzgruppen, speziell der Benzodiazepine und Barbiturate, dargestellt werden. Die einzelnen psychiatrischen Folgestörungen, insbesondere die Entzugssyndrome bei den einzelnen Sedativa und Hypnotika ähneln sich dabei stark.

8.1 Benzodiazepine

8.1.1 Pharmakologie und Wirkung

Die zahlreichen verschiedenen Benzodiazepinderivate entfalten ihre Wirkung über eine Beeinflussung des GABA-A-Rezeptors, von dem vermutlich mehrere Subtypen existieren. GABA ist der im ZNS am weitesten verbreitete hemmende Neurotransmitter. Er hemmt die neuronale Erregbarkeit, indem er den Chloridionenstrom durch die Nervenzellmembran selektiv erhöht. GABA bindet an den GABA-A-Rezeptor und öffnet den durch die Membran reichenden Chloridionenkanal, der Bestandteil des komplexen Rezeptormoleküls ist. An diesem Rezeptormolekül finden sich Bindungsstellen sowohl für Benzodiazepine als auch für Barbiturate, die voneinander unabhängig und getrennt sind. Die Bindung von Benzodiazepinen führt so zu einem GABA-induzierten Anstieg der Permeabilität des Ionenkanals und der Membranleitfähigkeit für Chloridionen. Funktionell führt das zu einer Hemmung von erregenden synaptischen Wirkungen.

Pharmakokinetisch lassen sich über 20 verschiedene Benzodiazepinderivate unterscheiden, die als Sedativa, Anxiolytika, Muskelrelaxantien, Antikonvulsiva und Injektionsnarkotika Anwendung finden. Die wichtigsten Benzodiazepinpräparate sind in Tabelle 8.1 im Überblick dargestellt. Sie unterscheiden sich zum Teil erheblich bezüglich verschiedener Eigenschaften wie Lipidlöslichkeit, Geschwindigkeit ihrer Metabolisierung, Plasmahalbwertszeit sowie der Existenz etwaiger aktiver Metaboliten. Einige Benzodiazepinderivate haben keine pharmakologisch aktiven Metabolite (z. B. Oxazepam), andere haben ein oder mehrere oder stellen überhaupt eine Prodrug dar. Klinisch kann man dabei kurz wirksame Benzodiazepinderivate mit einer Halbwertszeit von 1,5 bis etwa 4 Stunden (Brotizolam,

Sedativa und Hypnotika

Tab. 8.1: Benzodiazepine im deutschen Arzneimittelhandel (aus Julien 1997).

Freiname (Beispiel für Handelsnamen)	Darreichungsform	Dominierende Halbwertszeit der Substanz / des aktiven Metaboliten [in Stunden]
Langwirksame Benzodiazepine		
Diazepam (Duradiazepam®, Faustan®, Lamra®, Stesolid®, Tranquase,®, Valium®)	oral, parenteral, rektal	24–48 / 50–80
Chlordiazepoxid (Librium®, Multum®, Radepur®)	oral	10–15 / 50–90
Flurazepam (Beconerv®, Dalmadorm®, Staurodorm®)	oral	1,5 / 50–100
Clobazam (Frisium®)	oral	18–42 / 36–120
Prazepam (Demetrin®)	oral	– / 50–90
Dikaliumclorazepat (Tranxilium®)	oral, parenteral	– / 25–82
Medazepam (Rudotel®)	oral	2–5 / 50–80
Mittellangwirksame Benzodiazepine		
Clonazepam (Antelepsin®, Rivotril®)	oral, parenteral	39–40 / –
Nitrazepam (Dormalon®, Nitrazepam®, Dormo-Puren®, Eatan®, Imeson®, Mogadan®, Novanox®, Radedorm®)	oral	18–30 / –
Bromazepam (Bromazanil®, Durazanil®, Gityl®, Lexostad®, Lexotanil®, neoOPT®, Normoc®)	oral	15–28 / –
Metaclazepam (Talis®)	oral	7–23 / –
Flunitrazepam (Flunioc®, Rohypnol®)	oral, parenteral	18 / –
Lorazepam (Duralozam®, Laubeel®, Pro Dorm®, Punktyl®, Somagerol®, Tavor®, Tolid®)	oral, parenteral	13–14 / –
Alprazolam (Cassadan®, Tafil®, Xanax®)	oral	12–15 / –
Oxazepam (Adumbran®, Antoderin®, Azutranquil®, Durazepam®, Mirfudorm®, Noctazepam, Praxiten®, Sigacalm®, Uskan®)	oral	5–15 / –
Clotiazepam (Trecalmo®)	oral	5–15 /
Lormetazepam (Ergocalm®, Loretam®, Noctamid®, Repocal®, Lormeta®)	oral	10–14 / –
Temazepam (Neodorm®, Norkotral®, Tema®, Planum®, Pronervon®, Remestan®)	oral	5–13 / –
Kurzwirksame Benzodiazepine		
Brotizolam (Lendormin®)	oral	4,4–6,9 / –
Triazolam (Halcion®)	oral	2,3 / 4
Midazolam (Dormicum®)	oral, parenteral	1,5–2,5 / –

Angaben laut Rote Liste 1996.

Triazolam, Midazolam) von mittellang wirksamen Benzodiazepinen mit einer Halbwertszeit von 5 bis etwa 20 Stunden (z. B. Lormetazepam, Oxazepam, Alprazolam, Lorazepam) sowie von langwirksamen Benzodiazepinen mit Halbwertszeiten von 50 bis über 100 Stunden (z. B. Diazepam, Dikaliumchlorazepat, Flurazepam und andere) unterscheiden.

Prinzipiell gibt es zwei Stoffwechselwege zur Metabolisierung und Ausscheidung von Benzodiazepinen. Sie werden entweder konjugiert oder oxidiert.

Grundsätzlich haben alle Benzodiazepine vier Hauptwirkungen. Sie wirken

- sedierend
- anxiolytisch
- muskelrelaxierend
- antiepileptisch.

Die wichtigsten Nebenwirkungen und toxischen Reaktionen betreffen vor allem psychische Funktionen. Vor allem bei höheren Dosierungen kommt es häufig zu starker Sedierung, Schläfrigkeit, neurologischen Auffälligkeiten, insbesondere Koordinationsstörungen mit Ataxie, aber auch zu Lethargie, und gerade auch bei älteren Patienten zu Verwirrtheit und Desorientiertheit, verwaschener Sprache, sowie auch zur Beeinträchtigung kognitiver Funktionen. Auch amnestische Reaktionen können auftreten. Die Fahreignung kann herabgesetzt sein, vor allem aufgrund der Beeinflussung kognitiver und psychomotorischer Funktionen.

Die therapeutische Breite von Benzodiazepinen ist ungewöhnlich hoch und Monointoxikationen führen fast nie direkt zu Todesfällen. Häufig werden dagegen Benzodiazepine, vor allem in suizidaler Absicht, bei Mischintoxikationen (Alkohol, andere Psychopharmaka etc.) eingesetzt.

Benzodiazepine können therapeutisch auch zur Entzugsbehandlung bei Alkohol- und Drogenabhängigkeit eingesetzt werden und spielen als sogenannte Ausweichmittel auf dem Schwarzmarkt eine große Rolle. In Deutschland gehören verschiedene Benzodiazepinderivate zu den Medikamenten mit dem höchsten Anteil an Rezeptfälschungen. Vor allem das Medikament Flunitrazepam (Rohypnol®) hat unter Drogenabhängigen wegen seiner starken sedierenden Wirkung und seinem psychotropen Effekt eine traurige Berühmtheit erlangt und wird auf dem Schwarzmarkt rege gehandelt. Aber auch die anderen Benzodiazepine, wie zum Beispiel Diazepam spielen diesbezüglich eine große Rolle.

8.1.2 Toleranz und Abhängigkeit

Das Mißbrauchspotential von Benzodiazepinen ist wahrscheinlich geringer als das der Barbiturate. Da sie aber zu den am häufigsten verordneten Medikamenten überhaupt gehören, wurden in den letzten Jahren zahllose Fälle von Benzodiazepinabhängigkeit beschrieben (Übersicht in Soyka et al. 1988). Als sicher kann gelten, daß Benzodiazepine zu einer erheblichen Toleranz führen, wobei manche Patienten zum Beispiel mehrere 100 mg Diazepam pro Tag einnehmen und dabei nur vergleichsweise mäßiggradige Intoxikationssymptome aufweisen. Generell lassen sich zwei Typen von Abhängigkeit von Benzodiazepinen unterscheiden, zum einen eine sogenannte high-dose-Abhängigkeit mit Einnahme von Benzodiazepinen jenseits des therapeutischen Bereiches, zum anderen eine Abhängigkeit vom low-dose-Typ mit niedrigeren Dosen, die innerhalb des therapeutischen Bereiches liegen. Vor allem der zweite Abhängigkeitstyp wirft einige klassifikatorische Probleme auf, da die sonst bei psychotropen Substanzen mit Abhängigkeitspotential in der Regel vorliegende Toleranzsteigerung nicht conditio sine qua non für die Diagnosestellung ist.

Verschiedene Untersuchungen haben gezeigt, daß Patienten mit high-dose-dependence im Vergleich zu solchen mit low-dose-dependence eine höhere Rate an Entzugskomplikationen und auch vergleichsweise schwerere Entzüge aufweisen (Soyka et al. 1988), wobei aber auch Entzüge bei Benzodiazepin-low-dose-dependence häufig prolongiert und langwierig verlaufen können.

8.1.3 Intoxikationen

Im psychischen Bereich liegen bei Benzodiazepinintoxikationen dieselben Symptome vor, wie man sie bei Intoxikationen mit anderen Sedativa, Hypnotika und Anxiolytika finden kann.

Im psychischen Bereich handelt es sich dabei um:
- affektive Enthemmungen,
- Stimmungslabilität,
- Beeinträchtigung von Urteilsvermögen und Kritikfähigkeit,
- ausgeprägte Sedierung bis hin zum Koma,
- Beeinträchtigung der psychomotorischen Leistungsfähigkeit,
- Verhaltensauffälligkeiten.

Im internistisch-neurologischen Bereich:
- verwaschene Sprache,
- Koordinationsstörungen,
- Ataxie,
- unsicherer Gang,
- kognitive und mnestische Störungen,
- Atemdepression,
- Hyporeflexie,
- Areflexie.

Differentialdiagnostisch ist in erster Linie an Alkoholintoxikationen oder Intoxikationen mit anderen psychotropen Substanzen zu denken. Bei Bewußtlosigkeit oder Bewußtseinsstörungen oder sogar Koma sind zahlreiche, vor allem somatisch-neurologische Erkrankungen differentialdiagnostisch zu bedenken: Hypoglykämie, Epilepsie, zerebrale Blutung, zerebraler Infarkt, Herzinfarkt etc.

Therapeutische Maßnahmen:
Bei leichten Benzodiazepinintoxikationen sind keine spezifischen Maßnahmen erforderlich. Schon zu differentialdiagnostischen Zwecken ist insbesondere bei schwereren Bewußtseinsstörungen die Gabe des Benzodiazepinantagonisten Flumazenil (Anexate 1 Ampulle i. v.) indiziert. Bei einer Benzodiazepinintoxikation wacht der Patient innerhalb kürzester Zeit auf, wobei die Wirkung von Flumazenil innerhalb weniger Minuten nachlassen kann. Benzodiazepine stellen damit die einzigen Hypnotika /Sedativa dar, für die ein spezifisches Antidot zur Verfügung steht. Die übrigen Maßnahmen richten sich nach dem Schwerebild der Intoxikation wie gegebenenfalls Krankenhausaufnahme und intensiv-medizinische Betreuung. Wichtig ist auch die Herstellung von Aservaten bzw. toxikologische Untersuchungen zur Verifizierung / Ausschluß von Mischintoxikationen.

Nur bei kurz zurückliegender Aufnahme (z. B. nach Suizidversuch) kann außerdem eine Magenspülung versucht werden.

8.1.4 Entzug von Benzodiazepinen

Die wichtigsten Entzugssymptome von Benzodiazepinen, die sich in vergleichbarer Form auch bei anderen Hypnotika und Sedativa finden, sind in Tabelle 8.2 zusammenfassend dargestellt. Da für Benzodiazepine sowie Barbiturate eine weitgehende Kreuztoleranz mit Alkohol besteht, überrascht nicht, daß die Symptome denen des Alkoholentzugs ähneln.

Differentialdiagnostisch ist in erster Linie an den Entzug von Alkohol und anderen psychotropen Substanzen zu denken. Gelegentlich mag auch einmal eine Hyperthyreose differentialdiagnostisch erwogen werden.

Therapeutische Maßnahmen

Die Indikation für eine stationäre Aufnahme hängt von der Symptomatik ab. Bei stärkeren depressiven Verstimmungen, Angst oder Suizidalität ist sie nicht

Tab. 8.2: Entzugssymptome von Benzodiazepinen (nach Soyka et al. 1988).

Psychische Entzugssymptome	Somatische und vegetative Entzugssymptome
Mnestische Störungen Konzentrationsstörungen Gedächtnisstörungen Formale Denkstörungen (Verlangsamung) **Affekt-, Antriebsstörungen** Agitiertheit Depressive Verstimmung Antriebsminderung Dysphorie / Reizbarkeit Stimmungsschwankungen Diffuse Angst Euphorie Weinerlichkeit Phobische Angst Panikartige Angst Affektlabilität **Ich-Störungen** Depersonalisation Derealisation **Andere psychische Störungen** Alp-, Angstträume Vermehrtes Träumen Nervosität Suizidalität Psychosom. Störungen Müdigkeit	**Allgemeine Symptome** Durchschlafstörungen Einschlafstörungen Vermehrtes Schwitzen Tremor Appetitlosigkeit Kopfschmerz Herzklopfen Schwindelgefühle Motorische Unruhe Abdominelle Krämpfe Faszikulationen Übelkeit Schwächegefühl Allgemeines Unwohlsein Muskelschmerzen / Verspannungen Gewichtsverlust Würgereiz Erbrechen Pruritus **Perzeptionsstörungen** Überempfindlichkeit für akustische Reize Verschwommenes Sehen Parästhesien Veränderter Geschmack Kinästhetische Beschwerden Überempfindlichkeit für olfaktorische Reize Überempfindlichkeit für optische Reize Verminderte Wahrnehmung von Geschmack Ohrendruck Überempfindlichkeit für taktile Reize Veränderter Geruch Optische Verzerrungen Körperfühlstörungen Verminderte Wahrnehmung von Geruch Illusionäre Verkennungen

zu umgehen. Leichtere Entzugssymptome erfordern keine Medikation, in der Regel ist aber eine pharmakologische Intervention notwendig. Generell ist bei Benzodiazepin-Langzeitbehandlung zu einer ausschleichenden Reduktion von Benzodiazepinen zu raten, wobei sich insbesondere bei Patienten mit Benzodiazepinabhängigkeit folgendes Schema bewährt hat: Zunächst im Rahmen der Entzugsbehandlung die ursprünglich übliche Benzodiazepindosis ansetzen, danach alle 5 Tage Reduzierung der Ausgangsdosis auf die Hälfte (siehe Abb. 8.1). Diese schrittweise Halbierung der Ausgangsdosis hat sich als praktikables Entzugsschema erwiesen, kann aber im Einzelfall je nach Klinik variiert werden.

8.1.5 Psychiatrische Komplikationen

Seit längerem ist klinisch gesichert, daß Benzodiazepine zu einem *Amnestischen Syndrom*, einer organisch bedingten psychischen Störung, führen können. Aus diesem Grunde werden sie auch therapeutisch etwa in der Anästhesie eingesetzt. Abgesehen von speziellen forensischen Problemen und der Beeinträchtigung der Fahrtauglichkeit kann es auch für den Patienten zu Problemen führen.

Klinisch bedeutsamer sind die nach chronischer Einnahme auftretenden *Persönlichkeitsveränderungen* mit im wesentlichen ängstlich-depressiver Symptomatik, die schwierig von Persönlichkeitsstörungen oder reaktiven Störungen

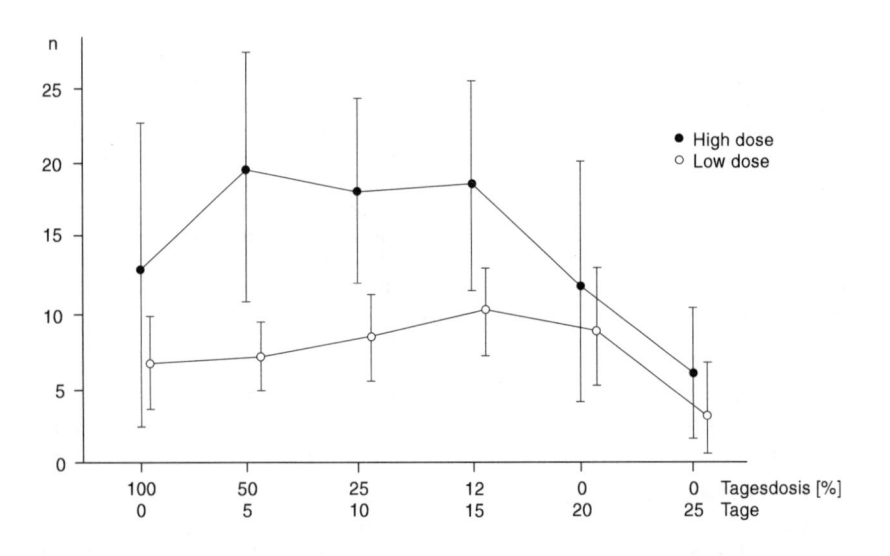

Abb. 8.1: Summe der Mittelwerte der Entzugssymptome bei 6 Patienten ($\bar{x}$ = 41 Jahre) mit einer langjährigen ($\bar{x}$ = 6,3 Jahre) Einnahme therapeutischer Benzodiazepindosen ($\bar{x}$ = 22 mg Diazepam-Äquivalent) und 6 Patienten ($\bar{x}$ = 40 Jahre, Abhängigkeitsdauer = 9,6 Jahre) mit einer High-Dose-Dependence ($\bar{x}$ = 87,5 mg Diazepam-Äquivalent).
Die Stichprobe umfaßt Patienten mit vergleichbaren zeitlichen Reduktionsschritten. Während bei Aufnahme und nach Absetzen in beiden Gruppen gleichviele Symptome nachweisbar waren, ließen sich bei den Patienten mit einer High-Dose-Dependence nach Halbieren der Ausgangsdosis signifikant mehr Entzugssymptome nachweisen ($p < 0,01$), ebenso bei der Reduktion auf 25% ($p < 0,01$) und 12% ($p < 0,05$) (aus Soyka et al. 1988).

abzugrenzen sind, die ihrerseits zu einer Einnahme von Anxiolytika oder Sedativa prädisponieren können. Symptomatisch ist in solchen Fällen häufig eine überbrückende Therapie mit Antidepressiva, vorzugsweise Trizyklika vom Typ des Doxepin oder des Amitryptilin in den Dosen von 50 bis etwa 150 mg/d, sinnvoll.

Entzugspsychosen im Sinne von Deliren oder schizophreniformen Psychosen sind bei Benzodiazepinen sehr selten. Gegebenenfalls kann die Gabe von Neuroleptika sinnvoll werden. Bei deliranten Bildern im Rahmen eines Benzodiazepinentzugs ist dagegen die Gabe von Benzodiazepinen mit ausschleichender langsamer Reduktion notwendig.

8.2 Barbiturate

Barbiturate haben im Vergleich mit Benzodiazepinen ein deutlich höheres Suchtpotential, spielen aber in der klinischen Psychopharmakotherapie heute nur noch eine untergeordnete Rolle und werden hauptsächlich zur Behandlung von Epilepsien eingesetzt. Pharmakokinetisch lassen sich eine Reihe verschiedener Derivate charakterisieren. Sieht man vom Thiopental ab, das eine Halbwertszeit von nur rund 3 Minuten hat, haben die meisten Barbiturate deutlich längere Halbwertszeiten von 24 bis über 100 Stunden (Phenobarbital). Im Urin können Barbiturate Tage bis Wochen nach der letzten Einnahme nachgewiesen werden.

8.2.1 Pharmakologie und Wirkung

Barbiturate haben einen stark schlafanstoßenden Effekt und führen im Schlaf-EEG zu einer Unterdrückung des REM-Schlafes.

Zu den unerwünschten Nebenwirkungen und toxischen Effekten von Barbituraten zählt eine Beeinträchtigung der motorischen und intellektuellen Leistungsfähigkeit. Schon wegen der langen Halbwertszeit einzelner Präparate kommt es leicht zu Barbituratüberdosierungen, die insbesondere in suizidaler Absicht häufig eingenommen werden. Ein spezifisches Antidot ist nicht bekannt, die Behandlung richtet sich nach den üblichen Richtlinien bei der Therapie von Intoxikationen.

8.2.2 Toleranz und Abhängigkeit

Barbiturate führen leicht zu einer metabolischen Toleranz durch Induktion der metabolisierenden Leberenzyme, die ausgeprägt sein kann. Die Toleranz betrifft zum Teil die sedativen, im geringeren Ausmaß aber die atemdepressiven Effekte. Eine Abhängigkeit von Barbituraten entwickelt sich in der Regel erst bei höheren Dosen (etwa 800 mg Pentobarbitaläquivalent). Im Entzug kommt es häufig zu einem REM-Rebound mit intensiven, aber auch verlängerten Traumphasen, Alpträumen und Schlafstörungen. Bei ausgeprägten Barbituratentzügen kommen Delire, Halluzinationen, Unruhe, Desorientiertheit und epileptische Anfälle hinzu. Im übrigen ähneln die Symptome des Barbituratentzugs dem des Alkohol- / Benzodiazepinentzugs. Therapeutisch empfiehlt sich auch hier ein schrittweises Absetzen der Hypnotika.

8.3 Andere Hypnotika

Neben den Benzodiazepin-Hypnotika und den Barbituraten gibt es noch eine Reihe anderer Hypnotika, die heute in der psychiatrischen Pharmakotherapie

keine große Rolle mehr spielen, da sie zurecht aufgrund ihrer größeren Toxizität zugunsten der Benzodiazepine verlassen wurden. Alle diese Substanzen haben eine vergleichsweise enge therapeutische Breite und ein erhebliches Mißbrauchs- und Abhängigkeitspotential. Die wichtigsten Substanzen seien stichwortartig genannt:
- Methaqualon,
- Meprobamat,
- Chloralhydrat,
- Piperidinderivate (Methyprylon),
- Bromharnstoffderivate.

Auf letztere Substanzgruppe sei noch kurz eingegangen:

Bromharnstoffderivate werden heute noch gelegentlich therapeutisch als Hypnotika eingesetzt (Majumdar 1990). Auch hier ist die Gefahr einer Abhängigkeitsentwicklung und einer chronischen Intoxikation erheblich. Dabei kann es zu dem heute nur noch selten gesehenen Krankheitsbild des Bromismus kommen. Klinisch liegen hier Reizbarkeit, depressive Zustände, Verlangsamung und Schläfrigkeit bis hin zur Benommenheit, akneartige Hautveränderungen, Purpura, eine Übersekretion der Tränendrüsen und gastrointestinale Beschwerden, Anorexie, Kopfschmerzen, Sprach- und Koordinationsstörungen vor. Diagnostisch wegweisend ist eine Bestimmung der Bromkonzentration im Serum. Die Diagnose kann schwierig zu stellen sein, da bromhaltige Harnstoffderivate in verschiedenen Kombinationspräparaten enthalten sind, was der behandelnde Arzt und der Patient häufig nicht wissen. Über das Suchtpotential neuerer Non-Benzodiazepin-Hypnotika wie z. B. Zopiclon (Ximovan) und Zolpidem (Stilnox®, Bikalm®) ist bislang wenig bekannt. Trotz einiger kasuistischer Mitteilungen dürfte das Mißbrauchspotential dieser Substanzen erheblich geringer als das konventioneller Hypnotika sein (Thome et al. 1997).

8.4 Clomethiazol

Diese Substanz wird klinisch praktisch ausschließlich zur Behandlung von Entzugssyndromen eingesetzt, spielt darüber hinaus auch als Antiepileptikum eine marginale Rolle. Wichtige Nebenwirkungen sind eine gesteigerte Bronchialsekretion und bei intravenöser Gabe das Risiko von Herzstillständen. Die Substanz wirkt ebenfalls stark hypnotisch und vor allem iatrogene Abhängigkeitsentwicklungen bei Alkoholabhängigen sind häufig. Clomethiazolentzüge verlaufen häufig schwer und protrahiert. Auch in diesen Fällen ist ein schrittweises Absetzen der Medikamente sinnvoll. Unter präventiven Aspekten ist die vielfach noch praktizierte ambulante Clomethiazoltherapie Alkoholabhängiger zumindest beim Fehlen verläßlicher externer Kontrollen als kontraindiziert anzusehen.

9 Halluzinogene, einschließlich Ecstasy, PCP und Anticholinergika

Ch. Schütz, M. Soyka

9.1 Halluzinogene

9.1.1 Definition

Fast alle Autoren sind sich darüber einig, daß der Begriff Halluzinogene unglücklich ist. Zum einen führen die Halluzinogene nur in höheren Dosen zu Halluzinationen, in niederen Dosen beeinträchtigen sie die Wahrnehmung, das Denken und den Affekt, zum anderen können auch andere Substanzen, die nicht zu den Halluzinogenen zählen, Halluzinationen induzieren: PCP, THC und Inhalantien.

Hollister hat 1968 versucht, Halluzinogene zu definieren bzw. zu charakterisieren: „Halluzinogene verändern bevorzugt das Denken, die Wahrnehmung und den Affekt. Sie haben allenfalls geringen Einfluß auf den Intellekt und das Gedächtnis. Stupor, Koma oder übermäßige Stimulationen sind nicht Teil der Wirkung der Halluzinogene, Nebenwirkungen auf das autonome Nervensystem sind ausgesprochen gering. Suchtdruck und Craving fehlen völlig."

Unter der Kategorie Halluzinogene werden im wesentlichen zwei Substanzgruppen zusammengefaßt: die Gruppe der „LSD-artigen" Indolalkylamine und die Gruppe der „Ecstasy-artigen" Phenylalkylamine.

Die Gruppe der LSD-artigen Indolalkylamine kann man als die Kerngruppe der Halluzinogene ansehen. Die Gruppe der Phenylalkylamine enthält eine Reihe von Substanzen, die z. T. als Designer-Drogen bezeichnet werden. Als Amphetaminderivate werden sie vereinzelt als eigenständige Gruppe angesehen. In manchen Lehrbüchern wird eine dritte Gruppe, die Gruppe der PCP-artigen Substanzen, unter den Halluzinogenen eingereiht. Im DSM IV wird sie als eigenständige Gruppe kategorisiert. So besteht zwischen den anderen Substanzen eine Kreuztoleranz, diese fehlt gegenüber PCP-artigen Substanzen. Da diese Gruppe sich pharmakologisch und in ihrer Wirkung auf Psyche und Verhalten von den anderen Halluzinogenen unterscheidet, behandeln wir PCP und Halluzinoge in diesem Kapitel separat. Die Anticholinergika werden zum Teil zu den Halluzinogenen gerechnet, auch sie werden separat behandelt.

Die Bezeichnung Halluzinogene weist darauf hin, daß Halluzinationen mit dem Gebrauch dieser Substanzen verbunden sind. In gebräuchlicher, zumeist geringerer Dosis kommt es jedoch eher zu Illusionen, so daß der Begriff Illusionogene eher angebracht wäre, worauf schon verschiedene Autoren hingewiesen haben. Andere Bezeichnungen sind Psychotomimetika, Psychotogenetika, Phantastika (Lewin 1924) und Psychodelika (= bewußtseinsmanifestierend) (Osmond 1957). Die Substanzen sind in ihrem akuten Effekt nicht nur durch eine Veränderung der Wahrnehmung charakterisiert, sondern gleichzeitig durch eine Veränderung des Fühlens und Denkens. Häufig steht ein Gefühl der klaren Wahrnehmung des eigenen Denkens im Vordergrund (Gefühl der

Bewußtseinserweiterung). Dies kann verbunden sein mit dem Gefühl der Auflösung der Ich-Grenzen und einem Gefühl der Einheit mit dem Kosmos bzw. der Menschheit.

Hier eine Übersicht der wesentlichen Substanzen:
- **Indolalkylamine,** welche dem Serotonin ähnlich sind. Hierzu zählen auch die klassischen Halluzinogene:
  – Lysergsäurediethylamid (LSD)
  – Psilocin (4-phosphoryl-Dimethyltryptamin)
  – Psilocybin (4-hydoxy-Dimethyltryptamin)
  – Dimethyltryptamin (DMT)
  – Betacarboline, Ololiuqui, Hamane u. a.
- **Phenylalkylamine,** welche eher den Katecholaminen Noradrenalin und Dopamin ähnlich sind und damit auch mit den Amphetaminen „verwandt" sind. Hierzu zählen:
  – Phenylethylamine: Meskalin (Peyotl)
  – Phenylisopropylamine:
  – 2,5-dimethoxy-4-methylamphetamin (DOM oder STP)
  – 2,5-dimethoxy-4-bromamphetamin (DOB)
  – 2,5-dimethoxy-4-iodoamphetamin (DOI)
  – 3,4-Methylendioxy-amphetamin (MDA)
  – 3,4-Methylendioxyethamphetamin (MDE oder MDAE),
  – 3,4-Methylendioxymethamphetamin (MDMA)

LSD und die Wirkstoffe des mexikanischen Pilzes Psilocybe mexicana – Psilocin und Psilocybin – sind die „klassischen Halluzinogene".

Unter Ecstasy (auch XTC, E, Love drug, Adam etc.) versteht man die Substanz 3,4-Methylendioxymethamphetamin (MDMA), ein Phenylisopropolamin, das strukturchemisch Ähnlichkeiten hat sowohl zu Amphetaminen als auch zu Halluzinogenen. Auch in der pharmakologischen Wirkung scheint es zwischen Amphetaminen und Halluzinogenen einzuordnen zu sein. Die Zuordnung ist dementsprechend nicht ganz einheitlich. Manche Autoren ordnen die Substanz den Stimulantien zu, andere den Halluzinogenen. Weitere pharmakologisch ähnliche Substanzen sind 3,4-Methylendioxyamphetamin (MDA) und 3,4-Methylendioxyethamphetamin (MDE oder MDAE), auch als Adam und Eve bezeichnet. Diese Gruppe wurde als eigenständige Substanzgruppe betrachtet und unter dem Gruppennamen „Enaktogene" zusammengefaßt (Nichols 1986). Einige Autoren bezeichnen diese Gruppe als Designer-Drogen (Jaffe 1990). Die Verwendung dieses Begriffes ist jedoch nicht einheitlich. Designer-Drogen waren ursprünglich definiert als Substanzen, die Variationen von illegalen Substanzen darstellen und von Suchtmittelgesetzen noch nicht erfaßt wurden. Damit waren sie legal. Inzwischen wird der Begriff Designer-Droge jedoch wesentlich allgemeiner verwendet, als Gruppe von Substanzen, die durch Variation bekannter Suchtmittel „im Labor" hergestellt werden.

9.1.2 Historische Anmerkungen

Die Gruppe der Halluzinogene ist geschichtlich insofern interessant, als sie zum einen Substanzen umfaßt, die seit langer Zeit zu religiösen und rituellen Zwecken verwendet wurden (Schultes und Hofmann 1992), andererseits aber auch solche, die erst vor kurzem chemisch entwickelt wurden bzw. noch entwickelt werden.

LSD wurde 1938 von dem Schweizer Sandoz-Chemiker Albert Hofmann erstmals synthetisiert. 1943 entdeckte er zunächst zufällig, später durch systematische Selbstversuche die erstaunliche Wirkung dieser Substanz. In der Folge wurde sie vor allem in den USA zunächst zu Forschungszwecken eingesetzt. Man erhoffte sich durch das „Psychotomimetikum" Einsichten in die Ursache schizophrener Krankheiten. Dies war jedoch mit den damaligen Methoden in nur sehr begrenztem Maße möglich. In den sechziger Jahren wurde dann die Substanz zunehmend als Genußdroge verwendet. 1966 zog Sandoz LSD vom Markt. Im gleichen Jahr gründete T. Leary, ein Psychologieprofessor in Harvard, seine „League of Spiritual Discovery", in der LSD-Konsum eine zentrale Rolle spielte. Die Substanz spielte vor allem in der weißen Mittelschicht der USA in den 60er und 70er Jahren als Genußdroge eine Rolle.

Von Psychotherapeuten wurde die Substanz in der gleichen Zeit als psychotherapeutisches Adjuvans verwendet. Zusätzlich wurde sie getestet als Medikament zur Behandlung von Alkoholabhängigkeit (nicht unähnlich den laufenden Therapieversuchen mit Ibogaine bei Heroinabhängigkeit) und zur Behandlung von Krebspatienten. 1975 kam eine NIMH-Untersuchung zu der Schlußfolgerung, daß LSD keine therapeutische Indikation besitze (NIMH 1975). Nachdem in den 80er Jahren nur wenig von LSD zu hören war, scheint die Substanz als Genußdroge in den letzten Jahren wieder zunehmend eine Rolle zu spielen.

Psilocin und **Psylocybin,** Wirkstoffe des mexikanischen Pilzes Psilocybe mexicana, wurden durch den amerikanischen Bankier und späteren Ethnobotaniker Gordon Wasson 1955 erstmals beschrieben. Diese Substanzen sind jedoch in mindestens 15 Pilzarten weltweit zu finden. 1958 wurde Psylocybin von Albert Hofmann isoliert und später synthetisiert.

Es gibt noch eine Vielzahl verwandter pflanzlicher Substanzen, die u. a. von Schultes und Hofmann intensiv erforscht wurden. Dazu gehören Ololiuqui, Samen der Rivea corymbosa, aus der A. Hofmann 1960 LSD isolierte, und DMT, welches ähnlich wie Psylocybin wirkt, mit dem Unterschied einer deutlich kürzeren Halbwertszeit.

Meskalin, der wesentliche Wirkstoff des Peyotl-Kaktus (Lophophora williamsii), wurde von den Azteken und anderen indianischen Kulturen wohl bereits seit vielen Jahrhunderten zu kultischen Zwecken verwendet. 1896 wurde von Heffter, einem deutschen Pharmakologen, das Meskalin isoliert und als die psychoaktive Substanz dieses Pilzes identifiziert. 1919 gelang es Späth, Meskalin synthetisch herzustellen. Die Einnahme von Peyotl ist Teil der religiösen Zeremonien der Native American Church. Bekannt sind Huxleys Beschreibungen des Meskalinrausches von 1954: „The Doors of Perception".

MDMA wurde 1912 von der deutschen Firma Merck erstmals synthetisiert und 1914 patentiert. Es wird immer wieder erwähnt, daß sie als Appetitzügler patentiert worden sei. Dies läßt sich jedoch nicht belegen. Zu Beginn der 50er Jahre wurde von der US Army die Substanz als EA-1475 in Tierversuchen zusammen mit einer Vielzahl anderer Substanzen getestet. Humanuntersuchungen lassen sich nicht belegen. Ende der 50er Jahre werden aber erste Untersuchungen der psychotropen Wirkung der Substanz berichtet.

Während der späten 60er und 70er Jahre wurde die Substanz dann als Halluzinogen zunehmend bekannter, spielte aber weiterhin eine untergeordnete Rolle. Ähnlich wie LSD wurde sie auf Parties und verschiedenen Veranstaltungen eingenommen. Im Vordergrund stand die Verstärkung der emphatischen Gefühle mit „ozeanisch-kosmischen" Erlebnisweisen, weshalb sie auch als „Love Drug" bezeichnet wurde. Aus ähnlichen Gründen wurde sie vor allem in den USA und in der Schweiz – in nicht unerheblichem Maße – auch von Psychotherapeuten eingesetzt.

Die Substanz wurde später ähnlich wie Halluzinogene und Amphetamine zur Unterstützung psychotherapeutischer Bemühungen eingesetzt: Ihr wurden Verstärkung der Selbstakzeptanz und Selbstsicherheit, sowie eine Verringerung der Abwehr nachgesagt.

Während der späten 80er Jahre wurde MDMA zunehmend populärer. Bis 1984 war der Verkauf und Gebrauch in den USA legal. Auf Grund von Berichten über Neurotoxizität bei ähnlichen Substanzen (MDA) wurde sie 1985 vom Drug Enforcement Agency als Schedule I mit den anderen illegalen Suchtmitteln wie Heroin und Kokain eingestuft.

In England, wo MDMA 1977 zum illegalen Betäubungsmittel erklärt worden war, entwickelte sich Ende der 80er Jahre die „Rave und Techno" Tanzkultur. Ähnlich wie LSD die Droge der psychodelischen Musik war und zur „flower power" Kultur gehörte, wie Kokain zur Disko Musik und Heroin zur „Heavy Metal" Kultur gehörte, so gehört MDMA zur „Rave und Techno" Musik Szene. Im Vordergrund stand nun der stimulierende Effekt der Substanz. Von England aus breitete sich der Gebrauch im Zusammenhang mit Tanzparties weltweit aus.

MDA wurde 1910 erstmals synthetisiert. Das Mittel wurde in den USA in den 50er Jahren als Hustenmittel und in den 60er Jahren als ein Appetitzügler zugelassen.

Zu dieser Gruppe zählen auch psychoaktive Wirkstoffe in der Muskatnuß (**Myristicin** und **Elemicin**).

9.1.3 Epidemiologie

Bei den in den USA regelmäßig durchgeführten epidemiologischen Untersuchungen zum Drogenkonsum (National Household Survey on Drug Abuse und Monitoring the Future) ergaben sich Lebenszeitprävalenzzahlen für Halluzinogene zwischen 10% und 40% für Schüler und Studenten, d. h. ein wesentlicher Teil der Schüler und Studenten hatten Kontakt mit dieser Droge. Allerdings lag der durchschnittliche Konsum bei ca. fünfmaliger Einnahme. Das wiederum bedeutet, daß die meisten diese Substanz nur in geringem Umfang konsumierten.

Der Höhepunkt der Einnahmeprävalenz liegt in den USA bei einem Alter von 19 Jahren, mit steilem Anstieg und Abfall der Prävalenzkurve, so daß der Gebrauch vor dem 15. Lebensjahr und nach dem 25. Lebensjahr praktisch vernachlässigbar ist (Chilcoat und Schütz 1996). In den USA erfolgt der Gebrauch von Halluzinogenen vorwiegend in der weißen Mittelschicht.

Bei Untersuchungen zeigte sich, daß, wie häufig bei Verkauf illegaler Substanzen auf der Straße, durchaus nicht davon ausgegangen werden kann, daß es sich bei der auf der Straße verkauften Substanz um die angeblich verkaufte Substanz handelt. Bei Untersuchungen von Ecstasy wurden Koffein, Amphetamin, LSD, MDE, MDA, aber auch völliges Fehlen von Wirkstoffen gefunden.

9.1.4 Pharmakologie

Halluzinogene haben sehr komplexe pharmakologische Rezeptorinteraktionen. Im Vordergrund scheinen jedoch der partiell serotoninagonistische Effekt, hauptsächlich am 5HT2 Rezeptor, zu stehen. Dies gilt vor allem für die Gruppe der Indolalkylamine. Für die Gruppe der Phenylalkylamine scheinen zusätzlich katecholaminagonistische Effekte von Bedeutung zu sein.

Deutlich zu unterscheiden ist die Gruppe der dissoziativen Anästhetika (Ketamin etc.), die vor allem primär als NMDA-Antagonisten wirken.

LSD wird in geringsten Mengen (24 bis 300 Mikrogramm) auf Zuckerwürfel oder bunt bedrucktem Löschblattpapier eingenommen. Nach ca. drei Stunden ist der Höhepunkt der Plasmaspiegel erreicht, die Wirkung hält ca. sechs bis acht Stunden an. Die psychischen Veränderungen stehen im Vordergrund. Physiologische Veränderungen, die vor allem sympathomimetischer Art sind, treten zumeist innerhalb von 20 Minuten nach Einnahme auf, jedoch zumeist in moderater Ausprägung (Pupillendilatation, Puls- und Blutdruckanstieg, Anstieg der Temperatur). Die psychischen Veränderungen, die dann folgen, umfassen vor allem sensorische Veränderungen: Depersonalisation, Derealisation, Mikropsie, Makropsie, Illusionen, Halluzinationen, Synthesthesie (Vermischung der Sinnesmodalitäten), Stimmungsschwankungen, Störungen der Denkprozesse, Veränderungen des Zeitgefühles. Bei geringeren Dosen soll ein euphorisierender Effekt im Vordergrund stehen, bei höheren Dosen der halluzinogene Effekt. Stehen Angst und Furcht im Vordergrund, so wird häufig von einem Horrortrip gesprochen.

Die Substanz zeigt eine rasche Toleranzentwicklung, schon nach wenigen Einnahmen kommt es zu einem fast völligen Wirkungsverlust für 3 bis 4 Tage. Der Toleranzverlust wird jedoch genauso rasch wieder aufgehoben. Die Substanz zeigt bei Tieren keine Selbstverabreichungseffekte. Entzugserscheinungen nach Absetzen treten nicht auf.

Meskalin wird zumeist oral aufgenommen. Es durchdringt die Blut-Hirn-Schranke nur im eingeschränkten Maße. Die Wirkung ist ähnlich wie die von LSD und anderen Halluzinogenen, mit sympathomimetischer Wirkung ca. 20 Minuten nach Einnahme und psychischer Wirkung in der Folge für mehrere Stunden.

Allerdings scheint die Einnahme von Peyotl nicht selten mit Kopfschmerzen, Übelkeit und Erbrechen verbunden zu sein.

MDMA wird meist als Kapsel oder Tablette eingenommen. Die Wirkung soll nach wenigen bis ca. 30 Minuten einsetzen. Die Wirkung hält etwa vier bis sechs Stunden an.

An subjektiven Effekten wurden beschrieben: vermehrtes Kommunikationsbedürfnis, Gefühl der Intimität und Enthemmung, Gefühl der vermehrten intensiveren Wahrnehmung, milde Euphorie und ähnliches. Bei den Substanzen MDE und vor allem MDA steht das emphatische Erlebnis weniger im Vordergrund, dafür ist die stimulierende Wirkung ausgeprägter.

MDMA, wie auch die anderen ähnlich wirksamen Substanzen, zeigen hohe Affinitäten zu Serotonintransportern, eine etwas geringere Affinität zu den Noradrenalin- und Dopamintransportern. Sie werden in das Neuron aufgenommen und verhindern die Ausschüttung wie auch

Wiederaufnahme der entsprechenden Transmitter. Zusätzlich besteht eine geringe Affinität zu den 5HT1-, 5HT2- und D2-Rezeptoren, bei den Dosierungen im Humanbereich scheinen sie jedoch keine Rolle zu spielen (Battaglia et al. 1988).

Ähnlich wie bei Amphetaminen kommt es zu einem länger wirksamen Anstieg der Herzfrequenz sowie des Blutdruckes, ohne daß dies von den Konsumenten bemerkt wird.

Die Wirkdauer von **MDA** ist deutlich länger (8 bis 12 Stunden).

Die Wirkung von **MDE** soll etwas kürzer sein (3 bis 5 Stunden). Nach Gabe von MDE kam es zu einem Anstieg von Prolaktin und Cortisol, aber zu keiner signifikanten Änderung der Growth Hormon Ausschüttung (Gouzoulis et al. 1993). MDE und MDA sollen eine etwas höhere Affinität zu den Dopaminrezeptoren haben, was die eher stimulierende Wirkung dieser Substanzen erklären könnte.

9.1.5 Folgeschäden

Im DSM IV werden spezifische Kriterien für die Diagnose der Halluzinogenintoxikation gestellt:
Konsum von Halluzinogenen und enger Zusammenhang mit folgenden Symptomen, bei Ausschluß anderer Ursachen:
- Verhaltens- und psychische Veränderungen wie: deutliche Angst oder Depression, Beziehungsideen, Furcht den Verstand zu verlieren, paranoide Vorstellungen, beeinträchtigte Urteilsfähigkeit, beeinträchtigte soziale und berufliche Fähigkeiten
- Wahrnehmungsveränderungen (subjektive Intensivierung der Wahrnehmung, Depersonalisation, Derealisation, Illusionen, Halluzinationen, Synästhesien) bei völliger Wachheit und Vigilanz
- Zwei oder mehr der folgenden Symptome: Mydriasis (rascher Wechsel der Pupillenweite), Tachykardie, Schwitzen, Palpitationen, Verschwommensehen, Tremor, Koordinationsstörungen

Weitgehend spezifisch für Halluzinogene sind Flashbacks (persistierende Wahrnehmungsstörungen im Zusammenhang mit Halluzinogenen), die nach DSM IV diagnostiziert werden, wenn folgende Kriterien erfüllt sind:
- nach Beendigung des Halluzinogenkonsums auftretendes Wiedererleben von einem oder mehr Wahrnehmungssymptomen, die während der Intoxikation mit dem Halluzinogen aufgetreten waren (z. B. geometrische Halluzinationen, Farbblitze, intensivere Farben, falsche Wahrnehmung von Bewegungen im peripheren Gesichtsfeld, Bilder eines Schweifs hinter sich bewegenden Objekten, positive Nachbilder, Heiligenscheine um Objekte, Makropsie, Mikropsie)
- die Symptome sollen klinisch bedeutsame Leiden oder Beeinträchtigung sozialer oder anderer wichtiger Funktionen verursachen

Als Störungsbilder, die über eine Intoxikation hinausgehen, können diagnostiziert werden:

Halluzinogenintoxikationsdelir: Die Diagnose erfolgt wie bei anderen Substanzen durch den Nachweis der Exposition gegenüber Halluzinogenen sowie den Kriterien: Bewußtseinsstörung, Veränderung der kognitiven Funktionen und Wahrnehmungsstörungen, bei Ausschluß anderer Ursachen. Das Delir entwickelt sich zumeist in einer kurzen Zeitspanne und ist durch ein fluktuierendes Bild gekennzeichnet.

Halluzinogeninduzierte psychotische Störung: Die Diagnose durch den Nachweis der Exposition gegenüber Halluzinogenen sowie den Kriterien: Halluzinationen und Wahnphänomene, bei Ausschluß anderer Ursachen.

Halluzinogeninduzierte affektive Störung: Die Diagnose erfolgt durch den Nachweis der Exposition gegenüber Halluzinogenen, sowie dem Kriterium: Stimmungsveränderung bei Ausschluß anderer Ursachen.

Halluzinogeninduzierte Angststörung: Die Diagnose erfolgt durch den Nachweis der Exposition gegenüber Halluzinogenen, sowie dem Kriterium: ausgeprägte Angst, Panikattacken, Zwangsgedanken oder Zwangshandlungen, bei Ausschluß anderer Ursachen.

Besonderheiten einzelner Halluzinogene

- **LSD:** Bei akuter Einnahme erscheint als schwierigstes Problem der sog. „Horrortrip", eine Art Panikattacke unter Einfluß von LSD. Überdosierungen sind bisher noch nicht beschrieben worden.

Als Nachweis für den Konsum von LSD wird der Handflächentest beschrieben: Der Untersucher hält dem zu Untersuchenden im Abstand von ca. einem halben Meter die Handinnenfläche entgegen mit der Bitte die Farben zu beschreiben. LSD-Konsumenten werden eher positiv auf diese Aufforderung reagieren und Farben und Bilder beschreiben, Konsumenten von PCP (s. u.) werden dagegen eher aggressiv reagieren (Abraham und Aldridge 1993).

- **MDMA:** Inzwischen wurde eine Reihe von negativen Folgen berichtet, insbesondere Nebenwirkungen ähnlich der von Amphetaminen, einschließlich Tachykardie, Mundtrockenheit, Appetitverlust, Übelkeit bis Erbrechen, verkrampfte Kiefermuskulatur (Trismus), Zähneknirschen (Bruxismus), Kopfschmerzen, Übelkeit, Schwitzen, Schlaflosigkeit, verminderte Urteilsfähigkeit, Panikattacken, Ängste, Verlust der Koordination, aber auch kurzzeitige paranoide Eigenbeziehungen und akustische Halluzinationen. Todesfälle wurden berichtet durch Hyperpyrexie, disseminierte Koagolopathie, Rhabdomyolosis und schließlich akutes Nierenversagen. Zeichen der Überdosierung:

Als Nachwirkungen bzw. Absetzeffekte zeigen sich Erschöpfung, Müdigkeit, Motivationslosigkeit, Mangel an Konzentration, Schlafstörungen und Depression. Neurotoxität: Axonale Veränderungen in serotonergen Neuronen wurden auf Grund von Tierversuchen (einschließlich Primaten) berichtet. Diese Untersuchungsergebnisse sind jedoch von anderen Autoren auch aus methodischen Gründen kritisiert worden.

Da die Substanz lange Zeit von Psychotherapeuten in nicht unerheblichem Ausmaße eingesetzt wurde, gab es gerade in den USA starken Widerspruch von einigen Psychotherapeuten zum Verbot dieser Substanz. Die Psychotherapeuten waren zumeist vom Fehlen von Toxizität und Folgeschäden überzeugt. Während die empirischen Daten sicher noch unzureichend sind, so lassen die bisherigen Befunde doch erkennen, daß es Hinweise auf eine mögliche Neurotoxizität dieser Substanz gibt. Außerdem scheint sie Psychosen, Depressionen und Panikattacken auslösen zu können.

Behandlung bei akuter Intoxikation:
1. Bei agitierten Patienten mit einem Halluzinogenrausch ist neben dem „talk down", die Behandlung mit einem Benzodiazepin, z. B. Lorazepam, das Mittel der Wahl. Neuroleptika sollten allenfalls als Mittel der dritten Wahl angesehen werden. Die akute Symptomatik des Horrortrips entspricht im wesentlichen einer Panikattacke.
2. Bei Auftreten von epileptischen Anfällen Behandlung z. B. mit Diazepam (Valium®).
3. Somatische und neurologische Untersuchung.

9.2 PCP

9.2.1 Definition

Die Gruppe der dissoziativen Anästhetika, im wesentlichen PCP und in zweiter Linie Ketamin, wird von manchen Autoren den Halluzinogenen zugerechnet, so auch im ICD 10. Im DSM IV bildet sie eine eigene Gruppe. Die eigenständige Betrachtung ist insofern gerechtfertigt, als sich diese Gruppe sowohl pharmakologisch als auch in den induzierten psychischen Effekten und in den Verhaltensänderungen von den Indolalkylaminen und Phenylalkylaminen unterscheidet. Es gibt zur Zeit zwei wesentliche Substanzen, PCP [Phencyclidin; 1-(1-Phenylcyclohexyl)-piperidin] und Ketamin, ein Cyclohexylaminderivat. Für Ketamin gilt im wesentlichen ähnliches wie für PCP. Ketamin wird jedoch nur vereinzelt, am ehesten von medizinischem Personal mißbraucht. Im folgenden wird daher vor allem von PCP die Rede sein.

9.2.2 Historische Anmerkungen

PCP wurde 1956 von der Firma Parke, Davis & Company entwickelt. Untersuchungen an Affen zeigten eine gute analgetische, sowie amnestische und anästhetische Wirkung. Es produzierte kaum relaxierende oder sedierende Wirkung, die Affen erschienen von der Schmerzwirkung „dissoziiert". Nach ersten Untersuchungen im Humanbereich konnte gezeigt werden, daß die Substanz Analgesie produziert, ohne die Zirkulation oder die Atmung zu beeinflussen. Es zeigte sich jedoch, daß die Substanz als Nebenwirkung zu psychotoiden Zuständen führt. Patienten zeigten Denkstörungen, Mißtrauen bis paranoides Verhalten, eine veränderte Wahrnehmung des Körpers mit Unruhe und gesteigerter Erregbarkeit bis hin zu Erregungszuständen (Krystal et al. 1994).

Weitere Untersuchungen von Luby (1962) und anderen zeigten, daß PCP einen Zustand erzeugte, der weitaus mehr einer Psychose glich als der durch LSD induzierte Zustand, da sowohl produktive als auch sogenannte Minus-Symptome auftreten.

In der Folge wurde PCP als Tieranästhetikum zugelassen, jedoch nicht für den Humanbereich. Eine pharmakologisch ähnliche Substanz, Ketamin (Ketanest), welche weniger psychotogene, sondern mehr sedierende Eigenschaften aufwies, wurde als Anästhetikum zugelassen und findet bis heute auf Grund seiner geringen Belastung der Vitalparameter, also Blutdruck, Puls und Atmung bei guten anästhetischen Eigenschaften Verwendung.

PCP tauchte vor allem in den 70er und Anfang der 80er Jahre als Genußdroge unter vielfältigen Namen auf: Angel Dust, Shermans, Hog, PeaCe Pill u. a. Die Substanz kann relativ leicht und billig aus legal erhältlichen Substanzen synthetisiert werden.

9.2.3 Epidemiologie

Die Droge fand in Deutschland nie eine den USA entsprechende Verbreitung. Sie scheint auf dem deutschen Markt bisher weitgehend zu fehlen. In den USA war die Verbreitung deutlich durch lokale Unterschiede gekennzeichnet, wobei dort zeitweise bis zu 14% der 18- bis 25jährigen berichteten, diese Droge konsumiert zu haben. Die Substanz wird häufig mit anderen Drogen kombiniert. Der Konsum ist meist sporadisch (z. B. ein Mal pro Woche) (Gorelick und Balster 1995).

9.2.4 Pharmakologie

PCP wird zumeist geraucht, also inhaliert oder als Substanz geschluckt. Sie kann jedoch auch geschnupft und i. v. appliziert werden. Inhaliert oder injiziert setzt eine starke Wirkung innerhalb weniger Minuten ein, oral eingenommen innerhalb von 20 bis 40 Minuten. Die Haupteffekte treten ca. 10 Minuten nach Injektion, 5 bis 30 Minuten nach Inhalation und ca. 90 Minuten nach oraler Einnahme auf. Der PCP-Rausch hält normalerweise 4 bis 8 Stunden an, kann jedoch bis zu 48 Stunden dauern. PCP wird in der Leber metabolisiert und durch die Nieren ausgeschieden. Die ausgesprochen lipophile Substanz wird in den Darm sezerniert und dort resorbiert. Diese Rezirkulation führt möglicherweise zu den beschriebenen verzögerten Wirkungen (Busto et al. 1989).

Es konnte nachgewiesen werden, daß PCP und auch Ketamin im NMDA-Kanal bindet und ihn damit für den Kalziumeinstrom blockiert. PCP und Ketamin sind non-kompetitive NMDA-Antagonisten. Ihre Wirkung wird aber wohl nicht nur durch die NMDA-Wirkung erklärt, sondern über den Einfluß auf multiple Rezeptorensysteme. Bekannt ist eine möglicherweise indirekte agonistische Wirkung auf das dopaminerge System, was gut mit der stimulierenden Kraft dieser Substanz in Zusammenhang gebracht werden kann (Johnson und Jones 1990). Ähnlichkeiten mit Alkohol, Barbituraten und Benzodiazepinen bestehen insofern, als diese Substanz auch sedierende, muskelrelaxierende und anästhetische Auswirkungen zeigt (Balster 1987). Die Wirkung von PCP ist dosisabhängig. 1–5 mg führen zu Koordinationsstörungen, Euphorie, vermehrter Emotionalität, sowie mildem Anstieg der Herzfrequenz, Schwitzen und Tränenfluß. Die Wirkdauer beträgt ca. 4–6 Stunden. 10 mg führen zum Zustand der Trunkenheit, Gefühllosigkeit in den Extremitäten und illusionären Verkennungen. Oberhalb von 10 mg kann es zu toxischen Effekten mit psychotischen Zeichen, Katatonie, Mutismus, Stupor und Koma kommen. Der Intoxikationszustand kann bis zu 72 Stunden anhalten und in eine Psychose übergehen. Oberhalb von 25 mg kommt es zum Koma und epileptischen Anfällen mit Schwitzen, Fieber, Bluthochdruckkrisen, Muskelrigidität bis zu Tod durch Atemdepression und Lungenödem. Beschrieben wurden auch Rhabdomyolysen.

Toleranzentwicklung für die Verhaltenseffekte wurde in verschiedenen Studien nachgewiesen. Allerdings scheint dies in niedrigerem Ausmaße der Fall zu sein als bei anderen Suchtsubstanzen, z. B. Opioiden. Eine möglicherweise für die Schmerztherapie interessante Beobachtung ist, daß NMDA Antagonisten wie PCP, Ketamin und andere Stoffe, z. B. Dextromethorphan, die Toleranzentwicklung von Opioiden bzw. die Sensitivierung bei Stimulantien verhindern sollen. Anders als die Halluzinogene wird die Substanz im Tiermodell selbstverabreicht, was ein guter Hinweis auf ihr Abhängigkeitspotential ist.

Entzugserscheinungen sind bisher im wesentlichen nicht beschrieben worden. Manche Autoren glauben jedoch sowohl eine Entzugssymptomatik in Form von Depressionen, Angst, Verwirrtheit, wie auch ausgeprägtem Craving für die Zeit von einem Tag bis drei Monate nach Absetzen von PCP bei chronischen Konsumenten gefunden zu haben.

Pharmakologisch sind die Substanzen PCP und Ketamin für Psychiater von besonderem Interesse, da sie wohl „Modellpsychosen" auslösen, die schizophrenen Psychosen phänomenologisch wohl am ehesten gleichen (Schütz und Soyka 1997).

9.2.5 Folgeschäden

Das DSM IV listet als spezifische Folgen, neben Mißbrauch und Abhängigkeit, Intoxikation, Delir, sowie PCP induzierte psychotische Störungen, affektive Störungen und Angststörungen auf.

Eine Entzugssymptomatik tritt bei Tieren nicht auf und wurde im Humanbereich nur von einer Gruppe beschrieben. Die Substanz wird jedoch wie oben beschrieben in Tierversuchen selbstverabreicht und ist mit einer hohen Rückfallrate bei chronischen Konsumenten von PCP verbunden.

Im DSM IV werden spezifische Kriterien für die Diagnose der Halluzinogenintoxikation gestellt:
Konsum von PCP, enger Zusammenhang mit folgenden Symptomen und Ausschluß anderer Ursachen:
- Verhaltens- und psychische Veränderungen wie: unangepaßte Verhaltensänderungen (z. B. Streit- und Angriffslust, Impulsivität, Unberechenbarkeit, psychomotorische Agitiertheit, beeinträchtigtes Urteilsvermögen, beeinträchtigte soziale und berufliche Fähigkeiten).
- Zwei oder mehr der folgenden Symptome: Hypertonie oder Tachykardie, Taubheitsgefühl oder verminderte Schmerzreaktion, Ataxie, Dysarthrie, Muskelsteifheit, Krampfanfälle oder Koma, Hyperakusis.

Als Störungsbilder, die über eine Intoxikation hinausgehen, können diagnostiziert werden:
PCP-Intoxikationsdelir: Die Diagnose erfolgt wie bei anderen Substanzen durch den Nachweis der Exposition gegenüber PCP sowie den Kriterien Bewußtseinsstörung, Veränderung der kognitiven Funktionen und Wahrnehmungsstörungen, bei Ausschluß anderer Ursachen. Das Delir entwickelt sich zumeist in einer kurzen Zeitspanne und ist durch ein fluktuierendes Bild gekennzeichnet.

Halluzinogen-induzierte psychotische Störung: Die Diagnose erfolgt durch den Nachweis der Exposition gegenüber Halluzinogenen sowie den Kriterien Halluzinationen und Wahnphänomene, bei Ausschluß anderer Ursachen.

PCP-induzierte affektive Störung: Die Diagnose erfolgt durch den Nachweis der Exposition gegenüber PCP, sowie dem Kriterium Stimmungsveränderung, bei Ausschluß anderer Ursachen.

PCP-induzierte Angststörung: Die Diagnose erfolgt durch den Nachweis der Exposition gegenüber PCP, sowie den Kriterien ausgeprägte Angst, Panikattacken, Zwangsgedanken oder Zwangshandlungen, bei Ausschluß anderer Ursachen.

Neben den oben beschriebenen kardiovaskulären und neurologischen Folgen wie Krampfanfälle, Katalepsie, Rhabdomyolysen und Hyperthermie findet man auch Hypothermie, Dystonien, Dyskinesien und eine deutlich erhöhte Verletzungsgefahr. In vitro Versuche haben als Langzeitfolge von PCP-Exposition Vakuolisation, Minderung der Mikrotubulifunktion und Unterdrückung des Axonwachstums und Zelltod gefunden. Während die dazu notwendigen Konzentrationen von PCP bei Konsumenten nicht erreicht werden, so geschieht dies allerdings bei Föten von Müttern, die diese Substanz mißbrauchen. Es gibt Hinweise auf ein spezifisches fetales PCP-Syndrom. Bei dem zumeist bestehenden polytoxikomanen Konsum sind die empirischen Belege dafür jedoch noch unzureichend (Mattson et al. 1992).

Therapie der Intoxikation:
Überdosierungen sind selten, können aber durch epileptische Anfälle und Hyperthermie charakterisiert sein.
- Durchführung der lebensrettenden Maßnahmen: Überprüfung der Vitalzeichen (ABCD-Behandlung)
- Behandlung der epileptischen Anfälle mit Antikonvulsiva (Diazepam als Rektiole oder i. v. 5–20 mg)
- Durchführung fiebersenkender Maßnahmen (feuchte Tücher, Eisbeutel etc.)
- Durchführung der körperlichen und neurologischen Untersuchung
- Patient sollte in ruhige und reizarme Umgebung gebracht werden.
- Talk down: Erarbeitung eines soliden Kontaktes zum Patient, wiederholte, beruhigende Aussprache: z. B. „Sie befinden sich im KKH". Die Anwesenheit eines Familienmitgliedes oder Freundes kann hilfreich sein.
- Gabe von Aktivkohle zur Unterbindung der Rezirkulation
- Gabe zusätzlicher Medikamente vermeiden
- Nur wenn unumgänglich: Sedierung durch Benzodiazepine (Lorazepam bis zu 1 bis 4 mg alle 4 h oder Valium bis zu 5 bis 20 mg alle 4 h)
- Einige Autoren empfehlen Haloperidol oder sonstige Neuroleptika, andere Autoren lehnen diese Behandlung ab. In den meisten Fällen ist die Gabe von Neuroleptika nicht notwendig.

Die Behandlung chronischer PCP-Konsumenten erfolgte in den USA vornehmlich in ambulanten Gruppentherapien und stationären Langzeittherapien. Die Erfolge waren insgesamt eher begrenzt (Gorelick und Wilkins 1989, Gorelick et al. 1989).

Medikamentöse Therapieversuche mit Desipramin, 150 mg täglich (Giannini et al. 1986) und Buspiron 10 mg (Giannini et al. 1993) führten zu Besserung der psychischen Begleitsymptomatik (vor allem der Depression), hatten aber keinen Effekt auf den PCP-Konsum.

9.3 Anticholinergika

Es gibt eine Vielzahl von anticholinergen Substanzen, die halluzinogen bzw. delirogen wirken. Man kann unterscheiden zwischen natürlich vorkommenden Substanzen und synthetischen Anticholinergika.

Belladonna (Atropin)
Mandrake (Atropin, Skopolamin und Hyoscyamine)
Henban (Skopolamin und Hyoscyamine)
Datura (Atropin, Skopolamin und Hyoscyamine)
Atropin = dl-Hyoscyamine
Skopolamin = d-Hyoscyamine
Hyoscyamine = l-Hyoscyamine

Anticholinergika:
Biperiden, Artrane, Cogentin

Anticholinergika werden eher selten mißbräuchlich eingenommen (s. Abschnitt 11.2), können aber zu Verwirrtheitssyndromen und Halluzinationen führen.

10 Inhalantien
Ch. Schütz, M. Soyka

10.1 Definition

Bei den Inhalantien handelt es sich um eine heterogene Gruppe von synthetisch produzierten psychoaktiven Substanzen, die als Genußdroge selbstverabreicht werden. Die Substanzen sind zumeist legal leicht erhältlich, billig und führen zu deutlicher Euphorie und anderen selbstverstärkenden Wirkungen. Andere Bezeichnungen für Inhalantien sind flüchtige Substanzen, (organische) Lösungsmittel, Schnüffelstoffe (z. B. Kleber, Verdünner). Leo Hollister (1968) hat Inhalantien definiert als Gruppe flüchtiger Substanzen, die benutzt werden, um den psychischen Zustand zu verändern und die, wenn überhaupt, dann selten anders als durch Inhalation eingenommen werden.

Diese Definition verdeutlicht das Problem, diese Substanzgruppe zu umreißen. Bei anderen ist es entweder die Substanz selbst oder ihre Wirkung, die die Gruppe definiert. Die Definition über die Applikationsart hat den Nachteil, daß auch andere Suchtmittel über die Lunge zugeführt werden, also inhaliert werden, ohne daß sie zu den Inhalantien gerechnet werden.

Die Gesamtgruppe der Inhalantien läßt sich einteilen in vier Hauptgruppen, wobei die beiden ersten Gruppen als Inhalantien im engeren Sinne betrachtet werden. Die beiden weiteren Gruppen werden von einigen, nicht jedoch allen Autoren zu den Inhalantien gezählt.

Die vier Gruppen umfassen:
1. Lösungsmittel (flüchtige Kohlenwasserstoffe, Methan, Toluol, Xylol, Trichlorethan, Trichlorethylen, Methylen, Methylchlorid, Benzin und andere).
Vorkommen: Kleber, Farben, Reinigungsflüssigkeit, Lacke, Verdünner, Nagellackentferner, Benzin, Ofenreiniger, Korrekturflüssigkeit, Schuhcreme und andere.
2. Ärosole (Chlorohydrocarbon, Distickstoffmonoxid, Butan, Propan)
Vorkommen: z. B. Ärosole, Treibgas, Lachgas
3. Flüchtige Vasodilatatoren (Amylnitrit und Butylnitrit)
Vorkommen: z. B. „Poppers", „Snappers", Raumsprays
4. Inhalationsnarkotika (Äther, Halothan, Enfluran)
Vorkommen: z. B. Anästhethika

Die z. T. sehr unterschiedlichen Substanzgruppen werden zusammengefaßt unter dem Oberbegriff Inhalantien, weil sie in gleicher Art und Weise appliziert werden. Es handelt sich zumeist um einfache Kohlenhydrate, bzw. substituierte Kohlenhydrate. Insgesamt ist es jedoch eine Gruppe von Substanzen mit unterschiedlichen pharmakologischen Profilen. In den vier Untergruppen lassen sich auch Unterschiede in der Population der Konsumenten nachweisen. Dies gilt weniger für die Substanzen aus den ersten beiden Gruppen, aber für die Konsumenten von Substanzen aus der dritten und vierten Gruppe. Auf die Charakterisierung der Konsumpopulation wird später eingegangen.

Die praktische Anwendung erfolgt, indem die Substanzen direkt aus dem Behälter „geschnüffelt" werden, bzw. dadurch, daß sie in einen Beutel appliziert und dieser Beutel dann über Mund und Nase gehalten wird, um die Substanz einzuatmen. So werden z. B. Kleber in einen Plastikbeutel gedrückt und dieser dann über Mund und Nase gehalten und tief inhaliert (Glowa 1986). Eine andere Applikation besteht darin, daß Lappen mit einer Substanz getränkt und diese dann vor Mund und Nase gehalten werden. Zur Karnevalszeit ist in Brasilien das sog. „lanca-perfume" beliebt. Äther, Chloroform und Parfüm werden auf ein Taschentuch geschüttet, dieses wird vor Mund und Nase gehalten und die Substanzen werden dann tief inhaliert. (Carlini-Cotrim und Carlini 1988). Eine weitere Möglichkeit ist das direkte Sprühen der Substanz in Mund und Nase, wie es vor allem mit Ärosolen praktiziert wird. Nur selten wird eine weitere Methode angewendet, das Erhitzen von Substanzen, um dann die Dämpfe einzuatmen.

10.2 Historisches

Es gibt Autoren, die die Geschichte des Konsums von Inhalantien in der griechischen Antike beginnen lassen. Das Einatmen der Dämpfe bei den Priesterinnen in Delphi wird als ein früher Hinweis auf Inhalantiengebrauch gewertet.

Naheliegender ist es wohl, die Geschichte des Inhalantienmißbrauchs mit der Geschichte der Produktion flüchtiger organischer Substanzen beginnen zu lassen. Dann sollten die ersten Berichte von Inhalantienmißbrauch in der Folge der industriellen Entwicklung des 19. Jh. zu finden sein.

Erstmals in den 40er Jahren des letzten Jahrhunderts gab es sogenannte „Ätherparties" und „Lachgasdemonstrationen", in denen der berauschende Effekt dieser Substanzen z. T. öffentlich demonstriert wurde, z. T. auch in privaten Veranstaltungen zur „Unterhaltung" eingesetzt wurde (Glowa 1986).

Im Jahre 1849 starb Dr. Horace Wells, der als erster Distickstoffmonoxid (Lachgas oder N_2O) und Chloroform systematisch als zahnmedizinisches und chirurgisches Anästhetikum eingesetzt hatte, an den Folgen seines fünfjährigen Chloroformmißbrauches.

1885 wird erstmals von Browning in einer medizinischen Zeitschrift der Mißbrauch von Chloroform bei einer jungen Patientin beschrieben. 1890 berichtet Kerr von Äthermißbrauch in Irland und Großbritannien. Die ersten Berichte über Äthermißbrauch in Deutschland stammen von Joel im Jahre 1928.

Ende der 50er Jahre wurde in den USA erstmals über Benzinschnüffeln bei Teenagern, die auf dem Lande lebten, in Zeitungen berichtet. Anfang der 60er Jahre folgten die ersten Berichte über den Kleber-Mißbrauch von Jugendlichen in Kalifornien (Ackerly und Gibson 1964). In der Folge wurde weltweit über Mißbrauch von Inhalantien vor allem durch Kinder und Jugendliche berichtet.

10.3 Epidemiologie

Epidemiologische Daten zum Drogenkonsum in Deutschland liegen nur in eingeschränktem Maße vor. Die Situation bezüglich Inhalantien ist insgesamt eher noch schlechter im Vergleich zu anderen Substanzen. Epidemiologisch zeigen sich massive Unterschiede zwischen den zuvor erwähnten 4 Untergruppen von Substanzen (Flüchtige Lösungsmittel, Ärosole, flüchtige Vasodilatatoren und Inhalationsnarkotika). Bei epidemiologischen Daten zu Inhalantien handelt es sich vor allem um Daten zu volatilen Lösungsmitteln und Ärosolen.

In Studien in den USA und anderen Ländern, vor allem Japan, Großbritannien, Australien, Brasilien und Mexiko zeigen sich jedoch Trends, die sich generalisieren lassen (Kozel et al. 1995). Ungewöhnlich für Suchtmittelgebrauch ist der frühe Höhepunkt des Gebrauchs im Alter von ca. 12 bis 13 Jahren. Die Geschlechterverteilung ist ähnlich wie bei anderen Suchtmitteln. Die Prävalenz für Inhalantienmißbrauch bei der männlichen Bevölkerung liegt deutlich über der der weiblichen. Es zeigte sich vor allem in amerikanischen Studien ein weitgehendes Fehlen sozioökonomischer Faktoren auf die Initiation von Inhalantiengebrauch. Das heißt, das Ausprobieren von Inhalantien ist unabhängig davon, ob es sich um Kinder und Adoleszente aus minderbemittelten Schichten, in den USA z. B. den sozioökonomisch depravierten Innenstädten, oder um Kinder und Adoleszente aus mehr oder weniger begüterten Elternhäusern handelt. Interessant ist in diesem Zusammenhang, daß in den USA der Konsum in der hispanischen und weißen Bevölkerung deutlich höher ist als in der schwarzen Bevölkerung. Ursache mögen Peergroup Faktoren, religiöse und auch andere kulturelle Faktoren sein (Smart 1986).

Der Konsum von Inhalantien ist im allgemeinen transient, d. h. der Konsum dauert zumeist nur kurze Zeit an. Dies ist ein Faktor, der das epidemiologische Erfassen von Inhalantienkonsum erschwert. Weitere Faktoren sind das Auftreten von lokal begrenzten Inhalantienepidemien. Diese im Gegensatz zu den bekannten Drogen relativ kurzfristig auftretenden und lokal begrenzten Epidemien erklären sich z. T. wohl aus dem transienten Einnahmemodus und der damit fehlenden Tradierung des Konsums, zum andern aus der Tatsache, daß es sich noch um Kinder bzw. junge Adoleszente handelt. Gerade dieser spezifische „Epidemiecharakter" führt zu relativ unterschiedlichen Inzidenz- und Prävalenzdaten bei unterschiedlichen Untersuchungen (Sharp et al. 1992).

Die Gruppe der Konsumenten, die von diesem experimentellen Konsum bzw. „Probierkonsum" übergeht zu einem regelmäßigen Langzeitkonsum ist klein. Die Gruppe der Langzeitkonsumenten unterscheidet sich deutlich von der Gruppe derjenigen, die Inhalantien nur probiert haben. Es handelt sich vor allem um Jugendliche und junge Erwachsene aus depravierten Verhältnissen, zumeist also um junge Menschen aus einem sehr minderbemittelten sozialen Umfeld. Z. T. spielt hier wohl auch der einfache Zugang zu der Droge eine Rolle. Vermehrter Konsum wird auch berichtet aus abgelegenen, isolierten Siedlungen, z. B. Eskimosiedlungen in Kanada (Crider und Rouse 1985). Eine andere Form der Depravation mag auch eine Rolle spielen. So handelt es sich bei städtischen Langzeitkonsumenten nicht selten um Menschen mit stark eingeschränkten sozialen Kompetenzen, z. B. durch Minderbegabung. Eine Gruppe von Kindern, die relativ häufig Inhalantien konsumieren, sind die sog. „street kids" z. B. in Südamerika (Arif et al. 1988). Eine weitere Gruppe der Konsumenten sind Polytoxikomane, die auch Inhalantien konsumieren, z. T. im Ermangeln anderer attraktiverer Substanzen.

Die soziodemographische Charakterisierung der Untergruppe der Konsumenten flüchtiger Vasodilatatoren (aliphati-

Tab. 10.1: Konsum und Abhängigkeit von Suchtmitteln. Gewichtete Prozentzahlen aus der National Comorbidity Survey (1992), einer für die USA repräsentativen Studie an 8098 Personen im Alter von 15 bis 54 Jahren (adaptiert von Anthony et al. 1994).

Suchtmittel	Mindestens einmal konsumiert	Abhängigkeitsentwicklung bei denjenigen, die das Mittel probiert haben
Tabak	75,6%	31,9%
Alkohol	91,5%	15,4%
Cannabis	46,3%	9,1%
Kokain	16,2%	16,2%
Heroin	1,5%	23,1%
Halluzinogene	10,6%	4,9%
Inhalantien	6,8%	3,7%

sche Nitrite) unterscheidet sich von der oben beschriebenen Gruppe. Die Substanz wird vor allem von älteren Jugendlichen und jungen Erwachsenen verwendet. Im Zentrum der erwarteten Wirkung steht eine verstärkte sexuelle Stimulation. Die Substanz war in der homosexuellen Szene vor allem in den USA weit verbreitet (Israelstam et al. 1978), bis sie Mitte der 80er Jahre mit HIV-Infektion und AIDS in Zusammenhang gebracht wurde. Es hatte sich statistisch ein Zusammenhang zwischen dem Konsum von Amylnitrit und Butylnitrit und der HIV-Serokonversion gezeigt. Die Variable, die den Zusammenhang zwischen den flüchtigen Vasodilatatoren und der Serokonversion herstellt, war, wie man inzwischen weiß, die Homosexualität. Trotzdem wird bis heute diskutiert, ob die vasodilatorische Wirkung dieser Substanz nicht doch die Infektionsgefahr erhöht (Seage et al. 1992).

Auch die vierte oben erwähnte Substanzgruppe, die Gruppe der Inhalationsnarkotika zeigt bezüglich des Konsumentenprofils deutliche Unterschiede. Es handelt sich hier um die Substanzgruppe mit der wohl niedrigsten Prävalenz. Konsumenten sind vor allem Personen mit Zugang zu Anästhetika, also vor allem medizinisches Personal.

In der 1992 in den USA durchgeführten National Comorbidity Study, einer für die amerikanische Population im Alter zwischen 18 und 54 Jahren statistisch repräsentativen Befragung, gaben 6,8% der Befragten an, in ihrem Leben schon mindestens einmal Inhalantien konsumiert zu haben (siehe auch Kap. 2). Von denjenigen die Inhalantien probiert hatten, entwickelte sich bei nur 3,7% eine Abhängigkeit. Dies ist im Vergleich zu anderen Suchtmitteln eine relativ niedrige Zahl (Vergleich siehe Tab. 10.1).

10.4 Pharmakologie

Pharmakologische Untersuchungen im Bereich der Inhalantienforschung sind insofern problematisch, als eine Unzahl von verschiedenen Substanzen inhaliert wird. Die Forschung hat sich bisher auf Toluen, Trichlorethane und Butan konzentriert, da sie in vielen mißbrauchten Inhalantien nachzuweisen sind und ihre psychoaktive Wirkung bekannt ist.

Pharmakokinetisch ist von Bedeutung, daß Inhalation, also eine Aufnahme von Substanzen über die extensiven Lungenkapillaren, bzgl. der Aufnahmegeschwindigkeit der i. v. Gabe entspricht (der first-pass effect wird sogar im Gegensatz zur Aufnahme über die Venen bei Aufnahme in den Kapillaren umgangen). Der Blutkonzentrationsgipfel wird rasch erreicht, was natürlich auch zu einem raschen Abfall der Blutspiegel führt. Die Substanzen sind meist lipophil, d. h. gut fettlöslich und werden deshalb auch rasch zentral aufgenommen (Dinwiddie 1994).

In Tierversuchen wurde gezeigt, daß die Stimuluseffekte von Toluen und Trichlorethan auf Alkohol und Barbiturate generalisieren. Dies bedeutet, daß die subjektiven Effekte von Toluen, Trichlorethan und anderen Inhalantien und die subjektiven Effekte von Alkohol und Barbituraten ähnlich sind (Evans und Balster 1991).

In Versuchen mit Affen wurde nachgewiesen, daß Toluen, Chloroform, Äther und Distickstoffmonoxid selbstverabreicht werden. In diesem wohl sichersten Test zur Erfassung des Mißbrauchspotentials zeigen diese Substanzen ein deutliches Suchtpotential. In einem Versuch bei Mäusen wurde Toleranzentwicklung bei Trichlorethylen nachgewiesen. Insgesamt muß man aber davon ausgehen, daß empirische Beweise für das Vorliegen von Toleranzentwicklungen noch weitgehend fehlen (Evans und Balster 1993). Ähnlich ist die Situation bezüglich Entzugserscheinungen.

In vereinzelten Untersuchungen wurde versucht, anxiolytische und antidepressive Effekte von Inhalantien nachzuweisen. Das weitgehende Fehlen von Tierversuchen ist wohl auf drei Punkte zurückzuführen:

1. Pharmakologisch handelt es sich bei den vielen Substanzen, die inhaliert werden, um eine ganze Reihe von z. T. schlecht definierten Substanzen.

Tab. 10.2: Rauscherfahrungen bei Toluen- und Butankonsumenten (aus Evans und Raistrick 1987).

Symptom		Toluen (n = 31)	Butan (n = 12)
Sprache	langsamer	58%	50%
	schneller	23%	8%
Denken	langsamer	48%	17%
	schneller	13%	33%
Stimmung	gehoben	97%	100%
	bedrückt	29%	17%
	ängstlich	65%	42%
Illusionäre Verkennung		74%	50%
Halluzinationen	taktil	42%	8%
	akustisch	87%	75%
	visuell	97%	83%
Zeit	langsamer	23%	67%
	schneller	55%	0%
Körperschema		71%	58%
Wahnideen		55%	33%
Wahn, fliegen zu können		16%	25%

2. Applikation flüchtiger Substanzen ist schwieriger als Applikation von Lösungen.
3. Es besteht nur ein eingeschränktes öffentliches Interesse an Forschungen in diesem Bereich.

Bisher wurde in wenigen klinischen experimentellen Studien zu Distickstoffmonoxid (Lachgas) der Stimuluseffekt und der Verstärkereffekt untersucht (Dohrn et al. 1993a, 1993b). Weitere Untersuchungen zu dieser und zu anderen Substanzen fehlen. Auch Untersuchungen zu Toleranz und Entzugserscheinungen fehlen weitgehend (Kjellstrand et al. 1990).

In einer klinischen Vergleichsuntersuchung befragten Evans and Raistrick (1987) regelmäßige Konsumenten von Toluen und Butan zu ihren Rauscherfahrungen. Die Ergebnisse sind in Tabelle 10.2 zusammengefaßt.

Zur Frage der Toleranzentwicklung kommen einige Autoren auf Grund klinischer Erfahrungen zum Schluß, daß Toleranzentwicklung evident sei, während andere Autoren ein wenig zurückhaltender sind, da der empirische Nachweis von Toleranzentwicklung fehlt. Die Autoren sind sich jedoch einig, daß Entzugserscheinungen wahrscheinlich existieren, die empirische Datenlage auch hier jedoch noch ausgesprochen schwach ist.

Beschrieben werden folgende Entzugssymptome, die 24 bis 48 Stunden nach Absetzen auftreten und 2 bis 5 Tage andauern können: Schlafstörungen, Irritabilität, Tremor und Unsicherheit, Schweißneigung, flüchtige illusionäre Verkennungen, Übelkeit, Magenkrämpfe, Brustschmerz, faziale Ticks. Es gibt Autoren, die darauf hinweisen, daß katerähnliche Effekte und Einnahme von Inhalantien zur Unterdrückung der Entzugssymptome auch bei chronischem Inhalantiengebrauch nicht auftreten. Probleme der Beurteilung von Entzugssymptomatik ergeben sich einerseits durch den gleichzeitigen Gebrauch anderer Substanzen, so daß es schwierig ist, auftretende Entzugserscheinungen einer bestimmten Substanz zuzuordnen. Andererseits kommt es möglicherweise durch wiederholten Gebrauch zu einer Akkumulation, einem langsamen Abbau und damit zu einem milderen protrahierten Entzug (Evans and Raistrick 1987).

Inhalantienkonsumenten tendieren dazu, durch tiefe Atemzüge rasch für einen Anstieg der Konzentration im Körper zu sorgen. Dies hängt möglicherweise damit zusammen, daß bei der Inhalation – ähnlich wie bei der Äthernarkose – 4 Empfindungsstadien unterschieden werden können, wobei Stadium 1 unangenehm ist und rasch überwunden werden muß, um in das angenehmere Stadium 2 zu gelangen (Steiger 1972).

Die 4 Äther-Stadien:
1. Agitation, unangenehme Körperwahrnehmungen, Übelkeit, teilweise mit Erbrechen.
2. Angenehme Gefühle, teilweise veränderte visuelle und akustische Wahrnehmungen, dann Misinterpretationen, illusionäre Verkennungen, Halluzinationen.
3. Traumstadium, völlige Abtrennung von der Umwelt.
4. Bewußtlosigkeit.

Pharmakologische Wirkmechanismen: Bei Inhalantien, Anästhetika und Alkohol geht man bei ähnlichen Effekten auch von ähnlichen Wirkmechanismen aus. Während vormals die Fluidizations-Theorie die zentrale Rolle als Modell der pharmakologischen Mechanismen gespielt hat, sind in den letzten

Jahren zunehmend die Rezeptorwirkungen in den Vordergrund getreten. Die Fluidizations-Theorie beruht auf der Beobachtung, daß die anästhetische Potenz von Anästhetika sehr eng mit dem lipophilen Charakter der Substanz korreliert. Einlagerungen der Substanz in der Zellmembran sollten zu einer veränderten Fluidizität der Membran führen. Für Alkohole konnte in Tierversuchen gezeigt werden, daß die notwendige Konzentration des Alkohols für den gleichen Intoxikationseffekt mit der Länge des Kohlenwasserstoffs abfällt, was parallel mit einer erhöhten Lipophilie und Hydrophobie verläuft.

In den letzten Jahren jedoch ist die Wirkung dieser Substanzen auf die Rezeptoren zunehmend in den Mittelpunkt des Interesses gestoßen. Hier stehen vor allem die Wirkungen auf GABA-A-Rezeptoren und NMDA-Rezeptoren im Vordergrund. Da es sich aber nicht um klassische Rezeptorenbindungen handelt, bleibt nachzuweisen, wie diese Substanzen indirekt auf diese Rezeptoren einwirken. Der Gruppe um Balster gelang es nachzuweisen, daß Toluen NMDA-antagonistisch wirkt (Cruz et al. 1997).

10.5 Folgeschäden

Die Diagnose Inhalantienintoxikation kann nach DSM IV gestellt werden, wenn folgende Kriterien erfüllt werden und andere Ursachen ausgeschlossen wurden:
- Exposition gegenüber Inhalantien.
- Psychische und Verhaltensstörungen: Streitlust, Tendenz zur Körperverletzung, beeinträchtigte Urteilsfähigkeit, beeinträchtigte soziale und berufliche Funktion.
- Mindestens zwei der folgenden Symptome: Schwindel, Nystagmus, Koordinationsstörung, undeutliche Sprache, unsicherer Gang, Lethargie, schwache Reflexe, psychomotorische Hemmung, Tremor, allgemeine Muskelschwäche, verschwommenes Sehen oder Doppelbilder, Stupor oder Koma, Euphorie.

Bei Störungsbildern, die über eine Intoxikation hinausgehen, können diagnostiziert werden:

Inhalationsintoxikationsdelir:
Die Diagnose erfolgt wie bei anderen Substanzen durch den Nachweis der Exposition gegenüber Inhalantien sowie den Kriterien Bewußtseinsstörung, Veränderung der kognitiven Funktionen und Wahrnehmungsstörungen, bei Ausschluß anderer Ursachen. Das Delir entwickelt sich zumeist in einer kurzen Zeitspanne und ist durch ein fluktuierendes Bild gekennzeichnet.

Persistierende inhalationsinduzierte Demenz:
Die Diagnose erfolgt durch den Nachweis der Exposition gegenüber Inhalantien, sowie den Kriterien Entwicklung multipler kognitiver Defizite einschließlich Gedächtnisbeeinträchtigungen und Aphasie oder Apraxie oder Agnosie oder Störungen der Exekutivfunktionen, bei Ausschluß anderer Ursachen (z. B. Filley et al. 1990).

Inhalationsinduzierte psychotische Störung:
Die Diagnose durch den Nachweis der Exposition gegenüber Inhalantien sowie den Kriterien Halluzinationen und Wahnphänomene, bei Ausschluß anderer Ursachen (z. B. Goldbloom und Chouinard 1985).

Inhalationsinduzierte affektive Störung:
Die Diagnose erfolgt durch den Nachweis der Exposition gegenüber Inhalantien, sowie dem Kriterium Stimmungsveränderung bei Ausschluß anderer Ursachen (z. B. Zur und Yule 1990).

Inhalationsinduzierte Angststörung:
Die Diagnose erfolgt durch den Nachweis der Exposition gegenüber Inhalantien, sowie den Kriterien ausgeprägte Angst, Panikattacken, Zwangsgedanken oder Zwangshandlungen, bei Ausschluß anderer Ursachen (Byrne et al. 1991).

Therapie bei akuter Intoxikation

1. Bei agitierten Patienten mit einem Inhalantienrausch ist neben dem „talk down" die Behandlung mit einem Benzodiazepin, z. B. Lorazepam das Mittel der Wahl. In Ausnahmefällen ist bei sehr agitierten Patienten eine vorübergehende Fixierung notwendig, um Selbstverletzungen zu vermeiden. Man beachte, daß bei Patienten mit regelmäßigem Inhalantienkonsum kognitive Einschränkungen vorhanden sein können, die eine entsprechende Einstellung auf den Patienten notwendig machen.
2. Umfassende somatische Befunderhebung: somatische Folgeschäden sind bei Patienten mit regelmäßigem Inhalantienkonsum nicht selten.

Therapie von Patienten mit chronischem Inhalantienkonsum

1. Die Abstinenz ist das anzustrebende Therapieziel. Spezifische Behandlungsinstitutionen bzw. Behandlungskonzepte sind zumeist nicht vorhanden.
2. Nicht minder wichtig als die Therapie erscheint die Prävention. Zum einen bestehen Möglichkeiten, den Zugang zu bestimmten präferierten Substanzen schwieriger zu gestalten und mißbrauchte Substanzen wie z. B. Toluen durch andere zu ersetzen, wie dies z. T. auch schon geschehen ist (Esmail et al. 1992). Zum anderen ist es wichtig, daß betreuende Erwachsene (Eltern, Lehrer, Ärzte, Erzieher) sich der Problematik bewußt sind und frühzeitig intervenieren.

Bei den relativ wenigen Personen, die Inhalantien zur Droge der Wahl gemacht haben, hat sich eine Therapie als ausgesprochen schwierig erwiesen (Smart 1986). Wenige spezifische Therapieversuche wurden unternommen, z. B. in Philadelphia und Glasgow (Thomasius 1995). Hier erwies es sich als schwierig, die inhalantienabhängigen Personen an ein Therapieprogramm zu binden. Die Personen sind zumeist sozial ausgesprochen depraviert, fast nicht bindungsfähig, nicht selten besteht zusätzlich eine antisoziale Persönlichkeitsstörung (Westermeyer 1987). Das primäre Ziel ist in diesem Fall, die Personen an ein Therapieprogramm zu binden, um eine Strukturierung zu ermöglichen (Sorell 1991).

Der Inhalantienmißbrauch ist zumeist selbstlimitierend, d. h. der Gebrauch wird nach kurzer Zeit aufgegeben, bzw. vom Gebrauch anderer Suchtmittel abgelöst. Hier mag der falsche Eindruck entstehen, daß der Gebrauch bedeutungslos sei. Es ist wenig bekannt, daß schon ein vereinzelter geringer Gebrauch dieser Substanzen ein Hinweis auf ein erhöhtes Risiko für eine Drogenkarriere darstellt. Darin unterscheiden sich die Inhalantien z. B. von Cannabis. Während bei Cannabis der *vereinzelte* Gebrauch kein Indikator für eine beginnende Drogenkarriere ist, ist dies bei Inhalantien der Fall (Schütz et al. 1994, Johnson et al. 1995). Das frühe Auftreten des Konsums und die Assoziation mit späterer Progredienz im Konsum machen den Inhalantienkonsum zu einem frühen Marker und Warnsignal für Personen mit erhöhter Vulnerabilität für späteren Rauschmittelkonsum, einschließlich Heroin.

Es wurden auch eine ganze Reihe somatischer Folgeschäden durch Inhalantienkonsum beschrieben. Das Problem dieser Beschreibungen ist, daß es sich zumeist um Kasuistiken handelt. Der Zusammenhang zwischen dem Konsum von Inhalantien und Folgeschäden kann also allenfalls vermutet werden (Flanagan et al. 1990).

Gut beschrieben sind vor allem akute, kurz andauernde, reversible zentrale Effekte. Bei den zentralen Effekten werden z. T. unspezifische hypoxische und azidotische Schäden vermutet (Zur und Yule 1990).

Zu den akuten somatischen Folgen gehört auch das sog. Sudden Sniffing Death Syndrome (Siegel und Watson 1990). Eine umfassende Studie wurde in England durchgeführt, wobei diese Todesfälle gar nicht so selten auftraten (ca. 80 bis 100 Kinder und Adoleszente pro Jahr in UK). Als mögliche Mechanismen werden diskutiert:
- Tödliche Arrhythmien auf Grund von Sensitivierung des Myokards gegenüber Adrenalin. Dieser Zusammenhang wurde empirisch für Butan nachgewiesen (Shepherd 1989).
- Mechanische Verlegung der Atemwege z. B. durch Tüten, die über den Kopf gestülpt wurden (Gowitt und Hanzlick 1992).
- Durch Aspiration im Rahmen des Erbrechens, welches häufig bei Inhalantiengebrauch auftritt (Al-Alousi 1989).
- Ein weiterer Mechanismus ist die Methämoglobinbildung, welche bei Gebrauch einiger Substanzen auftreten kann (Esmail et al. 1993).
- Bei direktem Einsprühen von Substanzen gibt es die Möglichkeit des Herzstillstandes durch den „Kratschmer Reflex". Es kann durch vagale Aktivierung im Rahmen des Kühleffektes zu einem Herzstillstand kommen (Shepherd 1989, Dinwiddie 1994).

Als **chronische somatische Folgen** werden beschrieben (Meadows und Verghese 1996):
- chronische kardiale Toxizität:
Fälle von Myokarditis und Fibrosis wurden berichtet (z. B. Wiseman und Banim 1987).
- chronische pulmonare Toxizität:
Emphysembildung mit interstitieller Hyperzellularität und Verdünnung und Ruptur von Alveolen bei mehreren untersuchten Todesfällen erklären möglicherweise ein signifikant erhöhtes Residualvolumen bei einer Untersuchung an 37 jungen Inhalantienkonsumenten (Schickler et al. 1984). Mehrfach wurde auch ein Zusammenhang mit dem Goodpasture Syndrom hergestellt (z. B. Beirne 1972).
- chronische renale Toxizität:
Unterschiedliche renale Erkrankungen wurden auf Inhalantienmißbrauch zurückgeführt: distale renale tubuläre Azidose (Carlisle et al. 1991), metabolische Azidose, Fanconi Syndrom, Harnsteine, Glomerulonephritis (z. B. Taher et al. 1974, Fischman und Oster 1979).
- chronische hepatische Toxizität:
Die Hepatotoxizität von Tetrachlorkohlenstoffen und Chloroform ist seit langem bekannt und hat dazu geführt, daß diese Substanzen nicht mehr allgemein verwendet werden (McIntyre und Long 1992). Es liegen aber auch Kasuistiken für reversible hepatorenale Funktionsstörungen z. B. für Toluen vor (Taverner et al. 1988).
- chronische neurologische Toxizität:
Während Schäden nach kürzerer Konsumzeit reversibel zu sein scheinen, kommt es in Folge von chronischem Konsum wohl zu dauerhaften neurologischen Ausfällen. Am häufigsten sind zebelläre Schäden beschrieben (z. B. Fornazzari et al. 1983). So soll es etwa

sechs bis zehn Jahre dauern, bis der chronische Konsum zu manifesten Symptomen im Sinne einer diffusen ZNS Schädigung führt (mit Nachlassen der Leistungen, Schlafstörungen, Depressionen, Gedächtnisstörungen, Tremor, Kopfschmerzen, Schwäche und „Nervosität") (Rosenberg et al. 1988). Diskretere Schäden sollen jedoch schon deutlich früher auftreten (Chadwick et al. 1990, Zur und Yule 1990). Auch periphere Nervenschäden nicht unähnlich der Polyneuropathie werden beschrieben (King et al. 1985).

- chronische Schädigungen des hämatopoetischen Systems (Bogart et al. 1986).
- Es kommt zusätzlich zu vermehrten Traumen, da ähnlich wie bei Alkohol mit zunehmender Intoxikation neben der veränderten Wahrnehmung und reduzierten Konzentration und Auffassung auch ein zunehmender Verlust der Koordination zu beobachten ist.

11 Mißbrauch von Substanzen ohne Abhängigkeit
M. Soyka

11.1 Mißbrauch anaboler Steroide

Klinisch spielt der Mißbrauch von Testosteron und anderen anabol wirkenden androgenen Steroiden eine zunehmend größere Rolle, da diese Substanzen offensichtlich häufig zumindest von einer bestimmten Subgruppe, insbesondere Sportlern und Bodybuildern, eingenommen werden. In Deutschland sind eine ganze Reihe anaboler androgener Steroide im Handel. Testosteron wird bekanntlich in den Leydig-Zwischenzellen des Hodens synthetisiert, wobei diese unter Kontrolle des Hypothalamus und des Gonadotropin-releasing-Hormons stehen, welche die Hypophyse zur Synthese und zur Sekretion des luteinisierenden Hormons (LH) anregen. LH führt zu einer Stimulation der Leydig-Zellen und zur Testosteronproduktion.

Anabole androgene Steroide haben eine Vielzahl von Effekten im Körper, die an dieser Stelle im Detail nicht besprochen werden brauchen. Im wesentlichen führen sie zu einer Zunahme der Muskelkraft und -masse, haben aber eine Vielzahl unerwünschter Nebenwirkungen, vor allem hinsichtlich der Herz-Kreislauf-Funktion, des Endokriniums (Schilddrüsenunterfunktion), des Immunsystems, des Skelett- und Bewegungsapparates sowie der Leber (cholestatischer Ikterus und Hepatitis, Tumoren). Im übrigen führen anabole Steroide bei Männern zu Gynäkomastie, Hodenatrophie, sowie Akne und Rückgang der Kopfbehaarung und bei Frauen zu einer Vermännlichung mit Zunahme der Körperbehaarung, Bartwuchs und anderen Veränderungen, die sich unschwer bei einer Vielzahl von Leistungssportlerinnen feststellen lassen.

Zusätzlich kann es aber auch zu psychischen Veränderungen kommen. In den meisten Fällen werden anabole androgene Steroide eingesetzt, um entsprechende, für erwünscht gehaltene Veränderungen im Körperbereich hervorzurufen (athletischer Habitus). Hierin ist auch das wesentliche Mißbrauchspotential begründet. Darüber hinaus kann es aber auch zu einer körperlichen Abhängigkeit mit Depression, Müdigkeit, Ruhelosigkeit, Schlafstörungen, Appetitminderung und Libidoverlust kommen. Akut können aber auch starke Stimmungsschwankungen, Aggressivität, aber auch Suizidalität und psychotische Symptome induziert werden (Kashkin 1992, Haupt 1993). Kopfschmerzen können im Rahmen des Anabolikaentzuges auftreten.

Bislang liegen kaum therapeutische Erfahrungen im Umgang mit Konsumten anaboler Steroide vor. Wichtig erscheint im Sinne präventiver Maßnahmen vor allem eine Aufklärung entsprechender Risikogruppen. Die Behandlung somatischer Folgeschäden liegt in erster Linie in internistischer Hand, wobei vor allem Endokrinologen, aber auch Gynäkologen gefragt sind. Nicht völlig klar ist die mögliche Bedeutung anaboler Steroide für Gewalttaten, sexuelle Funktionsstörungen und fraglich auch Sexualdelikte. Hier ist noch weiterer Forschungsbedarf vorhanden.

11.2 Andere Substanzen

Zahlreiche Substanzen werden mißbräuchlich eingenommen, ohne daß ein spezielles Abhängigkeitspotential vorliegt. Dazu tragen einerseits die erwartenden Wirkungen bei (zum Beispiel Appetitzügler oder Diuretika bei Patientinnen mit Eßstörungen), andererseits können auch Mißverständnisse über das Wirkungsprofil oder ein allgemeines polytoxikomanes Einnahmeverhalten dazu prädisponieren.

Die wichtigsten mitunter mißbräuchlich eingenommene Substanzen ohne Abhängigkeitspotential im engeren Sinne seien stichwortartig genannt (Übersicht bei Gable 1993, Jaffe 1990, Poser und Poser 1996):

11.2.1 Anticholinergika (Nachtschattengewächse)

Dazu gehören eine Reihe von Substanzen, die klinisch zu typischen anticholinergen Nebenwirkungen wie Mundtrockenheit, Müdigkeit, Mydriasis, Tachykardie, Obstipation, Harnverhaltung und Hyperthermie führen können. Häufig treten auch Delire mit Verwirrtheit, Schlaflosigkeit, optischen und szenischen Halluzinationen und Erregungszuständen auf. Die wichtigsten Einzelsubstanzen sind Atropin und Skopolamin (s. auch Kapitel 9.3).

11.2.2 Glukokortikoide

Dazu gehören Hormone der Nebennierenrinde und Analoga. Das Mißbrauchspotential ist insgesamt nicht sehr groß, Glukokortikoide haben aber psychotrope Effekte und können euphorisierend wirken. Im Vergleich zu den Anabolika sind Mißbrauchsfälle bei Glukokortikoiden aber sehr selten (Keup 1993).

11.2.3 Antihistaminika

Dazu gehören z. B. Diphenhydramin, Doxylamin und Promethazin und zahlreiche Kombinationspräparate wie Antiemetika und Antitussiva sowie Antiallergika. Antihistaminika sind keine Suchtstoffe im engeren Sinne und isolierte Mißbrauchsfälle sind praktisch nicht beobachtet worden. Im Zusammenhang mit Kombinationspräparaten (z. B. Codein) kann es aber zu mißbräuchlicher Einnahme kommen. Wichtige Nebenwirkungen sind dann eine starke Sedierung und zum Teil auch Delire bei Überdosierung.

11.2.4 Tri- und Tetrazyklische Antidepressiva

Auch hier sind nur ganz selten Fälle eines Medikamentenmißbrauchs beobachtet worden (Übersicht in Poser und Poser 1996). Im Einzelfall kann es einmal bei polytoxikomanem Suchtverhalten zur Einnahme entsprechender Substanzen kommen.

11.2.5 Clonidin

Clonidin (Catapresan®) ist ein zentral wirksames Hochdruckmittel, wobei kasuistisch nur wenige Fälle eines Mißbrauchs beschrieben wurden.

11.2.6 Laxanzien

Abführmittel werden dagegen relativ häufig mißbräuchlich eingenommen, wobei nicht etwa psychotrope Effekte, sondern die erhoffte Wirkung (Gewichtsabnahme) dafür ausschlaggebend sind. Zahlreiche der bekannten Laxanzien sind im übrigen rezeptfrei in Apotheken erhältlich. Abgesehen von „falschen Vorstellungen über die Schwankungsbreite der natürlichen Stuhlfrequenz" (Poser und Poser 1996) werden Laxanzien als Abmagerungsmittel gerade von Patienten mit Eßstörungen eingenommen, aber auch von anderen Patienten.

Beim Mißbrauch kann es zu einer Fülle von unerwünschten Arzneiwirkungen kommen. Dazu gehören eine chronische Obstipation, Durchfälle, Bauchschmerzen und Bauchkrämpfe, eine spastische Kolitis, ein toxisches Megakolon, evtl. auch chirurgische Eingriffe, Nephritis, Melanosis coli, Verlust von Wasser und Elektrolyten über den Darm, ein sekundärer Hyperaldosteronismus, Fettstühle und Osteoporose.

11.2.7 Diuretika

Auch diese werden nicht wegen ihrer psychotropen Effekte, sondern wegen der erwünschten Wirkung eingenommen. In erster Linie sind Patientinnen mit Bulimie und Anorexia nervosa betroffen (Garner et al 1985), aber auch Sportler nehmen Diuretika z. B. als Dopingmittel ein (Clasing 1992). Entsprechende Substanzen führen einerseits zu Gewichtsreduktion in gewichtsbezogenen Sportarten, können aber auch Urinkontrollen zum Doping beeinflussen und durch eine Exsikkose bei Bodybuildern zu einer vermeintlich besseren Darstellung des Muskelreliefs und der Körperproportionen führen. Die Schädigungen durch Diuretika, insbesondere die Hypokaliämie, können beträchtlich sein.

Sporadisch werden auch sogenannte Aphrodisiaka, Emetika oder andere Substanzen mißbräuchlich eingenommen, wobei hierfür eher die Psychopathologie des jeweiligen Konsumenten als ein eigentliches Mißbrauchspotential von Bedeutung ist.

Die Therapie bei entsprechenden Störungen richtet sich in der Regel nach der Grunderkrankung (z. B. Bulimie).

11.2.8 Mischanalgetika

Die Zuordnung von Mischanalgetika in dieses Kapitel ist bis zu einem gewissen Grade willkürlich, da diese sehr heterogene Medikamentengruppe verschiedene Substanzen umfaßt, darunter auch solche, die eine klare körperliche Abhängigkeit erzeugen. Generell versteht man unter diesen Kombinationspräparaten Arzneimittel, die sowohl ein peripher wirksames Schmerzmittel wie auch ein oder mehrere zentralwirksame Schmerzmittel enthalten. Entsprechende Kombinationspräparate enthalten entweder Opioide, vor allem Codein oder aber Mutterkornalkaloide und Koffein, während Barbiturate oder tranquilizerhaltige Substanzen in deutschen Mischanalgetika nicht mehr im Handel sind. Manche dieser Kombinationspräparate machen pharmakologisch Sinn (z. B. Kombination von Opioiden und Koffein), wobei aber gerade Kombinationspräparate ein hohes Mißbrauchsrisiko haben. Tabelle 11.1 zeigt eine Reihe umsatzstarker Mischanalgetika auf. Genaue Umsatz- und Verkaufszahlen sind schwierig erhältlich, da einige der genannten Substanzen rezeptfrei gekauft werden können. Die Zusammensetzung einer Reihe von Mischanalgetika hat sich in den letzten Jahren erheblich geändert.

Der Mißbrauch von Mischanalgetika gehört zu den häufigsten Suchtformen überhaupt. Motivisch werden neben der psychotropen Wirkung einzelner Substanzen, vor allem die Vermeidung von

Tab. 11.1: 1994 vielverordnete Codein- oder Dihydrocodeinhaltige Arzneimittel (aus Glaeske 1996).

Arzneimittel	Inhaltsstoff(e)	Indikation	Anzahl der DDD's in Mio.
Gelonida NA	Acetylsalicylsäure, Paracetamol, Codein	Analgetikum	14,4 Mio.
Paracodin/retard	Dihydrocodein	Antitussivum	10,6 Mio.
Codipront	Codein, Phenyltoloxamin	Antitussivum	9,8 Mio.
Bronchicum Codein Tr. N	Codein, Menthol	Antitussivum	9,7 Mio.
Ergo-Lonarid N	Dihydroergotamin Paracetamol, Codein	Migränemittel	7,5 Mio.
Migräne Kranit N	Propyphenazon, Paracetamol, Codein	Migränemittel	5,9 Mio.
Muskel Trancopal c. Codeino	Chlormezanon, Paracetamol, Codein	Muskelrelaxans	5,7 Mio.
Titretta analgica	Propyphenazon, Coffein, Codein	Analgetikum	5,7 Mio.
Dolomo TN	Acetylsalicylsäure, Paracetamol, Codein/ Coffein	Analgetikum	5,2 Mio.
Codicaps	Codein, Chlorphenamin	Antitussivum	4,0 Mio.
Makatussin Tr.	Sonnentaukraut-Fluidextr., Dihydrocodein	Antitussivum	3,7 Mio.
Nedolon P	Paracetamol, Codein	Analgetikum	3,1 Mio.
Talvosilen	Paracetamol, Codein	Analgetikum	2,8 Mio.
Remedacen	Dihydrocodein	Antitussivum	2,8 Mio.
Optipect Kodein forte	Codein	Antitussivum	2,3 Mio.
Tryasol Codein	Codein	Antitussivum	2,3 Mio.

Entzugskopfschmerzen (speziell bei Koffein und Mutterkornalkaloiden) und eine psychische Abhängigkeit, speziell bei opioidhaltigen Mischanalgetika angesehen. Am häufigsten ist bei Mischanalgetika der analgetikainduzierte Kopfschmerz, der eher dumpfen, drückenden Charakter hat.

Wichtig sind die häufigen körperlichen Folgeschäden des langjährigen Mischanalgetika-Konsums, speziell Nierenschäden (sog. Phenacetin-Niere). Zu den neuropsychiatrischen Auffälligkeiten bei Analgetika-Mißbrauch gehören neben dem Dauerkopfschmerz auch eine verstärkte Ermüdbarkeit, Migräneanfälle, Persönlichkeitsveränderungen, seltener dagegen epileptische Anfälle, Entzugspsychosen oder Delirien. Im kardiovaskulären Bereich finden sich Bluthochdruck, arterielle Sklerose, KHK, gelegentlich auch Hirninfarkte oder eine verstärkte Gestoseneigung. Neben den bekannten Nierenschäden finden sich darüber hinaus häufig gastrointestinale Störungen, speziell Magen- und Darmulcera, seltener Leberschäden und Pankreatitiden. Klinisch häufig eindrucksvoll sind die Hautveränderungen, vor allem eine auffällige Blässe, aber auch abnorme Pigmentation und ein ungesund wirkendes Hautcouleur und eine allgemeine Voralterung entsprechender Patienten. Seltenere Nebenwirkungen sind darüber hinaus verstärkte Osteoporose, Anämie, Splenomegalie und Infertilität. Der typische Mischanalgetikapatient sucht eher Kontakt zu Hausarzt, Internisten und Neurologen denn zum Psychiater.

Die körperlichen Folgeschäden und neuropsychiatrischen Folgestörungen richten sich dabei nach den einzelnen eingenommenen Präparaten.

Therapie der Folgestörungen

An dieser Stelle sollen nur kurze therapeutische Empfehlungen zur Behandlung der wichtigsten analgetika-induzierten Folgeschäden genannt werden.

■ Kopfschmerzen
Diese stellen die häufigste Folge chronischen Mischanalgetikakonsums dar. Generell ist zu einer Entzugsbehandlung zu raten, wobei häufig sedierende trizyklische Antidepressiva vom Typ des Amitriptylin oder Doxepin (25 bis 50 mg zur Nacht) sinnvoll sind. Tritt Erbrechen auf, so kann Metoclopramid oral (Paspertin, MCD-Tropfen) parenteral oder als Suppositorien gegeben werden. Bei schwersten Migräneanfällen kann ein oral oder subcutan wirksames Migränemittel notwendig sein, zum Beispiel Sumatriptan (Imigran®). In den meisten Fällen ist ein stationärer Entzug wegen des geschilderten Analgetika-Kopfschmerzes notwendig, wobei Ergotaminalkaloide und Opioide nicht gegeben werden sollten.

■ Andere Folgestörungen:
Speziell beim Vorliegen körperlicher Folgestörungen (z. B. Nierenschädigung) ist zu einer stationären Entzugsbehandlung, eventuell auch zu einer psychosomatischen Behandlung zu raten. Andere, zusätzliche Suchtformen (z. B. Tranquilizer) sind auszuschließen. Ist eine psychopharmakologische Behandlung notwendig, ist in erster Linie an Antidepressiva zu denken (Trizyklika oder Serotoninwiederaufnahmehemmer). Andere wichtige Therapiebausteine sind Entspannungstechniken (Autogenes Training, muskuläre Relaxation nach Jacobsen), im Einzelfall evtl. auch Biofeedback-Verfahren, Selbsthilfegruppen, aber auch „klassische" Psychotherapieverfahren.

12 Somatische und neurologische Folgestörungen bei Drogenabhängigen
M. Backmund

Die somatischen und neurologischen Folgestörungen sind jeweils unterteilt in solche, die aufgrund der intravenösen Applikationsart gehäuft bei Drogenabhängigen vorkommen und solche, die auf die direkte akute und chronische Wirkung der einzelnen Drogen zurückgeführt werden können.

Schlechte soziale Bedingungen potenzieren zusammen mit dem Auftreten von Folgeerkrankungen das Risiko, sich weitere schwere, ja lebensbedrohende Krankheiten zuzuziehen. Intravenös Drogenabhängige (IVDA) sind durch gemeinsame Benutzung von Kanülen und Spritzen besonders gefährdet, sich mit unterschiedlichsten durch Blutkontakt übertragenen Erregern zu infizieren. In Kalifornien wurde sogar eine durch den Tausch gebrauchter Spritzen verursachte Malariaepidemie unter IVDA dokumentiert (Bick und Anhalt 1971). Die meist unsterile Handhabung bei den täglich mehrfachen intravenösen Injektionen stellen ein erhöhtes Risiko für lokale und systemische bakterielle Infektionen dar. Unsachgemäße Injektionen führen zu Nervenläsionen oder bei versehentlicher intraarterieller Applikation zu schweren Komplikationen.

Die Suchterkrankung an sich impliziert schwierige Probleme bei der Betreuung und Behandlung kranker Drogenabhängiger. Die Droge und damit die Drogenbeschaffung stehen im Mittelpunkt. Alle Probleme werden durch Betäubung mit der Droge gelöst. So werden auch Alarmsignale und Leitsymptome schwerer Erkrankungen durch die Drogenwirkung verschleiert (Backmund et al. 1997a).

Im Zusammenhang mit der Behandlung Drogenabhängiger wird immer wieder die schlechte Compliance dieser Patientengruppe genannt. Dabei werden Möglichkeiten der Einbindung (niedrigschwelliger) soziotherapeutischer Anlaufstellen, die regelmäßig stark von Drogenabhängigen besucht werden, und Kombinationsbehandlungen, z. B. mit Methadon, bisher wenig genutzt. Die Methadonsubstitutionsbehandlung sollte bei schweren Erkrankungen, insbesondere aber bei chronisch Behandlungsbedürftigen, wie HIV-Infizierten und häufig auch Hepatitis C-Infizierten, immer in die therapeutischen Überlegungen aufgenommen werden. Neben der in mehreren Studien bestätigten Verbesserung des allgemeinen Gesundheitszustandes der Drogenabhängigen durch eine Substitutionsbehandlung (Soyka et al. 1997, Rösinger und Gastpar 1991, Grönbladh et al. 1990, Walger et al. 1989) kann durch die tägliche Vergabe von Methadon auch eine kontinuierliche Einnahme der notwendigen Medikamente und die Überprüfung des Gesundheitszustandes gewährleistet werden und somit eine hohe Compliance erreicht werden.

Die Aufklärung über die Infektionswege und der Hinweis, immer sterile Nadeln und Spritzen und beim Geschlechtsverkehr Kondome zu benutzen, sind die wichtigsten *prophylaktischen*

Maßnahmen, um Erkrankungen wie Hepatitis B und C, AIDS, Endokarditis, Sepsis und Haut- und Weichteilinfektionen einzuschränken.

12.1 Somatische Folgestörungen durch intravenöse Injektionen

12.1.1 Virushepatitis

Hepatitis B, C und D sind parenteral, sexuell und perinatal übertragbar. Daher haben sie unter IVDA eine deutlich höhere Prävalenz als in der Normalbevölkerung. Auch für die Hepatitis A mit fäkal-oralem Infektionsweg wurden höhere Prävalenzen bei IVDA berichtet (Dienstag und Isselbacher 1995, Rieger-Ndakorerwa et al. 1993). Der Übertragungsweg des Hepatitis G-Virus ist noch unklar. Für die Hepatitis E liegen im Zusammenhang mit IVDA keine Untersuchungen vor. Aufgrund gleicher Symptomatologie können die fünf Virushepatitiden klinisch nicht unterschieden werden. Nach unterschiedlicher Inkubationszeit (Tab. 12.1) können Allgemeinsymptome wie Appetitlosigkeit, Übelkeit, Erbrechen, Müdigkeit, Abgeschlagenheit, Unwohlsein, Gliederschmerzen, Kopfschmerzen, Myalgien u. a. auftreten. Erhöhte Temperaturen zwischen 38 und Extremfällen von 40° Celsius werden gemessen. Ein bis fünf Tage vor dem Ikterus wird der Urin dunkel und der Stuhl entfärbt sich. Meist fühlen sich die Patienten mit dem Erscheinen des Ikterus besser. Bei der Untersuchung fallen eine vergrößerte Leber von weicher Konsistenz, seltener auch eine Splenomegalie auf. Der rechte Oberbauch kann druckschmerzhaft sein.

Alle fünf Virushepatitiden können asymptomatisch, aber auch fulminant und akut tödlich verlaufen. Bei den parenteral übertragbaren Virushepatitiden B und C können chronische Verläufe zu Leberzirrhose und Leberzellkarzinom führen. Die Pathogenität der kürzlich identifizierten Hepatitis G ist derzeit noch nicht bekannt.

Hepatitis B

Das Hepatitis B-Virus (HBV) wurde Ende der 60er Jahre identifiziert. Zur Diagnostik stehen viele gut untersuchte serologische Parameter zur Verfügung, die ziemlich präzise Aussagen über Kontakt mit HBV, abgelaufene Hepatitis B und Infektiosität zulassen (Tab. 12.2). HBV ist weltweit unterschiedlich verbreitet. In großen Teilen Asiens, Afrikas und Lateinamerikas sind zwischen 7 und 20% aller Menschen infektiös, in West-

Tab. 12.1: Inkubationszeit und Übertragungsweg verschiedener Hepatitiden.

	Inkubationszeit	Übertragungsweg
Hepatitis A	15–45 Tage	fäkal-oral, selten parenteral und sexuell
Hepatitis B	30–180 Tage	parenteral, perinatal und sexuell
Hepatitis C	15–160 Tage	parenteral, perinatal und sexuell
Hepatitis D	30–180 Tage	parenteral, perinatal und sexuell
Hepatitis G	?	parenteral, ?
Hepatitis E	14–60Tage	fäkal-oral

Tab. 12.2: Hepatitis-B-Diagnose nach häufigen serologischen Befunden (aus Dienstag und Isselbacher 1995, S. 1720).

HBsAG	Anti-HBs	Anti-HBc	HBeAG	Anti-HBe	Diagnose	Infektiosität
positiv	negativ	IgM	positiv	negativ	Akute Infektion	hoch
positiv	negativ	IgG	positiv	negativ	Chronische Infektion	hoch
positiv	negativ	IgG	negativ	positiv	akut oder chronisch	niedrig
positiv	positiv	IgG	fraglich	fraglich	1. HBsAG eines Subtyps (häufig) 2. Prozeß der Serokonversion (selten)	
negativ	negativ	IgM	fraglich	fraglich	1. Akute Infektion 2. Anti-HBc-Fenster	
negativ	negativ	IgG	negativ	fraglich	1. Low-level HBs-Träger 2. Lange zurückliegende Infektion	niedrig
negativ	positiv	IgG	negativ	fraglich	Abheilung	
negativ	positiv	negativ	negativ	negativ	1. Immunisierung nach Impfung 2. falsch positiv 3. lange zurückliegende Infektion?	

europa <2% (Margolis et al. 1991). IVDA zählen zur Hochrisikogruppe mit steigendem Anteil an den Neuerkrankungen: in den USA von 15% (1982) auf 27% (1985) (Alter et al. 1990), in Hamburg von 4,4% (1990) auf 11,8% (1991) (Rieger-Ndakorerwa et al. 1993). Im eigenen Krankenhaus wurden 1614 IVDA serologisch hinsichtlich Hepatitis B untersucht: 54,8% hatten keinen Kontakt mit HBV, bei 42,5% war eine Hepatitis B ausgeheilt, 2,7% waren HBs-Antigen positiv und wurden als infektiös eingestuft. Im Erwachsenenalter heilt die akute Hepatitis B zu 85 bis 90% aus, 10 bis 15% verlaufen chronisch (Gerken et al. 1991) und bis zu 1% fulminant mit teilweise letalem Ausgang (Hoofnagle und Schaffer 1986). Oft ist bei diesen fulminanten Verläufen das Hepatitis-D-Virus (HDV) mitbeteiligt. Bei chronischem Verlauf wird meist aufgrund der Histologie eine chronische persistierende und chronische aktive Hepatitis unterschieden. Die Fünf-Jahres-Überlebensrate beträgt 86%. 10% entwickeln eine Leberzirrhose mit schlechter Prognose: Fünf-Jahres-Überlebensrate 55%. 200 mal häufiger als bei Gesunden entsteht dann ein Leberzellkarzinom (Beasley und Hwang 1984). Eine akute Hepatitis B wird nicht medikamentös behandelt. Das Mittel der Wahl für die Behandlung einer chronischen Hepatitis B ist alpha-Interferon (Roferon®-A, Intron A®). Die Kontraindikationen (Tab. 12.3) und die Nebenwirkungen (Tab. 12.4), aber auch die psychische Belastung und Gefahr eines Drogenrückfalls durch den Spritzengebrauch des subcutan zu applizierenden alpha-Interferons müssen bei der Indikations-

Tab. 12.3: Behandlung einer Hepatitis B und C mit alpha-Interferon.

Absolute Kontraindikationen	Relative Kontraindikationen
Dekompensierte Leberzirrhose	Hepatozelluläres Karzinom
Autoimmune Hepatitis	Leukopenie
Autoimmune Thyreoiditis	Thrombozytopenie
Endogene Depression	
Schizophrenie	
Suizidalität	
Epilepsie	
Gravidität	
Schwere Herzkrankheit	
Schwere Knochenmarksschäden	

stellung berücksichtigt werden. Empfohlen werden 3 x 5–6 Mio. I. E./m² Körperoberfläche/Woche für 4 bis 6 Monate (Maier 1994). Die beste Ansprechrate wird bei Patienten mit niedriger HBV-DNA und hoher GPT (>200 U/l) erreicht (Katkov 1991). Bei 40% der Patienten ist mit einer Serokonversion zu rechnen (Dibiceglie 1991). Bei Patienten, die im Verlauf der chronischen Hepatitis eine Leberzirrhose entwickeln, die dekompensiert, muß als letzte Therapiemöglichkeit die Lebertransplantation überlegt werden. Mit dem Hepatitis-B-Impfstoff (z. B. Gen H-B-vax®) steht eine sehr gute Möglichkeit für eine Prophylaxe der Hepatitis B zur Verfügung. Es bietet sich an, alle Hepatitis-B-negativen drogenabhängigen Patienten zu impfen.

Hepatitis C

Ende der 80er Jahre wurde der hauptsächliche Erreger der sogenannten Non-A-Non-B-Hepatitis oder Posttransfusionshepatitis identifiziert und Hepatitis C-Virus (HCV) genannt (Choo et al.

Tab. 12.4: Alpha-Interferonbehandlung: Nebenwirkungen.

Haut	Pruritus, Exanthem, Haarausfall, Hauttrockenheit, Schwitzen
Muskeln und Skelett	Muskel- und Gelenkschmerzen
Nervensystem	Depressionen, Verwirrtheit, Benommenheit, Somnolenz bis Koma, zerebrale Krampfanfälle, Kopfschmerzen, Tremor, Parästhesien
Augen	Sehstörungen
Gastrointestinaltrakt	Stomatitis, Appetitlosigkeit, Übelkeit, Erbrechen, Bauchschmerzen, Durchfall
Herz und Kreislauf	Arrhythmie, Tachykardie, Palpitationen, Herzinsuffizienz, Blutdrucksenkung oder -steigerung
Blut	Granulozytopenie, Thrombopenie

1989). Bald darauf konnte ein Screening-Test entwickelt werden (Kuo et al. 1989). Mittlerweile existieren sehr sensible und spezifische HCV-Antikörper-Tests (HCV-AK-Tests) der zweiten und dritten Generation. Heute läßt sich durch eine Polymerasenkettenreaktion (PCR) die Erbsubstanz des HCV (HCV-RNA) direkt nachweisen und quantifizieren. Auch können verschiedene Genotypen unterschieden werden (Simmonds 1995), die einen Einfluß auf das Ansprechen einer alpha-Interferonbehandlung haben könnten. Als ungünstig wird der Genotyp 1b angesehen (Chemello et al. 1994).

Die Diagnose einer akuten Hepatitis C wird aufgrund einer Serokonversion von negativer zu positiver Anti-HCV-Serologie, Nachweis von HCV-RNA, erhöhten Transaminasen und evtl. der Symptomatik mit Ikterus (bei 5%), dunklem Urin und hellem Stuhl, Müdigkeit, Appetitlosigkeit, Gliederschmerzen und Übelkeit gestellt. Eine chronische Hepatitis liegt bei positiver Anti-HCV-Serologie und dem Nachweis von HCV-RNA über sechs Monate vor, wobei die Transaminasen normal sein können.

1991 reagierte bei 165 von 261 (63%) auf der Drogenentzugsstation des Schwabinger Krankenhauses untersuchten intravenös drogenabhängigen Patienten (IVDA) der HCV-AK-Test positiv. Bis einschließlich 1996 nahm die Infektionsrate in München nicht wesentlich zu: Von Ende 1996 mittlerweile 1627 untersuchten IVDA waren 1074 (66%) Anti-HCV positiv. In Hamburg stieg der Anteil mit Hepatitis-C-Virus infizierter IVDA von 39% im Jahr 1993 auf 64% im Jahr 1994 an (Behrendt und Degwitz 1995). Die Prävalenz von HCV beträgt in der deutschen Bevölkerung 0,4% bis 0,7% (Kühnl et al. 1989) (Abb. 12.1).

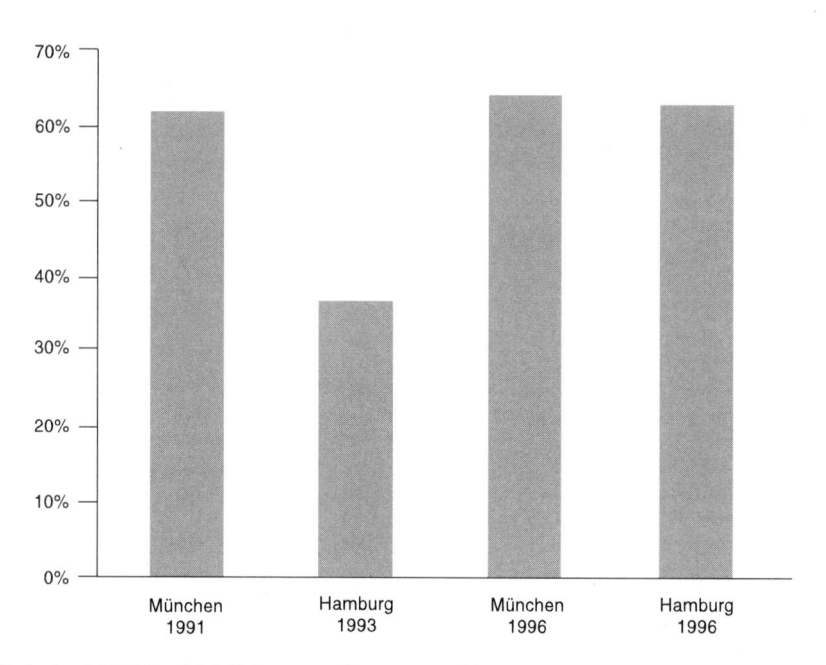

Abb. 12.1: Anti-HCV-Positivität intravenös Drogenabhängiger in München und Hamburg.

Tab. 12.5: Therapieschema der Behandlung mit Interferon alfa 2a.

Dosis	Dauer	Erfolgskontrolle
3 x 6 Mio. IE/Woche	3 Monate	1. Reduktion von GPT im Serum 2. Verschwinden von HCV-RNA
3 x 3 Mio. IE/Woche	9 Monate	1. Reduktion von GPT im Serum 2. Verschwinden von HCV-RNA

Eine Kombination von alpha-Interferon mit Ribaverin bei Nichtansprechen bleibt derzeit kontrollierten Studien vorbehalten.

Nach einer Inkubationszeit von 2 bis 26 Wochen kommt es zu einer akuten Hepatitis, die im Unterschied zur akuten Hepatitis A oder B wegen geringer Symptome ohne Ikterus selten erkannt wird und zwischen 50 und 80% chronisch verläuft (Alter et al. 1992, Dibisceglie et al. 1991). 20 bis 30% entwickeln nach 10 bis 15 Jahren eine Leberzirrhose (Dibisceglie et al. 1991, Tong et al. 1995). 15 bis 25 Jahre nach der HCV-Infektion entstehen gehäuft hepatozelluläre Karzinome (Ruiz et al. 1992, Zeuzem et al. 1995). Die Hepatitis C-Infektion verläuft ungünstiger bei zusätzlicher Infektion mit anderen hepatotropen Erregern, Alkoholkonsum und Einnahme lebertoxischer Medikamente (Nishiguchi et al. 1991).

Die akute Hepatitis C sollte sofort unter kontrollierten Studienbedingungen mit alpha-Interferon 3 x 5 bis 6 Mio I. E. s. c. pro Woche über drei Monate behandelt werden. Die primäre Ansprechrate liege bei 70%. Nach Absetzen muß mit einem Wiederanstieg der Transaminasen gerechnet werden. Der Verlauf sei dennoch milder als in der nicht behandelten Vergleichsgruppe (Lampertico et al. 1994, Viladomiu et al. 1992).

Zur Behandlung einer chronischen Hepatitis C wird derzeit folgendes Schema vorgeschlagen: Therapiebeginn mit 3 x 5 bis 6 Mio I. E. alpha-Interferon (Roferon A®, Intron A®) s. c. pro Woche für drei Monate. Bei Non-Respondern (= fehlende Besserung von GPT im Serum und weiterhin Nachweis von HCV-RNA) Absetzen der Therapie. Bei Ansprechen der Therapie wird alpha-Interferon für neun Monate in einer Dosierung von 3 x 3 Mio. I. E. s. c. gegeben (Tab. 12.5). Während der Behandlung sollte der Patient alle zwei bis vier Wochen klinisch untersucht werden und Transaminasen, Leukozyten und Thrombozyten kontrolliert werden. Alle 12 Wochen sollten zusätzlich HCV-RNA und die Schilddrüsenantikörper überprüft werden (Tab. 12.6). Auch Dosierungen von 3 x 3 Mio. I. E. und kürzere Behandlungszeiträume von nur sechs Monaten wurden versucht.

Die beste Ansprechrate konnte jedoch bei höherer Einzeldosierung und längerer Therapiedauer erzielt werden (Lin et al. 1995, Chemello et al. 1995, Niederau et al. 1996, Heintges et al. 1996). Primär normalisieren sich bei 50% der behandelten Patienten die Transamina-

Tab. 12.6: Kontrollen während der Behandlung mit alpha-Interferon.

Alle 2 bis 4 Wochen	Alle 12 Wochen
GOT, GPT Leukozyten Thrombozyten	HCV-RNA Lebersonographie

sen und die HCV-RNA wird negativ. Nach Absetzen des alpha-Interferons steigen die Transaminasen jedoch rasch wieder an und die HCV-RNA wird wieder positiv. Lediglich bei 20% bleiben die Transaminasen normal und die HCV-RNA negativ (Zeuzem 1995). Langfristig scheint jedoch auch bei diesen Patienten die Hepatitis nicht ausgeheilt zu sein (Sandro et al. 1996). Dennoch sollte nach Diagnosestellung nach Ausschluß von Kontraindikationen (Tab. 12.3) v. a. bei Vorliegen günstiger Prognosefaktoren wie fehlender Zirrhose, kurzer Krankheitsdauer, geringer Lebereisenkonzentration, normaler gamma-GT, guter Compliance, Genotyp 2a, 2b und 3, evtl. auch 1b nach Simmond und geringer Mengen HCV-RNA im Serum (Niederau et al. 1996) wegen der sonst noch höheren Wahrscheinlichkeit der Entwicklung einer Leberzirrhose oder eines hepatozellulären Karzinoms eine alpha-Interferon-Behandlung versucht werden. So kann der Nutzen der Behandlung erst in Langzeituntersuchungen überprüft werden. Auch eine dauerhafte Behandlung mit alpha-Interferon muß überlegt werden.

Grundsätzlich müssen die Patienten vor Beginn einer Behandlung mit alpha-Interferon ausführlich über die möglichen Nebenwirkungen (Tab. 12.4) informiert werden. Am häufigsten werden Fieber, Abgeschlagenheit, Kopfschmerzen und Myalgien beschrieben. Oft treten Schüttelfrost, Appetitlosigkeit und Übelkeit auf. Nach Absetzen verschwinden die Symptome wieder. Gelegentlich können auch Depressionen, Erbrechen, Diarrhoe, Somnolenz, Schwindel, Haarausfall, Schlafstörungen u. a. hervorgerufen werden. Bei Drogenabhängigen, die in Substitutionsprogrammen behandelt werden, oder die zur Zeit der Behandlung drogenfrei sind, also nicht intravenös injizieren, muß individuell die psychische Belastung von Nadel- und Spritzengebrauch während der Behandlung mit alpha-Interferon abgeschätzt und besprochen werden.

Bei den primären alpha-Interferon-Therapieversagern kann nach neuesten Untersuchungen eine Kombinationsbehandlung aus alpha-Interferon und Ribavirin erfolgreich sein (Benetti et al. 1996). Ribavirin allein vermag zwar die Transaminasen zu senken (Tripi 1996), nicht jedoch die HCV-RNA-Positivität zu beeinflussen (Mendes et al. 1996). Eine Lebertransplantation muß vor allem bei jungen, sonst gesunden Patienten mit dekompensierter Leberzirrhose erwogen werden.

Hepatitis G

1995 wurde ein neues Hepatitis RNA-Virus entdeckt, das Hepatitis G-Virus (HGV) bzw. GBV-C (GB für die Initialen des Chirurgen, der in den 60er Jahren an einer Hepatitis erkrankt war und mit dessen Serum südamerikanische Tamarinen infiziert werden konnten) (Deinhardt et al. 1967) genannt wurde (Simmons et al. 1995, Linnen et al. 1996). Die Prävalenz in der Allgemeinbevölkerung liegt bei 1 bis 2%. Bei 10% der Patienten mit chronischer Hepatitis B und 20% mit chronischer Hepatitis C wurde HGV gefunden (Linnen et al. 1996). Die Pathogenität und klinische Bedeutung scheinen noch nicht geklärt. Patienten, die an einer chronischen Hepatitis C litten und solche, die zusätzlich HGV infiziert waren, unterschieden sich nicht in ihrem Krankheitsverlauf (Tanaka et al. 1996). Gleiches gilt für den Verlauf der Hepatitis A und B bei gleichzeitiger Infektion mit HGV (Alter MJ et al. 1997, Alter HJ et al. 1997).

12.1.2 Human Immunodeficiency Virus (HIV) – Infektion und Aquired Immunodeficiency Syndrom (AIDS)

Das Retrovirus HIV wurde 1983 bei einem Patienten mit Lymphadenopathie erstmals isoliert. Ein Jahr später wurde der Zusammenhang mit dem 1980 erkannten AIDS hergestellt. Mittels des sensitiven Enzym-Immunassay (ELISA) konnte seit 1985 die Verbreitung der HIV-Infektion in verschiedenen Bevölkerungsgruppen untersucht werden. Das Virus wird hauptsächlich über Sexualkontakte und Kontakte mit Blut bzw. Blutprodukten übertragen. Zwei Viren sind bekannt und können mittels der beschriebenen Tests diagnostiziert werden, wobei HIV 1 die meisten Erkrankungen in Europa verursacht; HIV 2 kommt selten vor. Die bei den Neuinfektionen in Deutschland beschriebenen Infektionswege sind homosexuelle Kontakte zu 70%, Nadeltausch bei intravenös Drogenabhängigen zu 15%, Heterosexuelle Kontakte zu 15%, Hämophile <1% und Transfusionsempfänger <1%. Von den 200000 bis 300000 geschätzten Drogenkonsumenten (Peterson 1997) sind insgesamt ca. 20% HIV-infiziert. In den deutschen Großstädten beträgt der An-

Tab. 12.7: AIDS-Klassifikation der CDC von 1993.

Klinische Kategorie A
Asymptomatische HIV-Infektion, Persistierendes Lymphadenopathiesyndrom (LAS), Akute und symptomatische HIV-Infektion
Klinische Kategorie B
Bazilläre Angiomatose, Oropharyngeale Candida-Infektion, Vulvovaginale Candida-Infektionen, die entweder länger als einen Monat dauern oder nur schwer therapierbar sind, Zervikale Dysplasien oder Carcinoma in situ, Konstitutionelle Symptome wie Fieber über 38,5 Grad Celsius oder eine länger als vier Wochen bestehende Diarrhoe, orale Haarleukoplakie, Herpes zoster bei Befall mehrerer Dermatome, oder nach Rezidiven in einem Dermatom, idiopathische thrombozytopenische Purpura, Listeriose, Entzündungen des kleinen Beckens, besonders bei Komplikationen eines Tuben- oder Ovarialabszesses, periphere Neuropathie
Klinische Kategorie C – AIDS-definierende Erkrankungen
Pneumocystis carinii Pneumonie, zerebrale Toxoplasmose, Candidiasis des Ösophagus, der Trachea, der Bronchien oder der Lunge, chronische Herpes-simplex-Ulcera, Herpes-simplex-Bronchitis, Herpes-simplex-Pneumonie, Herpes-simplex-Ösophagitis, CMV-Retinitis, generalisierte CMV-Infektion, rezidivierende Salmonellen-Septikämien, rezidivierende Pneumonien innerhalb eines Jahres, Extrapulmonale Kryptokokkeninfektionen, chronische intestinale Kryptosporidieninfektionen, chronische intestinale Infektionen mit Isospora belli, disseminierte oder extrapulmonale Histoplasmose, Tuberkulose, Infektionen mit Mycobacterium avium Complex oder Mycobakterium kansasii (disseminiert), Kaposi-Sarkom, maligne Non-Hodgkin-Lymphome vom B-Zell-Typ, primäres ZNS-Lymphom bei einem Alter <60 Jahre, invasives Zervix-Karzinom, HIV-Enzephalopathie, progressive multifokale Leukenzephalopathie, Wasting Syndrom.

teil der an AIDS verstorbenen Drogenabhängigen an der Gesamtzahl der Drogentoten zwischen 6% in München und 16% in Berlin (Püschel et al. 1996). Drogenabhängige infizieren sich sowohl über benutzte Kanülen als auch durch Sexualkontakte, da sie überwiegend nur Kontakte zu ebenfalls Drogenabhängigen pflegen. Unter den Neuinfizierten sind in Europa, v. a. bedingt durch Infektionen in Italien, Portugal und Spanien, die Drogenabhängigen mit 43% mittlerweile die größte Gruppe. Zur Diagnose einer HIV-Infektion wird als erstes der ELISA-Suchtest zum Nachweis von Antikörpern eingesetzt, da er eine Sensitivität von 99,5% besitzt. Ein positives Ergebnis wird mit dem Western-blotting-Test bestätigt. In Zweifelsfällen sollte mittels Polymerasekettenreaktion HIV direkt nachgewiesen bzw. ausgeschlossen werden. Von den Centers for Disease Control (CDC) wurde 1993 eine AIDS-Definition erstellt (Tab. 12.7), die die AIDS-Klassifikation von 1987 ablöste. Sie teilt unter Berücksichtigung von Klinik und den CD4-Zellen/µl drei Stadien ein. Es können damit Aussagen zu Prognose und Entscheidungshilfen für den Beginn einer antiretroviralen Therapie gegeben werden. Moderne molekularbiologische Methoden ermöglichen die Bestimmung der Höhe der Virämie (Viruslast). Die Viruslast kann als Indikationsparameter für den medikamentösen Therapiebeginn, zur Beurteilung der Effektivität der antiretroviralen Therapie und als Prädiktor für die Prognose herangezogen werden (Mellors et al. 1996, O'Brien et al. 1996).

Symptomatologie und Therapie der HIV-Infektion

Die HIV-Infektion verläuft in drei Phasen: Drei bis sechs Wochen nach Infektion entwickeln 50 bis 70% der HIV-Infizierten unspezifische Allgemeinsymptome wie Fieber, Lymphadenopathie, Pharyngitis, Kopfschmerzen, Arthralgien, Myalgien, Müdigkeit, Appetitlosigkeit und Gewichtsverlust, Übelkeit, Erbrechen, Durchfälle, neurologische Manifestationen wie Meningitis, Enzephalitis, periphere Neuropathien und Myelopathien und Hautsymptome wie erythematöse, makulopapulöse Exantheme und mukokutane Ulzerationen (Tindal und Cooper 1991). Die zweite Phase dauert unterschiedlich lange, im Durchschnitt 10 Jahre und verläuft asymptomatisch. Die dritte Phase beginnt mit dem Auftreten AIDS-definierender Erkrankungen (Tab. 12.8).

Eine antiretrovirale Behandlung sollte HIV-Infizierten empfohlen werden, wenn zweimal eine CD4-Zellzahl von 300/µl oder weniger gemessen wurde oder ein hoher Virusload von >10 000 bis 50 000 Viruskopien/ml oder 10 000 Viruskopien und fallende CD4-Zellzahlen festgestellt wurden (Gazzard et al. 1997). Bei Patienten mit einem niedrigeren Virusload von <10 000 Kopien/ml

Tab. 12.8: Stadiumeinteilung I–III nach CDC 1993.

Stadium I	Stadium II	Stadium III
Klinische Kategorie A und B bei ≥500 CD4-Zellen/µl	Klinische Kategorie A bei <200 CD4-Zellen/µl	Klinische Kategorie C, AIDS-definierende Erkrankungen
Klinische Kategorie A bei >200 CD4-Zellen/µl	Klinische Kategorie B bei <500 CD4-Zellen/µl	

Folgestörungen bei Drogenabhängigen

Tab. 12.9a: Nukleosidartige Reverse-Transkriptase-Inhibitoren (NRTI).

Substanzname	Nebenwirkungen	Dosierungen	Kontraindikationen
Azidothymidin (AZT) Zidovudin Retrovir®	Übelkeit, Erbrechen Kopfschmerzen Anämie*, Leukopenie*, Thrombopenie* (* regelmäßig nach 4–6 Wochen Behandlung)	2 x 250 mg/Tag	Neutrophile <750/µl schwere Anämie
Didanosin (DDI) Didesoxyinosin Videx®	Neuropathie (35%), Pankreatitis (9%), Diarrhoe, Exanthem, Kopfschmerzen	2 x 200 mg/Tag	Akute Pankreatitis Pankreatitis in der Anamnese
Zalcitabin (DDC) Didesoxycytidin Hivid®	Neuropathie (bis 30%), Stomatitis, Exanthem, Kopfschmerzen	3 x 0,75 mg/Tag	Neuropathie
Lamivudin (3TC) Epivir®	selten Schlafstörungen, Kopfschmerzen	2 x 150 mg/Tag	bisher keine
Stavudin (d4T) Zerit®	Neuropathie (20%), Pankreatitis, Übelkeit, Erbrechen, Diarrhoe, Schlafstörungen, Kopfschmerzen	2 x 40 mg/Tag	Neuropathie

Tab. 12.9b: Protease-Inhibitoren (PI).

Substanzname	Nebenwirkungen	Dosierungen	Kontraindikationen
Saquinavir Invirase®	Diarrhoe (12–75%), Übelkeit (10%), Müdigkeit, Kopfschmerzen, Depression (selten)	3 x 600 mg/Tag	bisher keine
Ritonavir Norvir®	Übelkeit (25%), Diarrhoe (18%), Erbrechen (13%), Geschmacks- veränderungen (10%)	2 x 600 mg/Tag	bisher keine
Indinavir Crixivan®	Übelkeit (30%), Diarrhoe (5%), Nierensteine (5%), Geschmacks- veränderungen (4%)	3 x 800 mg/Tag	bisher keine
Nelfinavir* in Studien VX-478*			

* in Europa nicht zugelassen.

Tab. 12.9c: Nicht-Nukleosidartige Reverse-Transkriptase-Hemmer (NNRTI).

Substanzname	Nebenwirkungen	Dosierungen	Kontraindikationen
Delaviridin*	Fieber, Exanthem	3 x 400 mg/Tag	bisher keine
Nevirapin*	Fieber, Exanthem	2 x 200 mg/Tag	bisher keine
Loverid*	Exanthem	3 x 100 mg/Tag	bisher keine

* in Europa nicht zugelassen.

sollte eher zugewartet werden. Eine einmal begonnene Behandlung darf nicht mehr unterbrochen werden, da sich sonst entweder der ursprüngliche Wildtyp wieder durchsetzt oder aber die durch Selektionsdruck entstandenen Virusmutanten. Andererseits wird wegen der hohen Virusreplikationsrate zu Beginn der Infektion eine frühe und aggressive Therapie empfohlen (Ho 1995). Langzeitstudien müssen die besten Therapiestrategien erst belegen.

Zur antiretroviralen Behandlung stehen mittlerweile Medikamente aus drei Substanzgruppen zur Verfügung: Die Nukleosid-Analoga bzw. Nukleosidartigen Reverse-Transcriptase-Inhibitoren (NRTI), die Protease-Inhibitoren (PI) und die Non-Nukleosid-Reverse-Transcriptase-Inhibitoren (NNRTI). Letztere sind noch nicht zugelassen und werden in klinischen Studien erprobt. Die Tabellen 12.9a–c und 12.10 zeigen die derzeit verfügbaren Medikamente, die empfohlenen Dosierungen und Kombinationsmöglichkeiten. Eine Kombinationsbehandlung ist der Monotherapie überlegen (Eron et al. 1995, Larder et al. 1995, Delta Coordinating Committee 1996, Collier et al. 1996). Erprobte Kombinationen sollten zuerst gewählt werden. Diese sind Azidothymidin (AZT-Retrovir®) und Zalcitabin (CDC-Hivid®) oder AZT und Didanosin (DDI-Videx®). Bei schlechter Verträglichkeit können andere Kombinationen versucht werden. Kombinationen verschiedener Gruppen scheinen aufgrund der unterschiedlichen Angriffspunkte sinnvoll. An Dreierkombinationen wurden in den USA AZT, Lamivudin (3TC-Epivir®) und Saquinavir (Invirase®) zugelassen, in Erprobung sind AZT, DDC und Saquinavir oder AZT, 3TC und Indinavir (Crixivan®) oder AZT, DDC und Ritonavir (Norvir®). Die PI sind insgesamt gut verträglich.

Die psychische Belastung der Medikamenteneinnahme, die, einmal begon-

Tab. 12.10: Mögliche Kombinationen zur Reduktion der Viruslast (siehe auch Gazzard 1997, S. 1090).

Kombinationen	Beispiele
2 oder evtl. 3 Nukleosidanaloga	AZT + DDI oder DDC oder 3TC
2 Nukleosidanaloga + 1 Nicht-nukleosidartiger Reverse-Transkriptase-Hemmer	AZT + DDI + Nevirapin
2 Protease-Inhibitoren	Saquinavir + Ritonavir
2 Nukleosidanaloga + 1 Protease-Inhibitor	AZT + 3TC und Indinavir oder AZT + DDI + Saquinavir

nen, zur Verhinderung von Resistenzentstehungen lebenslang fortgeführt werden sollte, und die nicht unerheblichen Nebenwirkungen (Tab. 12.9 a–c) müssen bei der Therapieplanung berücksichtigt werden. Die Möglichkeit des Wechsels eines oder mehrerer Medikamente bei Unverträglichkeit sollte mitgeteilt werden. Für jeden Patienten muß die individuell optimale Medikamentenkombination gefunden werden. Innerhalb weniger Wochen kommen immer neue antivirale Medikamente auf den Markt, so daß eine gute Kenntnis der Fachliteratur und eine enge Zusammenarbeit mit Schwerpunktpraxen für HIV und spezialisierten Kliniken ratsam erscheint.

Candidose

Mundsoor und Soorösophagitis durch Besiedelung mit Candida albicans können an den nicht abwischbaren, weißlichen Belägen der Wangenschleimhaut und den brennenden Schmerzen beim Schlucken leicht erkannt werden. Die klinische Diagnose kann durch mikrobiologische Untersuchungen der Abstriche aus Mund und Ösophagus gesichert werden, die Ausdehnung durch Ösophago-Duodenoskopie festgestellt werden.

Mittel der Wahl ist Fluconazol (Diflucan®) 200 mg/d, bei schlechtem Ansprechen auch 400 mg/d. Meist verspüren die Patienten eine rasche Besserung der Schluckbeschwerden. Dann kann ab dem 3. Tag der Therapie die Dosis auf 100 mg reduziert werden. Fluconazol wird gut vertragen und kann oral und per infusionem verabreicht werden. Bei Niereninsuffizienz muß die Dosis angepaßt werden.

Außerdem sind Ketoconazol (Nizoral®) 2 x 200 mg und Itraconazol (Sempera®) in Saftform 4 x 10 ml/d wirksam. An Nebenwirkungen treten bei Ketoconazol häufig gastrointestinale Beschwerden auf. Vor Therapiebeginn müssen die Leberwerte bestimmt werden, da schwere Leberschädigungen (1:10 000) auftreten können. Eine längere Behandlung mit Itraconazol kann zur Hypokaliämie, Bluthochdruck und reversiblen Nebennierenrinden-Insuffizienz führen.

Pneumocystis-carinii-Pneumonie (PcP)

Die PcP stellte bis 1989 zu 50% und bis 1994 noch zu 40% die Erstmanifestation von AIDS dar. Bei Drogenabhängigen tritt die PcP im hauseigenen Patientengut als Erstmanifestation um 10% seltener auf (Schiessl 1997). Pneumocystis carinii ist ein ubiquitärer Mikroorganismus, der früh aerogen erworben wird und lebenslang in der Lunge persistiert.

Typische Symptome sind ein über Tage zunehmender, trockener und unproduktiver Husten mit Fieber und Belastungsdyspnoe. Im Röntgenbild sind häufig beidseitige zunächst nur diskrete interstitielle Zeichnungsvermehrungen zu sehen. So wurde die Schwere der Erkrankung bis Ende der 80er Jahre oft nicht erkannt und es starben 30% an der PcP. Heute sterben weniger als 10% an der PcP (Brodt et al. 1996). Von 33 gestorbenen HIV-infizierten Drogenabhängigen (N = 163) konnte bei 15 Patienten die Todesursache geklärt werden. In keinem Fall handelte es sich um eine PcP. Die Diagnose kann durch direkten Erregernachweis im provozierten Sputum oder im Spülmaterial der bronchoalveolären Lavage (BAL) durch Versilberungsfärbung, z. B. nach Grocott, auch noch Tage nach Beginn der medikamentösen Behandlung gesichert werden.

Mit einer medikamentösen Behandlung muß jedoch schon bei einem Verdacht auf PcP begonnen werden. Vorzugsweise wird hochdosiert intravenös Co-trimoxazol (20 mg Trimethoprim und 100 mg Sulfamethoxazol pro kg Körpergewicht und Tag) verteilt auf 3 bis 4 Einzeldosen in jeweils 500 ml isotoner Kochsalzlösung verabreicht (Emminger und Eichenlaub 1995). Die Therapie dauert 2 bis 3 Wochen. Eine auftretende Knochenmarksdepression kann mit 15 bis 45 mg Folinsäure (Leukovorin®)/d eventuell abgeschwächt werden. Auch bei schwerst ateminsuffizienten Patienten sollte eine Intubation und maschinelle Beatmung möglichst vermieden werden, da nach eigenen Erfahrungen sonst mit einer hohen Rate von Spontanpneumothoraces mit meist schlechter Prognose zu rechnen ist. Bei einer Sauerstoffsättigung des arteriellen Blutes unter 60 mm Hg sollte 4 x 50 mg Prednisolon intravenös injiziert werden, bei bedrohlicher respiratorischer Insuffizienz bis zu 1000 mg Prednisolon. Häufig bessert sich die Symptomatik bereits innerhalb von 12 Stunden.

Überempfindlichkeitsreaktionen der Haut werden auch mit Prednisolon und Antihistaminika behandelt.

Pentamidin (Pentacarinat®) 4 mg/kg Körpergewicht/d in 250 ml isotonischer Kochsalzlösung kann alternativ zum Cotrimoxazol infundiert werden. Bei leichter, gegebenenfalls auch mittelschwerer Erkrankung und guter respiratorischer Situation mit arteriellem pO_2 größer 60 mm Hg kann Pentamidin (Pentacarinat®) täglich in einer Dosis 600 mg (2 x 300 mg) nach Gabe eines Bronchodilatators über ein Verneblersystem (Respirgard II®) inhaliert werden. Bei der Inhalationstherapie werden allerdings selten auftretende extrapulmonale Pneumocystose-Manifestationen wie Otitis oder Retinitis nicht erreicht. Andere wirksame Therapien sind Clindamycin 2400 mg/d plus Primaquin 15 mg/d für 3 Wochen, Erythromycin 4 x 500–1000 mg/d für 3 Wochen oder Eflornithin (DMFO) 100 mg/kg/6 h intravenös über 14 Tage und anschließend 75 mg/kg/6 h per os über 4 bis 6 Wochen.

Zur Prävention und postpneumonischen Prophylaxe sind Co-trimoxazol 480 mg/d per os oder Inhalationen mit Pentamidin-Isethionat 300 mg alle 4 Wochen ausreichend.

Zerebrale Toxoplasmose

Eine zerebrale Toxoplasmose tritt bei AIDS-Kranken mit einer Häufigkeit von 30% auf (Pohle und Eichenlaub 1987). Bei 142 Drogenabhängigen mit AIDS fanden wir retrospektiv bei 12 Patienten (8,4%) zerebrale Erkrankungen durch Toxoplasma gondii. 60 bis 70% der jüngeren Erwachsenen in Mitteleuropa sind mit diesem Protozoon latent infiziert. Die zerebrale Toxoplasmose tritt durch Reaktivierung einer latenten Infektion in der Regel erst im Spätstadium der HIV-Infektion auf.

Klinisch weisen Fieber und Auftreten neurologischer Symptome wie fokale oder generalisierte Krampfanfälle, Halbseitenparesen, Verwirrtheitszustände, sensible Ausfälle oder Gesichtsfeldausfälle auf die zerebrale Toxoplasmose hin. Die Verdachtsdiagnose kann computertomographisch durch den Nachweis von hypodensen oder isodensen raumfordernden Läsionen, die variabel Kontrastmittel – typischerweise als ringförmiges Enhancement – anreichern, erhärtet werden (Emskötter 1991). Die Diagnose wird durch das Ansprechen der Therapie gemessen an einer Besserung der neurologischen Symptomatik innerhalb 1 bis 2 Wochen und Rückbildung der Herde im cranialen Computertomogramm oder Kernspintomogramm in 3 Wochen bestätigt. Bleiben diese positiven Veränderungen aus, muß eine Hirnbiopsie erwogen werden, um ein Lymphom, einen mykobakteriellen oder bakteriellen Prozeß nachzuweisen.

Mehrere wirksame Therapieschemata stehen zur Verfügung. Meist werden Pyrimethamin (Daraprim®) 50 bis 150 mg/d plus Clindamycin (Sobelin®) 2,4 g/d eingesetzt. Pyrimethamin wird nach 3 Tagen auf 25 bis 50 mg/d reduziert. Wegen Leuko- oder Panzytopenie wird zusätzlich 15 bis 45 mg Folinsäure (Leukoverin®) gegeben. Möglich sind auch Pyrimethamin (Daraprim®) 50 bis 150 mg/d plus Sulfadiazin 4 x1 bis 2 g/d oder Sulfamethoxydiazin (Durenat®) initial 1 g, dann 0,5 g/d für 3 Wochen. Wegen der krampfschwellensenkenden Wirkung des Pyrimethamins und der Krampfgefahr durch die fokalen zerebralen Läsionen ist eine antikonvulsive Medikation mit 2 x 300 bis 400 mg Carbamazepin/d (Tegretal®, Timonil®, Carbium® u. v. a.) oder Diphenylhydantoin 300 mg/d (Phenhydan®, Zentropil®, Epanutin®) sinnvoll.

Ein Rezidiv, mit dem nach 5 bis 6 Wochen zu rechnen ist, kann durch eine geeignete Prophylaxe meist verhindert werden. Die Gabe von Pyrimethamin-Sulfadoxin (Fansidar®) 2 x 1 Tablette/Woche plus 15 mg Folinsäure (Leukovorin®) wird bevorzugt. Bei schwerer Sulfonamidallergie muß Pyrimethamin in einer hohen Dosierung von 50 mg/d weitergegeben werden unter Zugabe von Folinsäure.

Zytomegalie

Ähnlich wie bei der Toxoplasmose ist die latente Infektionsrate in der Allgemeinbevölkerung nahe 70%. Im Spätstadium – durchschnittlich liegt die CD4-Zahl unter 50 Zellen/µl – entstehen durch die Cytomegalieviren (CMV) unterschiedliche Krankheitsbilder. Gefürchtet ist die Retinitis, die bei 25% aller AIDS-Kranken auftritt. Unbehandelt erblinden die Patienten rasch. CMV kann auch Kolitiden und Ösophagitiden, Pneumonien, Enzephalitiden und Hepatitiden hervorrufen. Von den 142 untersuchten AIDS-kranken Drogenabhängigen wurde bei 7 (4,9%) eine CMV-Infektion festgestellt.

Die CMV-Chorioretinitis wird durch den erfahrenen Ophthalmologen anhand des Augenhintergrundbefundes diagnostiziert. Verdächtigte Ulzerationen im Intestinaltrakt werden biopsiert. Die Verdachtsdiagnose wird durch den mikroskopischen Nachweis von Eulenaugenzellen erhärtet.

Therapeutisch wird an erster Stelle Ganciclovir (Cymevene®) in einer Dosierung von 10 mg/kg Körpergewicht/d auf 2 Infusionen verteilt für 2 bis 3 Wochen appliziert. Als Erhaltungstherapie werden 6 mg/kg Körpergewicht an 5 Tagen der Woche gegeben. Bei 50% treten reversible Neutropenien, Thrombozytopenien (24%) und Anämien (4%) auf. Bei der seit kurzem möglichen oralen Ganciclovir-Gabe in einer Dosis von 3 x 1 g/d scheint die rezidivfreie Zeit um 20 bis 30% geringer zu sein. Alternativ kann Foscarnet (Foscavir® 3 x 60 mg/kg Körpergewicht/d verdünnt in 5%iger Glucoselösung oder physiologischer Kochsalzlösung über 14 Tage infundiert werden. Für die anschließende Dauertherapie wird die Dosis Foscarnet auf 60 bis 90 mg/kg/d reduziert. Foscarnet wirkt auch bei Ganciclovir-Resistenz. Bei 30% werden reversible Nierenfunktionsstörungen, bei 2% ein akutes Nierenversagen beobachtet. Elektrolytstörungen sind mit 15%

häufig. Auch zerebrale Krampfanfälle kommen vor.

Zoster und Herpes simplex

Der Zoster kommt bei HIV-Infizierten 10 mal häufiger vor als bei HIV-Negativen. Erstmanifestation des Varizella-Zoster-Virus (VZV) sind die Windpocken, an denen wegen der hohen Kontagiosität die meisten Menschen Mitteleuropas bereits in der Kindheit erkranken. An Zoster erkranken durch Reaktivierung des VZV meist Menschen im höheren Alter. Der Zoster kann segmental, multisegmental und disseminiert auftreten. Er kann ebenso wie Läsionen, die durch Herpes-simplex-Virus (HSV) hervorgerufen werden, sehr schmerzhaft sein.

Bei HIV-Positiven verursacht HSV ulzerierende Läsionen v. a. in der Mundhöhle, im Ösophagus, rectal und perianal. Eine Herpesenzephalitis fanden wir bei 2 von 142 AIDS-kranken Drogenabhängigen. Neben den typischen Meningitissymptomen Fieber, Kopfschmerzen und Nackensteifigkeit sind häufig zusätzlich neurologische Ausfälle festzustellen. Im Liquor finden sich typischerweise zwischen 25 und 1000/3 überwiegend lymphozytäre Zellen bei allenfalls leicht erhöhtem Liquorprotein, normalem Liquorlactat und normaler Liquorglucose. Im CCT können meist auf einer Seite im Temporallappen hypodense Herde gesehen werden.

Aciclovir (Zovirax®) intravenös in einer Dosierung von 3 x 10 mg/kg Körpergewicht in je 250 ml isotonischer Kochsalzlösung ist Mittel der ersten Wahl sowohl bei HSV als auch bei HZV. Es wird bis zur Abheilung der Läsionen infundiert. Aciclovir wird im allgemeinen gut vertragen. Häufig sind Phlebitiden an der Infusionsstelle (14%) und bei hoher Dosierung bei ca. 1% zerebrale Symptome (Somnolenz, Tremor, Krämpfe, Halluzinationen, Verwirrtheit). Bei Aciclovirresistenz kann Foscarnet (Foscavir®) 3 x 60 mg/kg Körpergewicht für 14 Tage verabreicht werden.

Atypische Mykobakteriose (MAC = Mycobacterium avium Complex)

Atypische Mykobakterien kommen ubiquitär vor. Sie rufen erst bei sehr geschwächtem Immunsystem Erkrankungen hervor, durchschnittlich bei einer CD4-Zellzahl unter 50/µl. Am Krankenhaus München Schwabing wurden Erkrankungen durch MAC bei 4,9% drogenabhängiger AIDS-Kranker gefunden (Schiessl 1997). Häufigstes Symptom ist Fieber; Durchfall, Bauchschmerzen, Gewichtsverlust, Nachtschweiß, Schwäche und Blutbildveränderungen können auftreten.

Wie bei der Tuberkulose bilden sich bei Monotherapie rasch Resistenzen, so daß immer eine Kombinationsbehandlung eingeleitet wird, vorzugsweise mit Clarithromycin (Mavid®, Klazid®) 2 x 500 mg und Ethambutol (EMB-Fatol®, Myambutol® 1 x 20 mg/kg Körpergewicht. Je nach Symptomatik kann zusätzlich noch Ciprofloxacin (Ciprobay®) 2 x 750 mg gegeben werden. Clarithromycin ist ein Makrolid-Antibiotikum mit besserer Säurestabilität und Resorbierbarkeit als Erythromycin. Die häufigsten Nebenwirkungen sind bis zu 5% gastrointestinale Beschwerden. Ethambutol zählt zu den klassischen antimykobakteriellen Mitteln. Eine retrobulbäre Neuritis nervi optici tritt als schwerwiegende Nebenwirkung in bis zu 6% auf, weswegen regelmäßig der Ophthalmologe konsultiert werden muß. Selten werden zentralnervöse Störungen und Gichtanfälle beobachtet. Auch Rifabutin (Mycobutin®) 1 x 450 mg bis

1 x 600 mg/d kann in Kombination zur Behandlung von MAC eingesetzt werden. Zur Prophylaxe werden 1x 300 mg/d gegeben. An reversiblen Nebenwirkungen treten Übelkeit, Erbrechen, Transaminasenerhöhung und selten Leukopenie, Anämie und Thrombozytopenie auf. Auch Überempfindlichkeitsreaktionen wurden beschrieben.

Bakterielle Erkrankungen

Rezidivierende bakterielle Pneumonien gelten seit 1993 als AIDS-definierende Erkrankung (Tab. 12.7). Mit zunehmender Immunschwäche steigt das Risiko, an einer Pneumonie (Abschnitt 12.2.7) oder Sepsis (Abschnitt 12.1.4) zu erkranken. Das Erregerspektrum entspricht dem der Normalbevölkerung, ebenso Diagnostik und Therapie (Abschnitte 12.1.4, 12.1.5, 12.2.7).

Malignome

In München wurden in den Jahren 1990 bis 1993 bei Patienten im Vollbild AIDS bei 30% bis 40% ein Kaposisarkom diagnostiziert (Kaliebe 1994). Bei Drogenabhängigen kommt das Kaposisarkom allerdings kaum vor. So fanden wir bei über 200 drogenabhängigen AIDS-Kranken keinen Fall eines Kaposisarkoms.

An Lymphomen erkranken weltweit 3% der AIDS-Kranken (Fauci und Lane 1995), in Deutschland ca. 15% (Brodt et al. 1996). Hauptsächlich werden immunoblastische Lymphome (60%), Burkitt-Lymphome (20%) und primäre ZNS-Lymphome (20%) gefunden. Letztere müssen differentialdiagnostisch von der bis über 30% vorkommenden zerebralen Toxoplasmose differentialdiagnostisch abgegrenzt werden (Pohle und Eichenlaub 1987). Die Indikation zu Chemotherapie und Strahlentherapie sollte entsprechend einer Stadieneinteilung gestellt werden (Huhn et al. 1993).

Kryptokokkose

Die Kryptokokkose ist eine lebensgefährliche Erkrankung, die sich meist als Meningitis manifestiert. Zu Beginn der AIDS-Epidemie erkrankten noch 5 bis 8% der AIDS-Patienten an einer Kryptokokkose. Heute tritt sie wahrscheinlich durch die intensive Behandlung der meisten Patienten mit Fluconazol bei Candida albicans Infektionen (siehe dort) selten auf (Emminger und Eichenlaub 1995). Bei Fieber und Kopfschmerzen sollte an eine Kryptokokkenmeningitis bzw. -meningoenzephalitis gedacht werden. Eine Nackensteife wird bei 30% nicht beobachtet (Levy und Bredesen 1988). Die Diagnose kann anhand eines Liquor-Tuschepräparats gestellt werden. Im Latextest kann eine Infektion frühzeitig erfaßt werden. Er eignet sich auch als Verlaufsparameter. Therapeutisch wird in unserem Haus eine Dreifachkombination mit Fluconazol (Diflucan®) 2 x 200 mg/d, Amphotericin B beginnend mit 0,1 mg/kg Körpergewicht bis 0,5 mg/kg Körpergewicht/d und Flucytosin (Ancotil®) 150 mg/kg Körpergewicht/d über 4 bis 6 Wochen gegeben. Anschließend muß als Rezidivprophylaxe Fluconazol 1 x 200 mg/d lebenslang gegeben werden. Die Behandlung mit Amphotericin B ist wegen der großen Nephrotoxizität nicht unproblematisch. Zu Beginn sind die Nierenfunktionsstörungen noch reversibel. An Allgemeinerscheinungen können ca. 3 Stunden nach Infusion Fieber, Schüttelfrost, Erbrechen und Kreislaufkollaps auftreten. Häufig kommen Thrombophlebitiden an den Injektionsstellen vor. Das liposomale Amphotericin wird besser vertragen. Flucytosin wird gut vertragen. Die häufigen Nebenwirkungen (bis zu 50%) Leukopenie, Thrombozytopenie und Anämie sind reversibel.

12.1.3 Haut- und Weichteilinfektionen

Fast jeder IVDA zieht sich aufgrund häufiger Injektionen mit unsterilen Nadeln bakterielle Infektionen der Haut und Weichteile zu. Die Krankheitsbilder umfassen eine einfache Phlegmone, einen Abszeß, eine nekrotisierende Fasciitis und lebensbedrohliche septische Thrombophlebitiden. Lokale Gewebenekrosen werden häufig wegen der stark vasokonstriktorischen Wirkung des Kokains bei Kokaininjektionen in kleine Gefäße beobachtet, aber auch bei Heroininjektionen bedingt durch Streckstoffe. Immer sollte versucht werden, den Erreger in Kulturen anzuzüchten, um entsprechend dem Antibiogramm antibiotisch behandeln zu können. Dies gelingt bei Phlegmonen häufig nicht, die jedoch meist von Streptokokken oder Staphylococcus aureus verursacht werden. Dementsprechend werden β-Lactamase-stabile Antibiotika eingesetzt. Dies können Penicilline in Kombination mit β-Lactamase-Inhibitoren, z. B. Ampicillin plus Sulbactam (Unacid®, Unacid PD®) 3 x 5 g i. v. bzw. bei leichten Infektionen oral, oder Ampicillin plus Clavulansäure (Augmentan®) 3 x 1 Tbl. à 0,625 mg bzw. 3 x 1,2 g i. v., oder Cephalosporine, z. B. Cefuroxim (Zinacef®) oder Cefotiam (Spizef®) 3 x 1,5 bis 2 g/d sein, die über 10 bis 14 Tage gegeben werden.

Abszesse müssen inzidiert und eventuell drainiert werden. Hierbei können die Erreger meist durch Aspiration und Beimpfen einer Kultur angezüchtet werden. Häufig sind Staphylokokken, aerobe und anaerobe Mischinfektionen seltener. Behandelt wird entsprechend dem Antibiogramm. Bei Mischinfektionen sind Regime mit breiter Wirkung gegen gramnegative und grampositive Keime notwendig (Friedland und Selwyn 1995, Stille 1997). Lokal können Nitrofurazon (Furacin®, Nifucin®)-Verbände angelegt werden. Nitrofurazon darf jedoch nicht während der Schwangerschaft angewandt werden.

An die lebensbedrohliche nekrotisierende Fasciitis und Myositis muß bei IVDA, auch wenn sie selten auftreten, immer gedacht werden. Klinisch fallen große Druckempfindlichkeit und Schmerzen, sowie evtl. ein hörbares Knistern auf. Die Röntgen-Weichteilaufnahme zeigt unter Umständen Gas. Es handelt sich dabei meist um Mischinfektionen bestehend aus gramnegativen, grampositiven Bakterien und Anaerobiern. Entsprechend müssen Cephalosporine der 3. Generation wie Cefotaxim (Claforan®) oder Ceftriaxon (Rocephin®) eventuell in Kombination mit Metronidazol (Clont®, Flagyl® u. a.) gegeben werden. Bei Verdacht auf den durch Clostridium perfringens verursachten Gasbrand muß sofort chirurgisch eingegriffen werden: Die Entzündungsherde werden breit freigelegt, sämtliche Nekrosen werden ausgeräumt, die Wunde mit Wasserstoffperoxid gespült und offen gelassen. Gleichzeitig wird eine antibiotische Behandlung mit 3 bis 4 x 10 Mio. E. Penicillin G i. v. eingeleitet. Ebenfalls wirksam, z. B. bei Penicillinallergie, sind Metronidazol und Imipenem (Zienam®, Tienam®, Primaxin®).

Nach Injektionen in die V. jugularis und V. femoralis können septische Thrombophlebitiden mit septischen Lungenembolien entstehen. Der Erreger kann durch Beimpfen von Kulturen mit Venenblut gefunden werden. Entsprechend dem Antibiogramm muß hochdosiert antibiotisch meist über drei Wochen behandelt werden (Abschnitt 12.1.4).

12.1.4 Sepsis

Eine systemische Reaktion auf eine Invasion durch Mikroorganismen bezeichnet man als Sepsis (Munford 1995). Diese Reaktion beinhaltet die Aktivierung einer Vielzahl von lokalen und systemischen Mediatorsystemen und inflammatorisch kompetenten Zellen, die diffuse entzündliche Prozesse in zahlreichen Mikrozirkulationsgebieten und inadäquate Gewebsperfusion bis zum Multiorganversagen nach sich ziehen (Seeger et al. 1995). Hypotension und Multiorganversagen kennzeichnen den septischen Schock. 40% aller Sepsispatienten entwickeln einen septischen Schock mit einer Letalität von 40 bis 80%.

Definitiv kann eine Sepsis aufgrund typischer Symptome wie Tachykardie, Tachypnoe, veränderter Bewußtseinszustand, Splenomegalie, Fieber, Schüttelfrost, Leukozytose mit Linksverschiebung, aber auch Leukopenie, Thrombozytopenie, Nachweis eines Ausgangsherdes und septischer Metastasen (Tab. 12.11) nur bei gleichzeitigem Nachweis von Erregern aus dem Blut oder aus einem Infektionsgebiet diagnostiziert werden. Bei IVDA können die Symptome jedoch auch fast völlig fehlen. Fast alle IVDA können über einen erlebten shake berichten, einen einmaligen Schüttelfrost, der durch eine transitorische Bakteriämie nach intravenöser Injektion ausgelöst wurde. Nur selten entwickelt sich daraus eine Sepsis.

Bei IVDA mit Verdacht auf Sepsis kommen allerdings unsterile Injektionen ursächlich und entzündete Einstichstellen als Eintrittspforten für eine Sepsis in

Tab. 12.11: Symptome der Sepsis.

Tachykardie
Tachypnoe
Bewußtseinsstörungen
Splenomegalie
Fieber
Schüttelfrost
Leukozytose mit Linksverschiebung
selten auch Leukopenie
Thrombopenie
Ausgangsherd
septische Metastasen

erster Linie in Betracht. Die häufigsten Erreger sind dementsprechend Streptokokken und Staphylokokken. Jedoch kommen auch viele andere Keime in Frage (Abschnitt 12.1.5). Nach Materialgewinnung in Form von Blutkulturen, Eiter, Sputum, Liquor und Punktaten aus infizierten Herden zum möglichen Erregernachweis sollte rasch mit einer antibiotischen, ein großes Erregerspektrum abdeckenden Behandlung begonnen werden. Mögliche Kombinationen sind: Piperacillin (Pipril®) 3 x 4 g i. v. eventuell plus 3 x 1 g Sulbactam (Combactam®) und Cefotaxim (Claforan®) 4 x 2 g i. v. als Kurzinfusion. Bei Staphylokokkenverdacht sollte zusätzlich Vancomycin (Vancomycin CP Lilly®) 4 x 0,5 g gegeben werden.

Sollte der Fokus noch nicht gefunden sein, muß gezielt sonographisch und radiologisch einschließlich Computertomographie und Kernspintomographie nach ihm gesucht werden. Nach dem alten Motto „ubi pus, ibi evacua" muß der Focus chirurgisch entfernt bzw. inzidiert oder drainiert werden. Wenn immer möglich, sollten prothetische Materialien wie Venenverweilkatheter und Portsysteme[1] entfernt werden. Auch lebenswichtige Fremdkörper wie Herzschrittmacher und Ersatzklappen müssen nach kurzem konservativen Therapieversuch mit Antibiotika ausgewechselt werden.

Der septische Schock bedarf zusätzlicher intensivmedizinischer Maßnahmen. Die intensivmedizinische, symptomatische Therapie beinhaltet die Unterstützung des Kreislaufes, den Elektrolytausgleich, die Bilanzierung des Säure-Basen-Haushalts, die Therapie von Gerinnungsstörungen bzw. einer Verbrauchskoagulopathie (DIC), und die Unterstützung der Atmung bis hin zur Überbrückung von Organausfällen, z. B. Intubation und kontrollierte Beatmung mit PEEP bei ARDS (Adult respiratory distress syndrom) oder Peritonealdialyse bei Nierenversagen. Der Kreislauf wird bei hypotensiven Patienten primär durch Volumensubstitution gestützt. Initial werden in der Regel 1 bis 2 Liter isotone Kochsalzlösung benötigt. Häufig müssen vasoaktive und positiv inotrope Pharmaka wie Dopamin (Dopamin-Nattermann®, Dopamin Giulini®, Dopamin Fresenius® u. a.), Dobutamin (Dobutrex® u. a.), Epinephrin (Suprarenin®, Adrenalin Jenapharm®) und Norepinephrin (Arterenol®, Noradrenalin Jenapharm®) gegeben werden.

Die Volumengabe und Katecholamingaben müssen sorgfältig den aktuellen Bedingungen angepaßt werden und anhand des intrapulmonalen Wedge-Druckes und des zentralen Venendruckes (ZVD) überwacht werden. Der intrapulmonale Wedge-Druck sollte zwischen 10 und 15 mm Hg liegen, der ZVD zwischen 10 und 12 mm Hg. Eine ausreichende Urinproduktion kann durch kontinuierliche Flüssigkeitszufuhr gewährleistet werden. Eventuell müssen entsprechend der Bilanz Diuretika, primär Furosemid (Lasix® u. a.) 3 x 20 mg bis 500 mg/d injiziert werden. Elektrolytdefizite werden entsprechend substituiert. Der Ausgleich einer Azidose mit einem pH <7,2 mit Bicarbonat ist umstritten.

Bei einer Verbrauchskoagulopathie müssen Fresh frozen plasma (FFP), eventuell auch Gerinnungsfaktoren und Thrombozytenkonzentrate transfundiert werden (Munford 1995). Die Forschung konzentriert sich auf Medikamente gegen Endotoxine und Mediatoren. Empfehlungen können derzeit nicht gegeben werden. Durch hochdosierte Methylprednisolongabe konnte die Letalität nicht gesenkt werden (Veterans Administration Systemic Sepsis Cooperative Study Group 1987).

Angesichts der hohen Letalität der Sepsis ist eine Prophylaxe sinnvoll: Die IVDA sollten vom medizinischen Personal darüber informiert werden, wie sie steril spritzen.

12.1.5 Infektöse Endokarditis

Die infektiösen Endokarditiden können in drei Gruppen unterteilt werden: Endokarditis bei IVDA, Nativ-Klappenendokarditis und Endokarditis nach Implantation von Herzklappenprothesen. Unterschieden wird ein akuter und subakuter Verlauf. Das Risiko für IVDA an einer Endokarditis zu erkranken, liegt zwischen 2 und 5% (Sande et al. 1992). Besonders hoch scheint das Risiko für intravenös Kokainabhängige zu sein (Chambers et al. 1987). Von 1150 IVDA, die stationär behandelt werden mußten, wurde bei 74 Patienten (6,4%) eine Endokarditis gefunden (Levine et al. 1986).

---

[1] Ein Portsystem besteht aus einer kleinen Kammer, die in die äußere Schicht der Brustwand ähnlich einem Herzschrittmacher implantiert wird und einem von der Kammer abgehenden Schlauch, der innen in eine große Hohlvene eingeführt wird. Eine Kammerwand besteht aus einer Membran, die durch die Haut beliebig oft mit Punktionsnadeln punktiert werden kann, so daß über mehrere Wochen mehrmals täglich Medikamente und Infusionslösungen intravenös verabreicht werden können.

Während insgesamt Streptokokken, v. a. Streptococcus viridans, für die meisten Endokarditiden verantwortlich sind, werden die Endokarditiden bei IVDA zu 60 bis 90% durch Staphylococcus aureus (S. aureus) verursacht (Schuler 1994, Friedland und Selwyn 1995). Neben den erwähnten Streptokokken und Staphylokokken bilden mit 10% die Enterokokken die drittgrößte Gruppe insgesamt und auch bei IVDA. Mehrere Bakterien werden als HACEK-Gruppe zusammengefaßt: Haemophilus, Actinobacillus, Cardiobacterium, Eikenella und Kingella.

Fast jede Bakterienart kann eine Endokarditis hervorrufen. So werden auch Corynebacterium diphteriae (Huber-Schneider et al. 1994), Pseudomonas aeruginosa, Pseudomonas cepacia, Serratia marcescens u. a. bei bis zu 7% der Patienten gefunden (Levine et al. 1986, Sande et al. 1992, Hecht und Berger 1992). Auch an eine Infektion mit Pilzen, hauptsächlich Candida, muß gedacht werden (Kaye 1995). Bei 550 IVDA mit Endokarditis wurden bei 5% Pilze, hauptsächlich Candida albicans, als verursachende Erreger gefunden (Karchmer 1997).

Die Rechtsherzendokarditis stellt eine Besonderheit bei den IVDA dar: Die Obduktion von 80 an einer Endokarditis erkrankten IVDA ergab bei 44% Veränderungen an der Trikuspidalklappe, bei 43% an der Mitralklappe, bei 40% an der Aortenklappe und bei 3% an der Pulmonalklappe (Dressler und Roberts 1989). Während ein Befall der linken Herzklappen mit S. aureus häufig mit einem foudroyanten Verlauf und einer hohen Mortalität von 25 bis 40% assoziiert ist (Wilson et al. 1995), kann die Trikuspidalklappenendokarditis gut behandelt werden (Chambers 1993, Torres-Tortosa 1994). Bei Rechtsherzversagen und pulmonalen septischen Embolien durch Befall der Pulmonalklappe mit Staphylococcus aureus wird über eine erfolgreiche chirurgische Intervention mit Klappenersatz berichtet (Chatel et al. 1996).

Die Krankheit kann schleichend mit leichtem Fieber und Unwohlsein, aber auch v. a. bei Staphylococcus aureus akut mit hohem Fieber beginnen. Fieber mit Tachykardie findet sich fast immer bei Endokarditis. Über dem Herzen sind Klappengeräusche zu auskultieren, nicht jedoch bei Befall der Trikuspidalklappen. Eine Splenomegalie kann bei 15 bis 50% der Patienten palpiert werden. Bei bis zu 40% treten Petechien auf. Bei 7 bis 10% der Patienten können an Finger- und Zehenkuppen kleine, schmerzempfindliche Knötchen, sogenannte Osler-Knötchen, getastet werden, die nach Stunden oder Tagen wieder verschwinden. Dauert die Krankheit sehr lange an, bilden sich Uhrglasnägel. Embolische Ereignisse im Gehirn mit neurologischen Ausfällen oder in die Nieren werden bei ca. 20 bis 40% der Patienten beobachtet, Lungenembolien können bei Rechtsherzendokarditis der IVDA oder bei Links-Rechts-Shunt auftreten. Eine Rechtsherzendokarditis kann wegen fehlender Klappengeräusche und Emboliezeichen sehr schwer zu diagnostizieren sein. Bei einer Pneumonie bei IVDA sollte immer auch an eine Rechtsherzendokarditits gedacht werden. Häufige Symptome sind Schüttelfrost (42 bis 75%), Schweißausbrüche (25%), Appetitlosigkeit (25 bis 55%), Gewichtsverlust (25 bis 35%), Unwohlsein (25 bis 40%), Dyspnoe (20 bis 40%), Husten (25%), Kopfschmerzen (15 bis 40%), Übelkeit und Erbrechen (15 bis 20%), Gliederschmerzen (15 bis 30%), Thoraxschmerzen (8 bis 35%) und abdominelle Beschwerden (5 bis 15%).

Laborchemisch fallen eine erhöhte Blutsenkungsgeschwindigkeit (BSG) und ein erhöhtes CRP auf. Bei 80% kann eine Anämie festgestellt werden, eventuell auch eine Leukozytose. Häufig sind auch Rheumafaktoren und zirkulierende Immunkomplexe vor allem bei subakutem Verlauf nachweisbar. Der Erregernachweis sollte vor Beginn der antibiotischen Therapie durch Abnahme von drei anaeroben und aeroben Blutkulturen versucht werden. Bei über 95% der Patienten mit Endokarditis sind die Blutkulturen positiv (Kaye 1995). Mögliche Klappenvegetationen können mittels transthorakaler bzw. bei Rechtsherzendokarditis transösophagealer Herzechokardiographie gesehen werden.

Bei dringendem Verdacht muß initial vor Erhalt des Erregernachweises antibiotisch behandelt werden. Dabei muß das wahrscheinliche Keimspektrum bei IVDA (siehe oben) berücksichtigt werden: bei akutem klinischen Verlauf sollte in dieser Situation eine Kombinationsbehandlung mit Vancomycin, Gentamicin und Ceftriaxon gewählt werden. Ein subakuter Verlauf spricht eher für Streptokokken. Entsprechend sollte primär Penicillin G in Kombination mit Gentamicin appliziert werden (Tab. 12.12). In der Regel müssen die Medikamente intravenös injiziert oder als Kurzinfusion infundiert werden. Kann der Erreger isoliert werden, wird die Therapie aufgrund der im Agardiffusionstest gefundenen minimalen Hemmkonzentration (MHK) und minimalen bakteriziden Konzentration (MBK) entsprechend umgestellt. Grundsätzlich sollten bakterizid wirksame Antibiotika ausgewählt werden und synergistische Effekte genutzt werden, wie sie z. B. für die Kombination von Penicillin und Aminoglykosiden bekannt sind.

Wird in den Blutkulturen kein Keim gefunden, so behält man die begonnene Therapie bei, sofern sie Wirkung zeigte. Andernfalls muß an seltene Erreger gedacht werden und entsprechend antibiotisch behandelt werden. Bei gesicherten oxacillinsensiblen Staphylokokken (MHK ≤ 1 µg/ml) wird Flucloxacillin (Staphylex®, Flucloxacillin®) 4 x 2 g i. v. über 4 bis 6 Wochen als Kurzinfusion infundiert plus Gentamicin (Refobacin® u. a.) 3 mg/kg KG als Kurzinfusion über die ersten fünf Tage infundiert. Werden oxacillinresistente Staphylokokken (MHK > 1µg/ml) ermittelt, so wird Vancomycin (Vancomycin® u. a.) 4 x 0,5 g/d über 4 bis 6 Wochen verabreicht. Gentamicin kann auch hier die ersten Tage zusätzlich gegeben werden.

IVDA, die eine prothetische Klappe oder anderes prothetisches Material in sich tragen, sollten bei nachgewiesenen Staphylokokken als dritte Substanz Rifampicin (Rifa®, Rimactan®, Eremfat®) 900 mg per os über 6 Wochen er-

Tab. 12.12: Behandlungsbeginn einer infektiösen Endokarditis bei IVDA bei noch nicht bekanntem Erreger.

Verlauf	Anzunehmende Erreger	Antibiotika	Dosis
akut	Staphylokokken (Enterokokken)	Vancomycin plus Gentamicin plus Ceftriaxon oder Cefotaxim	4 x 0,5 g/die i. v. 240 mg/die i. v. 1 x 2(-4) g/die 3 x 2 g/die
subakut	Streptokokken	Penicillin G plus Gentamicin	4–6 x 5 Mio. E/die i. v. 240 mg/die i. v.

Tab. 12.13: Antibiotikatherapie bei IVDA mit Endokarditis und gesichertem Erreger.

Erreger	Antibiotika	Dosis	Dauer
oxacillinsensible Staphylokokken, MHK ≤ 1 µg/ml	Flucloxacillin plus Gentamicin	4 x 2 g/die i. v. 240 mg/die i. v.	4–6 Wochen* 5 Tage
oxacillinresistente Staphylokokken, MHK > 1 µg/ml	Vancomycin plus Gentamicin**	4 x 0,5 g/die i. v. 240 mg/die i. v.	4–6 Wochen 5 Tage
Streptokokken, MHK ≤ 1 µg/ml	Penicillin G alleine oder plus Gentamicin	4–6 Mio. E/die i. v. 240 mg/die i. v.	4 Wochen 2 Wochen
Streptokokken, MHK > 1 µg/ml	Penicillin G plus Gentamicin oder Vancomycin plus Gentamicin	4–6 Mio. E/die i. v. 240 mg/die i. v. 4 x 0,5 g/die i. v. 240 mg/die i. v.	4 Wochen 2 Wochen 4 Wochen 2 Wochen
Streptokokken bei Penicillin-unverträglichkeit	Vancomycin plus Gentamicin	4 x 0,5 g/die i. v. 240 mg/die i. v.	4 Wochen 2 Wochen
Enterokokken	Mezlocillin plus Gentamicin	3 x 5 g/die i. v. 240 mg/die i. v.	4–6 Wochen 4–6 Wochen
Enterokokken bei Penicillin-unverträglichkeit	Vancomycin plus Gentamicin	4 x 0,5 g/die i. v. 240 mg/die i. v.	4 Wochen 4 Wochen
Pseudomonas aeruginosa	Piperacillin oder Azlocillin oder Ceftazidim oder Imipenem plus jeweils Tobramycin	3 x 6 g/die i. v. 4 x 5 g/die i. v. 3 x 2 g/die i. v. 4 x 1 g/die i. v. 240 mg/die i. v.	6 Wochen 6 Wochen 6 Wochen 6 Wochen 4 Wochen
HACEK-Gruppe	Ampicillin oder Ceftriaxon plus jeweils Gentamicin	3 x 4 g/die i. v. 1 x 2 g/die i. v. 240 mg/die i. v.	4 Wochen 4 Wochen 4 Wochen

* Bei ausschließlichem Befall der Trikuspidalklappe eventuell nur 2–4 Wochen.
** Antibiotikatherapie bei IVDA mit Endokarditis, gesichertem Erreger und prothetischer Klappe zusätzlich Rifampicin 900 mg per os über 6 Wochen.

halten (Wilson et al. 1995). Ist nur die Trikuspidalklappe befallen, kann auch kürzer als vier Wochen behandelt werden (Chambers 1993, Torres-Tortosa 1994). Werden Streptokokken in den Blutkulturen festgestellt, so wird bei Penicillinsensibilität mit einer MHK ≤0,1µg/ml Penicillin G 4 bis 6 x 5 Mio. E/d über vier Wochen i. v. alleine oder in Kombination mit Gentamicin 3 mg/kg KG/d die ersten zwei Wochen verabreicht. Bei Penicillinunverträglichkeit wird Penicillin G durch Vancomycin 4 x 0,5 g/d i. v. ersetzt. Bei einer MHK

Penicillin G > 0,1 µg/ml wird stets Penicillin G plus Gentamicin bzw. bei Penicillinunverträglichkeit Vancomycin plus Gentamicin gegeben (Tab. 12.13).

Enterokokken sind gegenüber β-Lactam-Antibiotika zunehmend resistent. Immer sollte mit einem Aminoglykosid kombiniert werden, um den synergistischen Effekt zu nutzen. Mezlocillin (Baypen®) besitzt in vitro die günstigste Aktivität unter den Ampicillinderivaten (Horstkotte 1995). Empfohlen wird daher Mezlocillin 3 x 5 g/d über 4 bis 6 Wochen plus Gentamicin 3 mg/d KG über 4 bis 6 Wochen. Bei Penicillinunverträglichkeit, aber auch Enterococcus faecium wird anstelle von Mezlocillin Vancomycin gegeben (Tab. 12.13). Eine durch Pseudomonas aeruginosa verursachte Endokarditis wird mit Piperacillin (Pipril®) 3 x 6 g/d, Azlocillin (Securopen®) 4 x 5 g/d, Ceftazidim (Fortum®) 3 x 2 g/d oder Imipenem (Zienam®, Tienam®, Primaxin®) 4 x 1 g/d jeweils über 6 Wochen plus jeweils mit Tobramycin (Gernebcin®, Obracin®, Tobrex®) 3 mg/kg KG/d über 4 Wochen behandelt. Bei der HACEK-Gruppe ist Ampicillin (Amblosin®, Binotal®, Pen-Bristol® u. a.) 3 x 4 g/d oder Ceftriaxon (Rocephin®) 2 g/d in Kombination mit Gentamicin (Refobacin® u. a.) 3 mg/kg KG/d über 4 Wochen gut wirksam. Gentamicin und Tobramycin sind oto- und nephrotoxisch.

Regelmäßig muß der Serumspiegel dieser Substanzen bestimmt werden. Grundsätzliche Kontraindikation für jedes Antibiotikum ist eine bekannte Unverträglichkeit gegen die Substanz. Häufige und schwerwiegende Nebenwirkungen sind in der Tab. 12.14 dargestellt. Bei IVDA sollte bei Endokarditisverdacht immer auch versucht werden, Pilze in den Blutkulturen anzuzüchten. Vor allem kommen Candida, seltener

Tab. 12.14: Häufige Nebenwirkungen der Antibiotikatherapie.

Antibiotikagruppe	Nebenwirkungen (NW)
Aminoglykoside	Vestibularis- und Akustikusschädigungen v. a. bei Niereninsuffizienz, Nephrotoxizität. Allergische Reaktionen. Selten: Parästhesien, Tetanie, Muskelschwäche. Komplikation: Bei schneller i. v.-Injektion einer hohen Dosis kann ein Atemstillstand aufgrund neuromuskulärer Blockaden auftreten.
Penicilline	Allergische Reaktionen (0,5–1%): Möglich sind Sofortreaktionen (Typ I), verzögerte Reaktionen und Spätreaktionen, zerebrale Krampfanfälle. Herxheimer Reaktion: Bei Penicillinbehandlung einer Lues: Fieber, Schüttelfrost, Allgemein- und Herdreaktionen.
Cephalosporine	Allergische Reaktionen (1–4%), aber seltener als bei Penicillin; anaphylaktischer Schock, allergische Neutropenie (reversibel).
Chinolone	Insgesamt gut verträglich, bei 6% NW: Übelkeit, Erbrechen, Diarrhoe, Magenschmerzen. Selten: Schwindel, Kopfschmerzen, Erregtheit, Ängstlichkeit, Krampfanfälle. Exantheme, Juckreiz, Gesichtsödem Transaminasenanstieg, Leberschädigungen

Tab. 12.15: Indikationen zur chirurgischen Intervention und Klappenersatz.

Anhaltendes Fieber und anhaltende Infektionszeichen unter Antibiotikatherapie
Klappendysfunktion
Herzinsuffizienz
Rezidivierende Embolien
Myokardialer Abszeß oder Ringabszeß
Pilzendokarditis
Staphylokokkenendokarditis der Mitral- und Aortenklappe (relative Indikation)
Große Klappenvegetationen

auch Aspergillus in Frage. Begonnen wird mit der Behandlung mit Amphotericin B in ansteigender Dosierung bis zu 1 mg/kg KG/d in Kombination mit Flucytosin 150 mg/kg/d (siehe Candidose, S. 126, Kryptokokkose, S. 130). Eine medikamentöse Ausheilung ist kaum möglich. Bei großen septischen Emboli muß chirurgisch interveniert werden. V. a. Aspergillus zerstört schnell die Klappen, so daß die betroffenen Klappen rechtzeitig operativ entfernt und ersetzt werden müssen (Tab. 12.15). Die Erfahrungen mit Fluconazol sind noch gering.

Die Patienten entfiebern in der Regel nach drei bis sieben Tagen medikamentöser Behandlung. Die Antibiotika bzw. Antimykotika müssen allerdings in jedem Fall über den vorgegebenen Zeitraum gegeben werden, auch wenn vorher eine deutliche Besserung eintritt. Anschließend sollte mindestens eine Woche sorgfältig auf neu auftretende Infektionszeichen geachtet werden. Außerdem sollten Blutkulturen abgenommen werden, um eine erneute Bakteriämie frühzeitig zu erkennen.

Anhaltendes Fieber und Infektionszeichen, Klappendysfunktion und Herzinsuffizienz, rezidivierende Embolien, ein myokardialer Abszeß oder ein Ringabszeß stellen die Indikation zur chirurgischen Intervention dar (Schuler 1992). Auch eine Pilzendokarditis nach optimaler medikamentöser Therapie ist eine absolute Indikation zum operativen Eingriff (Karchmer 1997). Relativ indiziert ist ein operativer Eingriff bei Staphylokokkenendokarditiden der Aorten- und Mitralklappe, Rezidive nach optimaler medikamentöser Therapie, einer blutkultur-negativen Endokarditis mit anhaltendem unerklärbarem Fieber über 10 Tage und großen Klappenvegetationen (Tab. 12.15).

Streptokokkenendokarditiden und Staphylokokkenendokarditiden der Trikuspidalklappe werden zu 90% geheilt. Dagegen sterben 40% der Patienten mit durch Staphylokokken bedingten Linksherzendokarditiden (Kaye 1995).

12.1.6 Akuter Arterienverschluß

Durch versehentliche intraarterielle Injektion kann vor allem in den abhängigen Partien im Endstromgebiet ein akuter Arterienverschluß auftreten. Die Minderperfusion führt zur Hypoxie des abhängigen Gewebegebietes mit entsprechendem Funktionsausfall. Klinische Leitsymptome sind der plötzlich einschießende Schmerz, die Blässe und die Gefühlsstörung. Bei Verschlüssen größerer Arterien kommen Pulslosigkeit, Bewegungsunfähigkeit und Schocksymptomatik hinzu. Meist sind jedoch sehr periphere Arterien betroffen. Primär werden 5000 E Heparin intravenös injiziert, um einen Appositionsthrombus zu vermeiden. Eine anschließende lokale Fibrinolysetherapie ist bei peripheren Verschlüssen der operativen Embolektomie vorzuziehen. Grundsätzlich sollte immer auch an eine bakterielle Embolie aufgrund einer Endokarditis gedacht werden, wenn als Ursache des Verschlusses nicht eindeutig eine intraarterielle Injektion feststeht.

12.2 Somatische Folgestörungen aufgrund akuter und chronischer Drogenwirkung

12.2.1 Angina pectoris, Myokardinfarkt

Die katecholaminerge Kokainwirkung mit Tachykardie, Hypertonie und Vasokonstriktion auch der koronaren Herzgefäße kann v. a. bei Patienten mit bereits manifester koronarer Herzkrankheit (KHK), aber auch bei Herzgesunden einen Angina pectoris-Anfall mit retrosternalen Schmerzen, die in Schulter, Hals, Unterkiefer, bevorzugt linken Arm bis in die Fingerspitzen ausstrahlen, auslösen. Im Extremfall entsteht durch einen Vasospasmus der Herzkranzgefäße ein Myokardinfarkt (Evequoz 1996, Hollander 1996, Rossi 1990, Coleman 1982). Entscheidend ist, auch bei jungen Patienten, die Kokain konsumieren, die Symptome ernst zu nehmen und an einen Angina pectoris-Anfall oder Myokardinfarkt zu denken (Backmund 1997). Notfallmäßig wird präklinisch ein Angina pectoris-Anfall bei einem systolischen Blutdruck >100 mmHg mit 2 Hub Nitrospray behandelt. Verschwinden die retrosternalen Schmerzen nicht nach 5 Minuten, muß ein Myokardinfarkt angenommen werden und dementsprechend behandelt werden: Sauerstoffgabe 4 bis 6 l/Minute über Nasensonde, Legen eines peripheren Venenzugangs, intravenöse Injektion von 500 bis 1000 mg Acetylsalicylsäure (Aspisol®), 5 bis 20 mg Morphin (Morphin Merck®, MSI Mundipharma®) bis zur Schmerzfreiheit und 5000 IE Heparin. Anschließend muß der Patient unter Arztbegleitung in ein Krankenhaus auf die Intensivstation gebracht werden.

12.2.2 Bluthochdruckkrisen

Eine Kokainintoxikation führt häufig zu Bluthochdruckkrisen mit Hirnmassenblutung als schwere Komplikation (Hibler und Zilker 1994). Ebenso können Amphetamin-, seltener auch Cannabisintoxikationen zu hypertensiven Krisen führen. Eine Bluthochdruckkrise kommt auch als Symptom eines schweren Opioidentzugssyndroms vor. Die Bluthochdruckkrisen aufgrund von Intoxikationen werden primär mit Nitrospray, Nifedipin-Kapseln 10 mg (Adalat®, Aprical® u. v. a.) behandelt. Reicht diese Behandlung nicht, so wird Urapidil (Ebrantil®) 25 bis 50 mg langsam intravenös injiziert. Bluthochdruckkrisen während des Opioidentzuges werden bei einer Dosisreduktionsbehandlung mit Methadon am besten durch eine kurzfristige Dosissteigerung des Methadons oder durch Clonidin (Catapresan®, Clonidin-ratiopharm®, Haemiton®, Paracefan®) 0,15 mg i. v. behandelt (Backmund 1997).

12.2.3 Ateminsuffizienz und Atemstillstand

Ateminsuffizienz und Atemstillstand sind lebensbedrohliche Folgen einer Überdosierung mit Kokain, Amphetaminen und Opioiden (s. Abschnitt 4.2), häufig auch einer Mischintoxikation mehrerer Substanzen. Lebensrettend sind Notfallmaßnahmen entsprechend den ABC-Regeln nach Alarmierung des Notarztes: Atemwege freimachen und erst mit Maske, dann nach Intubation mit Beutel jeweils unter 100%iger Sauerstoffzufuhr beatmen. Meist findet der Notarzt die intoxikierten Patienten zwar mit Atemstillstand, jedoch mit noch ausreichendem Herzkreislauf vor, so daß die Prognose günstig ist. Wird aus differentialdiagnostischen Gründen oder nicht ausreichend behandelbarer Ateminsuffizienz ein Antidot gegeben, muß mit einem akut einsetzenden Entzugssyndrom mit Erbrechen und Aspiration von Erbrochenem sowie einem akuten Erregungszustand mit Eigen- und Fremdgefährdung gerechnet werden (Backmund 1997). Als Antidot wird Naloxon (Naloxon Curamed®, Narcanti®), 0,4 mg in NaCl 0,9% 1:10 verdünnt langsam fraktioniert injiziert. Die Patienten müssen intensivmedizinisch weiterbehandelt werden. 1996 wurden am Krankenhaus München Schwabing 1040 Patienten wegen Drogen- und Alkoholintoxikationen intensivmedizinisch behandelt (nicht publiziert).

12.2.4 Herzkreislaufstillstand

Eine Überdosis mit Kokain und Amphetaminen kann zu einem meist hyperdynamen Herzkreislaufstillstand führen. Sofort muß mit der kardiopulmonalen Reanimation (CPR) begonnen werden. Der gerufene Notarzt wird bei Kammerflimmern primär mit 200 Joule, dann mit 360 Joule defibrillieren. Gelingt die Wiederbelebung, müssen die Patienten auf einer internistischen Intensivstation weiterbehandelt werden. Infolge eines länger anhaltenden Atemstillstandes bei Opioidintoxikation tritt ebenfalls ein Herzkreislaufstillstand ein, jedoch meist ein hypodynamer (Asystolie).

12.2.5 Anaphylaktische Reaktion

Eine anaphylaktische Reaktion tritt innerhalb von Minuten nach Kontakt mit einem spezifischen Antikörper bei sensibilisierten Menschen auf und kann in einem Zeitraum von wenigen Minuten bis Stunden tödlich verlaufen. Auslöser können sowohl die Opioide sein als auch Stoffe, mit denen das Heroin gestreckt wird. Es lassen sich anhand der Symptome vier Stadien unterscheiden (Tab. 12.16). Ab Stadium II werden zu

Tab. 12.16: Stadien der Anaphylaxie (siehe auch Sefrin 1991).

Stadium	Symptome
I	Haut- und Schleimhautreaktion, Brennen und Pruritus, Unruhe, Kopfschmerzen
II	pulmonale und/oder kardiale Reaktionen, Urtikaria
III	Schock, schwere Dyspnoe, Bewußtseinstrübung
IV	Kreislaufstillstand

Tab. 12.17: Therapie der Anaphylaxie.

Stadium	Therapie
I	Sauerstoffapplikation über Nasensonde oder Maske H1- und H2-Blocker intravenös, z. B.: Clemastin (Tavegil®) 2–4 mg und Cimetidin (Tagamet®, Cimehexal® u. a.) 200–400 mg i. v.
II	wie I und Volumensubstitution mit Ringerlactat 500–1000 ml i. v. Prednisolon (Solu-Decortin H®) 250–500 mg i. v. Epinephrin (Adrenalin®, Suprarenin®) 1 ml auf 9 ml 0,9% NaCl langsam und fraktioniert i. v.
III	wie II und Noradrenalin (Arterenol®, Noradrenalin®) 1 ml auf 9 ml 0,9% langsam und fraktioniert i. v.
IV	Cardiopulmonale Reanimation (CPR)

den Haut- und Schleimhautreaktionen pulmonale und kardiale Symptome beobachtet. Stadium I bis II können mit H1-, H2-Blockern und Cortison behandelt werden (Tab. 12.17). Manchmal werden bereits im Stadium II Katecholamine benötigt, die im Stadium III und IV obligat eingesetzt werden müssen (Tab. 12.17).

12.2.6 Rhabdomyolyse

Rhabdomyolyse und Myoglobinurie sind Komplikationen akuter Intoxikationen, insbesondere Heroin- oder Kokainüberdosierungen (Bakir und Dunea 1996, Ruttenber et al. 1997), aber auch Amphetaminintoxikationen (Screaton 1992). In einer prospektiven Studie betrug die Inzidenz einer Rhabdomyolyse bei akuten Intoxikationen 7,7%. Ursache der Intoxikationen mit Rhabdomyolyse waren zu 30% Heroin und 24% Kokain (Vilalba-Garcia et al. 1994). Laborchemisch fallen eine Leukozytose, LDH-Erhöhung und v. a. eine extreme Creatininkinaseerhöhung (CK) von bis über 100 000 U/l auf (Soyka und Niederecker 1992). Symptomatisch treten ein dunkler Urin, Fieber, Muskelschmerzen, Paresen und ein akutes Nierenversagen (ANV) auf. Ein ANV wird durch Exsikkose, wie sie bei exzessivem Kokain- und Amphetamingebrauch auftreten kann, und daraus resultierender erhöhter Aktivität mit unzureichender Flüssigkeitsaufnahme begünstigt. Eine Rhabdomyolyse ohne ANV wird forciert diuretisch behandelt: Ein- und Ausfuhr müssen genau bilanziert werden. Als Diuretikum wird in erster Linie ein Schleifendiuretikum, z. B. Furosemid (Lasix®, Furorese®, u. v. a.) i. v. appliziert. Patienten mit ANV müssen vorübergehend hämodialysiert werden.

12.2.7 Pneumonien

In den westlichen Industrieländern sind Pneumonien die am häufigsten zum Tode führenden Infektionskrankheiten (Lode 1996). Von 1656 zum stationären Drogenentzug aufgenommenen Patienten von 1991 bis 1996 waren 0,5% zusätzlich an einer Pneumonie erkrankt. Die infektiösen Pneumonien werden in bakterielle und nichtbakterielle unterschieden und aufgrund ihrer klinischen Symptomatik beschrieben. Kaum mehr

Tab. 12.18: Fragen zur Beurteilung einer Pneumonie (siehe auch Lode 1995, S. 276).

1. Wurde die Pneumonie ambulant oder nosokomial erworben?
2. Wie alt sind die Patienten und welche Grunderkrankung besteht?
3. Wo ist die Pneumonie klinisch und röntgenologisch lokalisiert?
4. Wie stellt sich die Pneumonie in den Röntgenbildern dar?
5. Ist die Symptomatik typisch oder atypisch?
6. Konnte ein Erreger nachgewiesen werden?

wird die klassische Einteilung in lobäre, bronchopneumonische und interstitielle Pneumonien benutzt. Die Begriffe *typisch* und *atypisch* werden auch nicht mehr für die Erreger, sondern für die klinische Symptomatik verwendet (Tab. 12.18 und 12.19).

Diagnostiziert wird eine Pneumonie aufgrund ihrer Symptomatik mit Fieber, Husten, Auswurf, Pleuraschmerzen und klinischem und/oder röntgenologischem Nachweis eines pulmonalen Infiltrates. Im Blutbild wird meist eine Leukozytose mit Linksverschiebung, aber auch eine Leukopenie oder normale Leukozytenzahl gefunden. Der Erregernachweis aus dem Sputum gelingt selten. 80 bis 90% der bakteriellen Pneumonien müssen ohne Erregernachweis behandelt werden. Wichtige Hinweise können aus Blutkulturen, Pleurapunktionen, bronchoskopischer Lavage, perbronchialer, perthorakaler und offener Lungenbiopsie gewonnen werden. Durch direkte Immunfluoreszenz und ELISA-Tests ist ein Antigen-Nachweis möglich. Die Erreger nichtbakterieller Pneumonien können durch virologische und serologische Untersuchungen ermittelt werden. Wenn möglich, sollte gezielt entsprechend

Tab. 12.19: Symptome und Befunde bei typischer und atypischer Pneumonie (ergänzt für IVDA nach Lode 1995, S. 277).

Symptome/Befunde	Typische Pneumonie	Atypische Pneumonie
Beginn	akut	langsam
Schüttelfrost	häufig	selten
Fieber	hoch*	mäßig
Tachykardie > 120/min	häufig*	ungewöhnlich
Tachypnoe > 30/min	häufig*	ungewöhnlich
Thoraxschmerzen	häufig*	selten
Sputum	purulent, viel	mukulent, wenig
Lobäre/segmentartige Infiltrate	häufig	ungewöhnlich
Pleuraexsudat	relativ häufig	ungewöhnlich
Leukozytose	häufig	selten

* Diese Symptome werden durch die Wirkung der Opioide meist unterdrückt: So werden bei IVDA niedrigere Temperaturen gemessen, es kommt kaum zur Tachykardie oder Tachypnoe und es werden keine Thoraxschmerzen wahrgenommen (Backmund 1997a).

Tab. 12.20: Häufige bakterielle Erreger und entsprechende Antibiotika (Lode 1995, Stille 1997).

Bakterien	Antibiotika	Alternative
Streptokokken	Penicillin G	Cefazolin, Cefotiam, Ceftriaxon
Staphylokokken	Penicillin G	Cefazolin, Cefotiam, Ceftriaxon
penicillinasefeste Staphylokokken	Cefazolin	Flucloxacillin, Clindamycin, Vancomycin, Teicoplanin
Haemophilus influenzae	Ceftriaxon	Mezlozillin, Piperacillin, Amoxicillin, Cefotiam u. a.
Pseudomonas aeruginosa	Azlozillin + Tobramycin	Ceftazidim, Piperacillin, Ciprofloxacin u. a.
Legionella pneumophila	Clarithromycin	Erythromycin, Rifampicin

dem Antibiogramm behandelt werden (Tab. 12.20 und Tab. 12.21).

Bei IVDA muß eine geschwächte Abwehrlage angenommen werden, die bei der Wahl der Antibiotika mitberücksichtigt werden sollte. Analog der Behandlung einer Sepsis soll intravenös und hochdosiert behandelt werden. Die bakterielle Pneumonie soll mindestens 8 bis 12 Tage und 3 bis 5 Tage über die Entfieberung hinaus mit Antibiotika behandelt werden. Legionellen- und Chlamydienpneumonien werden drei Wochen lang behandelt. Die Behandlung muß meist ohne Erregernachweis begonnen werden. Aufgrund der Konstellation der klinischen Symptomatik, der Häufigkeit der Erreger und der Röntgenbefunde wird die Initialtherapie eingeleitet (Tab. 12.22). Bei einer akuten, ambulant erworbenen Segment- oder Lobärpneumonie wird mit Ceftriaxon (Rocephin®) 2 g/d intravenös als Kurzinfusion begonnen. Bessern sich die Symptome nicht, so wird zusätzlich Doxycyclin (Vibravenös®, Doxyhexal®, Doxycyclin-ratiopharm®, Doxycyclin OS®) 200 mg/d intravenös injiziert oder Clarithromycin (Biaxin®, Cyllind®, Klacid®, Mavid®) 2 x 500 mg/d oral.

Tab. 12.21: Häufige nichtbakterielle Erreger.

Erreger	Antibiotika	Alternative
■ Bakterienähnliche Erreger Mycoplasma pneumoniae	Doxycyclin	Clarithromycin (nicht bei Ornithose und Q-Fieber), Ciprofloxacin
Chlamydia pneumoniae Chlamydia psittaci Chlamydia trachomatis		
■ Rickettsien Coxiella burnetti	Doxycyclin	Clarithromycin, Ciprofloxacin
■ Parasiten PcP (S. 126f.)	Co-trimoxazol	Pentamidin, Clindamycin, Erythromycin

Tab. 12.22: Initialtherapie bei Pneumonie.

Beschreibung	Beginn mit	Bei Nichtansprechen zusätzlich	Bei 2. Nichtansprechen umstellen auf
akut, ambulant Infiltrate lobär oder segmental	Ceftriaxon (Rocephin®) 1 x 2 g/Tag i. v.	Doxycyclin (Vibravenös® u. a.) 200 mg/Tag i. v.	Imipenem (Zienam® u.a.) 3–4 x 0,5 g/Tag i.v. oder Ciprofloxacin (Ciprobay®) 2 x 200– 2 x 400 mg i. v. plus Rifampicin (Rifa® u. a.) 600 mg i. v.
akut, interstitiell, keine Leukozytose	Doxycyclin (Vibramycin® u. v. a.) 200 mg/Tag oder Clarithromycin (Klazid®, Mavid® u. a.) 2 x 500 mg/Tag		
bei HIV-Positivität bzw. V. a. PcP	Co-trimoxazol (Eusaprim®, Bactrim® u. a.) 3–4 x 80 + 400 mg/ Tag per infusionem		
bei IVDA mit schlechtem Allgemeinzustand und bei nosokomial erworbenen Pneumonien	Imipenem (Zienam® u. a.) 3–4 x 0,5 g/Tag i. v.	Cefotaxim (Claforan®) 3 x 2 g/Tag + Clindamycin (Sobelin®) 4 x 400 mg/Tag i. v. oder Metronidazol (Clont®, Flagyl® u. a.) 3 x 500 mg/Tag	
bei AIDS segmentale Infiltrate	Ceftriaxon (Rocephin®) 1 x 2 g/Tag i. v.	Imipenem (Zienam® u. a.) 3–4 x 0,50 g/Tag i. v. plus Rifampicin 600 mg/Tag (Rifa® u. a.)	
interstitiell	Co-trimoxazol (siehe oben)	Co-trimoxazol + Rifampicin	
diffus	Imipenem	Cefotaxim + Amphothericin B + Rifampicin + Clarithromycin	

Vergehen weitere 48 h ohne Ansprechen, sollte auf Imipenem (Zienam®, Tienam®, Primaxin®) 3 bis 4x 0,5 g/d umgestellt werden (Tab. 12.22).

12.2.8 Tuberkulose

Die Tuberkulose zählt weltweit zu den häufigsten Todesursachen. Ca. ein Drittel der Weltbevölkerung ist mit Mycobacterium tuberculosis infiziert und 3 Mio. Menschen sterben pro Jahr an Tuberkulose (Daniel 1995). Nachdem die Inzidenz der Tuberkulose seit fast 100 Jahren konstant rückläufig war, stagniert sie in Deutschland seit 1991 bei 17,5 Neuerkrankungen pro 100 000 Einwohner. Hauptrisikogruppe sind in Deutschland lebende Ausländer: Von ihnen erkranken 64,9/100 000, unter den Einheimischen 13,4/100 000 (Deutsches Zentralko-

Tab. 12.23: Komplikationen und andere Manifestationen der Primärtuberkulose.

- Pleuritis exsudativa
- Miliartuberkulose
- käsige Pneumonie (*galoppierende Schwindsucht*)
- Hiluslymphknotentuberkulose
- Landouzy-Sepsis (bei Immunschwäche)

mittee zur Bekämpfung der Tuberkulose 1995).

In Deutschland sind vor allem Männer ab 65 Jahren betroffen. Eine Zunahme der Inzidenz der Tuberkulose aufgrund der AIDS-Erkrankungen konnte in Deutschland nicht belegt werden (Schlegel et al. 1995). In den USA gehören HIV-Infizierte neben alten und armen Menschen, die in der Stadt leben, zu den gefährdeten Gruppen. Unter den HIV-Infizierten zählen IVDA, schwarze Menschen und der Osten der USA zu den Prädiktoren für eine Tuberkuloseerkrankung (Markowitz 1997). An einem städtischen Krankenhaus in New York waren 65% aller Tuberkulosepatienten IVDA oder Crack-/Kokainabhängige (Brudney und Dobkin 1991). Von 1301 IVDA, die zwischen 1991 und 1996 auf unsere Station zur Entzugsbehandlung kamen, waren 12 (0,9%) an einer Tuberkulose erkrankt gewesen.

5 bis 6 Wochen nach dem ersten Kontakt mit dem Mycobacterium tuberculosis entsteht überwiegend in der Lunge der Primärkomplex. Selten werden in diesem Stadium der Primärtuberkulose Symptome beobachtet. Bei 50% bleibt der Primärkomplex die einzige Erscheinungsform der Tuberkulose. Er kann häufig als kalkdichter Schatten auf dem Röntgenbild gesehen werden und überall in der Lunge vorkommen. Komplikationen der Primärtuberkulose sind relativ selten (Tab. 12.23).

Das zweite Stadium wird postprimäre Tuberkulose genannt. Sie ist eine isolierte Organtuberkulose, häufig Lungentuberkulose, nach durchgemachter Primärtuberkulose. Die Mehrzahl entsteht durch endogene Reaktivierung von in den verkalkten Narben überlebenden Tuberkelbakterien. Die Wahrscheinlichkeit einer Reaktivierung erhöht sich durch Krankheiten, die das Immunsystem schwächen, so auch bei den IVDA (Höffken und Deppermann 1995).

Erstinfektionen im Erwachsenenalter verlaufen wie eine postprimäre Tuberkulose. Unbehandelt beträgt die Letalität einer reaktivierten Lungentuberkulose 60%. Wichtige Symptome sind Gewichtsverlust, leichtes Fieber, Appetitlosigkeit und Nachtschweiß. Bei der Lungentuberkulose entsteht zusätzlich ein chronischer Husten mit nichteitrigem Sputum. Blutspuren finden sich häufig im Sputum, selten sind lebensgefährliche Hämoptysen (Daniel 1995).

Neben der Lungentuberkulose kommen auch andere Organmanifestationen in Frage (Tab. 12.24). Die tuberkulöse Meningitis wird unten (Abschnitt 12.3.1) behandelt. Für die Diagnostik können Auswurf, induziertes Sputum, Nüchtern-Magensaft, bronchoalveoläre Lavage, Blut, Knochenmark, Urin, Stuhl, Punktate und Biopsien sowie der Liquor mikroskopisch, kulturell und mittels PCR auf Tuberkelbakterien untersucht werden. Die Tuberkelbakterien

Tab. 12.24: Organmanifestationen der Tuberkulose.

- Lungentuberkulose (90%)
- tuberkulöse Perikarditis
- Tuberkulose der Meningen
- Tuberkulose der Nebennieren
- Urogenitaltuberkulose
- tuberkulöse Peritonitis
- laryngeale und endobronchiale Tuberkulose
- tuberkulöse Lymphadenitis (Scrofula)
- Tuberkulose des Skeletts
- Tuberkulose der Augen
- gastrointestinale Tuberkulose
- Hauttuberkulose

sollten auf ihre Empfindlichkeit gegenüber den Tuberkulostatika geprüft werden. Um eine frühere Infektion zu erkennen, eignet sich der intrakutane Tuberkulintest, der bei immunsupprimierten infizierten Patienten jedoch auch negativ ausfallen kann (Anergie). Neben einer obligatorischen Röntgenthoraxaufnahme können je Symptomatik einzelne Organe sonographisch untersucht werden. Laborchemisch ist lediglich die Blutsenkungsgeschwindigkeit in der Regel erhöht. Zwischen 8 und 12% wird eine Monozytose im peripheren Blut beobachtet, eventuell auch eine leichte Anämie. Eine Tuberkulose muß immer langfristig chemotherapeutisch mit einer Kombination mehrerer antituberkulöser Mittel behandelt werden. Die wirksamsten antituberkulösen Medikamente Isoniazid (INH) und Rifampicin sollten über die gesamte Behandlungszeit, nämlich mindestens 6 Monate, gegeben werden. Pyrazinamid (PZA) sollte die ersten 2 Monate zusätzlich verabreicht werden, als viertes Medikament Ethambutol oder Streptomycin (Tab. 12.25 und 12.26). Alle 2 bis 4 Wochen müssen bestimmte Laborwerte überprüft und die Patienten neurologisch, audiologisch und ophthalmologisch untersucht werden, um Ne-

Tab. 12.25: Tuberkulosebehandlung: Standardregime über 6 Monate – Viererkombination.

Substanz	Präparatename	Dosierung nach Körpergewicht	Dauer
Isoniazid INH plus	Isozid®, Tebesium®	5 mg/kg p. o. oder i. v./Tag	6 Monate
Rifampicin RMP plus	Rifa®, Rifampicin®, Rimactan®, Eremfat®	10 mg/kg p. o. oder i. v./Tag	6 Monate
Pyrazinamid plus	Pyrafat®, Pyrazinamid®	30–35 mg/kg p. o./Tag	2 Monate
Ethambutol EMB	Myambutol®, EMB-Fatol®	20–25 mg/kg p. o. oder i. v./Tag	2–3 Monate
oder alternativ zu Ethambutol			
Streptomycin SM	Streptomycin®, Strepto-Fatol®	15 mg/kg i. m./Tag	2–3 Monate

Tab. 12.26: Nebenwirkungen und Kontraindikationen der in der Tuberkulosebehandlung eingesetzten Medikamente.

Medikament	Nebenwirkungen	Kontraindikationen	Kontrollen
Isoniazid	häufig: Transaminasenanstieg, Hepatitis, Akne selten: Neuropathie, Allergie, Schwindel, Krämpfe	Epilepsie, Psychosen, periphere Neuritis, schwere Leberschäden	alle 4 Wochen: Transaminasen, AP, Gamma-GT, Blutbild, neurologische Untersuchung
Rifampicin	häufig: cholestatische Hepatitis selten: Transaminasenanstieg, Allergie, Thrombozytopenie, akutes Nierenversagen	schwere Leberfunktionsstörung, Cholestase, Hyperbilirubinämie	alle 4 Wochen: Transaminasen, AP, Gamma-GT, Blutbild, Thrombozyten, Bilirubin, Harnstatus
Pyrazinamid	häufig: Hyperurikämie, Arthralgie, Brechreiz selten: Transaminasenanstieg, Hepatitis, Flush, Allergie, Photosensibilisierung	schwere Leberfunktionsstörung, Gicht, Hyperurikämie	alle 2 Wochen: Harnsäure alle 4 Wochen: Transaminasen, Bilirubin, Harnstatus
Ethambutol	häufig: keine selten: Retrobulbärneuritis, Arthralgien, Allergie, Niereninsuffizienz	Neuritis nervi optici, Niereninsuffizienz	alle 4 Wochen: Visus, Augenhintergrund, Kreatinin, Harnstatus
Streptomycin	häufig: Allergie, Schwindel, Tinnitus selten: Drehschwindel, Ataxie, Hörverlust, Nephropathie, Agranulozytose, aplastische Anämie	Statoakustikusstörungen, Niereninsuffizienz, Gravidität	alle 4 Wochen: Audiogramm, Vestibularisprüfung, Kreatinin, Harnstatus

benwirkungen der Medikamente rechtzeitig zu erkennen (Tab. 12.26).

12.2.9 Karies, Ostitiden, zerstörte Zähne

Die meisten IVDA haben kariöse und zerstörte Zähne. Viele tragen schon im Alter zwischen 30 und 40 ein Gebiß oder zumindest Teilprothesen. Eine mangelhafte Ernährung und schlechte Mundpflege begünstigen die Zerstörung der Zähne. Treten Schmerzen auf, so wird die analgetische Wirkung des Heroins ausgenutzt und die Dosis erhöht. Der Zahnarztbesuch bleibt aus. Bei V. a. Sepsis und Endokarditis müssen die Zähne als Foci immer in Betracht gezogen werden.

12.2.10 Syphilis

Die Syphilis wird durch das Spirochätenbakterium Treponema pallidum hervorgerufen und verläuft in drei Stadien. Die Menschen infizieren sich durch direkten, meist sexuellen Kontakt durch erregerhaltige Läsionen über Verletzungen der Haut oder Schleimhaut. Crack-Kokain-Raucher sind aufgrund häufiger kleiner Läsionen an Lippen und im Mund und der Praxis, Sexdienste direkt gegen den Erhalt von Crack anzubieten, besonders gefährdet, sich mit HIV, Treponema pallidum und Herpes-simplex-Virus zu infizieren (Faruque et al. 1996, Lukehardt und Holmes 1995). Bei Frauen korrelieren intravenöser Drogenkonsum, HIV-Infektion und Syphilis signifikant (Wai et al. 1996). Das Risiko, sich mit HIV oder Treponema pallidum zu infizieren, ist für drogenabhängige Frauen wesentlich größer als für Männer (Gourevitch et al. 1996). Von 1115 untersuchten IVDA waren 13 (1,2%) seropositiv für Syphilis, davon 3 Frauen und 10 Männer (nicht publiziert). An 12 Beratungseinrichtungen für sexuell übertragbare Erkrankungen betrug der Anteil der Lues 6% (Kiehl et al. 1996).

Nach 2 bis 4 Wochen Inkubationszeit entsteht an der Infektionsstelle der typische Primäraffekt („harter Schanker"), ein derbes, schmerzloses Geschwür. Die regionären Lymphknoten schwellen indolent an. Geschwür und Lymphknoten werden Primärkomplex genannt. Dieses Primärstadium (Lues I) verschwindet nach 4 bis 6 Wochen ohne Behandlung vollständig. 4 bis 8 Wochen nach dem Auftreten des Primäraffekts manifestiert sich das Sekundärstadium (Lues II) mit makulösen oder papulosquamösen Exanthemen, breiten Kondylomen, Mikropolyadenopathien und Enanthemen. Bei 15% der Patienten ist zu diesem Zeitpunkt der Primäraffekt noch nicht abgeheilt. Das Sekundärstadium dauert Monate bis Jahre, teilweise mit asymptomatischen Intervallen (Lues latens). Die klinischen Erscheinungen des Sekundärstadiums verschwinden ebenso wie der Primärkomplex ohne Behandlung. Bevor es die Möglichkeit einer antibiotischen Behandlung gab, entstanden bei einem Drittel der Patienten Symptome des Tertiärstadiums (Tab. 12.27).

Kardiovaskuläre Syphilissymptome sind hauptverantwortlich für die erhöhte Letalität von Patienten mit Syphilis im Tertiärstadium. Eine Syphilis kann durch direkten Nachweis von Treponema pallidum mit einem Dunkelfeld- oder Phasen-Kontrastmikroskop diagnostiziert werden. Die Erreger befinden sich im serösen Transsudat der Primär- und Sekundärläsionen. Neben dem direkten Immunfluoreszenztest stehen eine Reihe von serologischen Tests zur Verfügung. In Deutschland sind am gebräuchlichsten der Venereal Disease Research Laboratory (VDLR)-Test (Nichttreponemer (Reagin-)Test) als Screeningmethode, der Treponema-pallidum-Hämagglutinationstest (TPHA) und der Fluoreszenz-Treponemen-Antikörper-Absorptions (FTA-ABS)-Test (Treponemen-Test) IgG und IgM. Der VDLR-Test wird als Screeningmethode eingesetzt, kann jedoch in der ersten Phase des Primärstadiums und im Tertiärstadium negativ sein. Als Suchtest dient v. a. der TPHA-Test. Mit dem FTA-ABS-Test werden positive Befunde bestätigt. Die spezifischen IgM-Antikörper verschwinden nach erfolgreicher Behandlung nach 3 bis 24 Monaten wieder, während die IgG-Antikörper meist lebenslang als Seronarbe nachweisbar bleiben.

Auch Liquor kann mit diesen Tests untersucht werden. Der Liquorbefund beeinflußt das Schema der medikamentösen Behandlung (Tab. 12.27).

Die Therapie der ersten Wahl besteht in der Gabe von Benzylpenicillin (Penicillin G). Zu Beginn der Syphilisbehandlung mit Penicillin kann v. a. bei kongenitaler Syphilis und Neurosyphilis eine Herxheimer-Reaktion mit Fieber, Schüttelfrost, allgemeinen und Herd-Reaktionen entstehen. Diese ist von einer Penicillinallergie zu unterscheiden und kann

Tab. 12.27: Behandlung der Syphilis (Lukehart und Homes 1995, S. 879, und Stille 1997, S. 530).

Syphilisstadium	Therapie	Therapie bei Penicillinallergie
Primär, sekundär oder früh latent	Benzathin-Penicillin G (Pendysin®, Tadocillin®) 2,4 Mio. IE i. m.	Doxycyclin 2 x 100 mg/Tag p. o. über 2 Wochen
Spät latent, kardiovaskulär oder gutartig tertiär	normaler Liquor: Benzathin-Penicillin G 2,4 Mio E. i. m. über 3 Wochen Liquor nicht normal: Behandlung wie Neurosyphilis	normaler Liquor: Doxycyclin 2 x 100 mg/Tag p. o. über 4 Wochen Liquor nicht normal: Behandlung wie Neurosyphilis
Neurosyphilis	Wasserlösliches Penicillin G (Penicillin G Jenapharm®, Penicillin Grünenthal®) 4 x 5 –3 x 10 Mio. E/Tag i. v. über 14 Tage	Penicillinallergie durch Hauttest überprüfen und desensibilisieren, dann Penicillinbehandlung oder Ceftriaxon (Rocephin®) 1 x 2 g/Tag i. v. über 14 Tage
Syphilis in der Schwangerschaft	Procain-Penicillin G (Jenacillin®) oder Clemizol-Penicillin G (Clemizol-Penicillin G Grünenthal®) 2,4 Mio E/Tag i. m. über 14 Tage	Ceftriaxon (Rocephin®) 1 x 2 g/Tag i. v. über 14 Tage oder Penicillinallergie mit Hauttest überprüfen und desensibilisieren, dann Penicillinbehandlung
Kongenitale Syphilis	Wasserlösliches Penicillin G 150 000 E/kg KG/Tag i. v. verteilt auf 3 Einzelgaben über 14 Tage. Wegen hoher Gefahr einer Herxheimer-Reaktion beim Säugling am 1. Tag zusätzlich Prednisolon 2 mg/kg KG i. v.	

mit 50 bis 100 mg Prednisolon (Solu-Decortin®, hefasolon®, Prednisolut® u. v. a.) i. v. behandelt werden. 3, 6 und 12 Monate nach Abschluß der Penicillinbehandlung sollten die serologischen Untersuchungen kontrolliert werden, um ein mögliches Rezidiv frühzeitig zu erkennen. Bei Neurosyphilis sollte mindestens drei Jahre lang zusätzlich der Liquorbefund kontrolliert werden.

12.2.11 Gonorrhoe

Hauptsächlicher Übertragungsweg einer Infektion mit den gramnegativen Gonokokken (Neisseria gonorrhoeae) ist der Geschlechtsverkehr. Nach Aufnahme der Gonokokken durch Phagozytose vermehren sie sich in den Epithelzellen und verursachen nach durchschittlich 2 bis 7 Tagen eine eitrige, entzündliche Reaktion. Bei der Gonokokkenurethritis (Tripper) treten Dysurie, Ausfluß und ein Meatuserythem auf. Komplikationen bei unbehandelten Männern sind eine unilaterale Epidydimitis, Prostatitis, Penisödem, inguinale Lymphadenitis, ein periurethraler Abszeß oder eine Fistel. Bei Frauen verursacht eine Gonokokkeninfektion Dysurie, Ausfluß, unregelmäßige Menstruationsblutungen und anorektale Beschwerden. Häufigste Fehldiagnose bei Frauen ist eine Zystitis. Wichtigste Komplikation ist eine akute

Adnexitis. Breiten sich die Gonokokken hämatogen aus, so können Arthritiden, Endokarditis und Sepsis mit Fieber, Polyarthralgie, papuläre, petechiale, pustuläre, hämorrhagische und nekrotische Hautläsionen auftreten.

Die Gonorrhoe verursacht 13% der STD (sexual transmitted diseases) in Deutschland (Kiehl et al. 1996). In den USA steht die Ausbreitung der Gonorrhoe in unmittelbarem Zusammenhang mit der Crack-Kokain-Epidemie und dem praktizierten Tauschhandel Crack gegen Sex (Homes und Morse 1995).

Die Diagnose wird mikroskopisch durch Nachweis der gramnegativen, intrazellulär liegenden Diplokokken in der Methylenblaufärbung und Gramfärbung gestellt. Zur Sicherung der Diagnose können Kulturen mit Resistenztestung angelegt werden. Schließlich ist auch ein Nachweis von Gonokokkenantigen im enzymgebundenen Immunadsorbenstest (ELISA) möglich. Eine unkomplizierte Gonokokkeninfektion wird auf Empfehlung der CDC von 1986 mit Ceftriaxon (Rocephin®) 125 mg i. m. plus Doxycyclin (Vibramycin®, Doxycyclin® u. v. a. m.) 2 x 100 mg über 7 Tage wegen der häufigen gleichzeitigen Infektion mit Chlamydien behandelt.

12.3 Neurologische Folgestörungen durch intravenöse Injektionen

12.3.1 Meningitis/ Meningoenzephalitis

Bakterielle Meningitiden oder Meningoenzephalitiden entstehen hämatogen oder fortgeleitet durch benachbarte Strukturen des Kopfes. Eine Klärung der Entstehung ist unbedingt notwendig, um adäquat behandeln zu können. IVDA sind durch die häufige Keimeinbringung in die Blutbahn durch Benutzen unsteriler Nadeln überdurchschnittlich gefährdet, auf hämatogenem Wege an einer Meningitis zu erkranken. Eine fortgeleitete bakterielle Meningitis, z. B. bei einer Pansinusitis mit Durchwanderung der Siebbeinzellen, wird durch ein abgeschwächtes Immunsystem begünstigt. Leitsymptome sind Fieber, leichte bis extrem starke Kopfschmerzen und Nackensteife. Beobachtet werden auch Erbrechen, Bewußtseinsstörungen von Somnolenz bis Koma, Verwirrtheitszustände, organische Psychosen, Hyperästhesien, neurologische Ausfälle und Schüttelfrost (Tab. 12.28).

Zwischen Diagnosefindung und Therapiebeginn darf nicht viel Zeit verstreichen. Nach Abnahme von Blutkulturen und Liquorpunktion (Tab. 12.29) muß bei Patienten mit V. a. eitrige Meningitis eine antibiotische Therapie, die das wahrscheinliche Erregerspektrum berücksichtigt (Tab. 12.30), schnellstmöglich begonnen werden. Wichtigste Befunde für die Differentialdiagnosen liefert die Liquorpunktion: Im Liquor können mikroskopisch typischerweise eine Pleozytose mit > 3000/3 überwiegend

Tab. 12.28: Typische Symptome einer Meningitis.

Fieber (seltener Schüttelfrost)
Kopfschmerzen
Nackensteife
Erbrechen
Hyperästhesien
Lichtscheu
Bewußtseinsstörungen: Somnolenz, Sopor, Koma
Neurologische Ausfälle

Tab. 12.29: Zeitliches Vorgehen bei V. a. Meningitis.

1. Blutkulturen abnehmen
2. Lumbalpunktion
3. Antibiose
4. CT und coronares CT
5. OP, wenn fortgeleitete Meningitis

- Ausnahme bei Patienten, die **komatös** und/oder bei denen ein **Papillenödem** gesehen wird und/oder die eine **neurologische Symptomatik** haben:
1. Blutkulturen
2. Antibiose
3. CCT und coronares CT
4. Lumbalpunktion

- Ausnahme bei Patienten mit **Hauterscheinungen** – V. a. Meningokokken – und bei
- Patienten mit **Milzextirpation in der Anamnese** – V. a. OPSI-Syndrom (Overwhelming postsplenectomy Infection):
1. Blutkulturen
2. Antibiose
3. Lumbalpunktion, wenn Patienten nicht komatös sind und/oder ein Papillenödem und/oder eine neurologische Symptomatik aufweisen
4. CCT

granulozytärer Zellen erkannt werden. Bei schlechter Abwehrreaktion können auch nur < 300/3 Zellen, dafür aber eine sehr große Bakteriendichte festgestellt werden. Wenn der Liquor nicht sichtbar eitrig ist, muß er vor Anfertigen der Methylenblaufärbung zentrifugiert werden.

In der Methylenblaufärbung können Bakterien und deren intra- oder extrazelluläre Lage sofort gesehen werden, die Gramfärbung ergänzt die Diagnose einer eitrigen Meningitis. Zusätzlich werden Liquorkulturen zur bakteriologischen Untersuchung und Resistenztestung an-

Tab. 12.30: Häufigkeit der Meningitiserreger (nach Quagliarello et al. 1997, Pfister 1987 und Prange 1995).

Erreger	Alter	Häufigkeit	Prädisponierende Faktoren und hinweisende Faktoren
Streptococcus pneumoniae	6–15 Jahre > 15 Jahre	20% 19–60%	Alkoholkrankheit, Splenektomie, rezidivierende Meningitiden, Pneumonie, Sinusitis, Mastoiditis, Otitis media, Schädelhirntrauma, Liquorrhoe, Endokarditis
Neisseria meningitidis	6–15 Jahre > 15 Jahre	40–60% 14–30%	Petechien, akute Otitis media, Sinusitis, Mastoiditis
Haemophilus influenzae	6–15 Jahre > 15 Jahre	20–45% bis 20%	akute Otitis media, Liquorrhoe, Schädelhirntrauma
Staphylococcus aureus	altersunabhängig	2–12%	IVDA, Endokarditis, nosokomiale Meningitis
Listeria monocytogenes	altersunabhängig	1%	Immunsuppression, Alkoholkrankheit

gelegt. Das Eiweiß ist mit > 120 mg/dl und Lactat > 3 mg/dl im Liquor erhöht, die Glucose mit < 30 mg/dl erniedrigt. Oft kann keine Glucose mehr nachgewiesen werden.

Es muß nach dem Ausgangsherd gesucht werden, um insbesondere eine von benachbarten Strukturen des Kopfes fortgeleitete Meningitis zu erkennen, da ohne rasche operative Sanierung die Prognose einer fortgeleiteten Meningitis infaust ist. Dazu sind eine Untersuchung der Nase und der Ohren, eine Röntgenaufnahme der Nasennebenhöhlen, ein craniales Computertomogramm (CCT) und ein koronares Computertomogramm notwendig. Die Reihenfolge der einzelnen diagnostischen und therapeutischen Schritte wird kontrovers diskutiert. Es wird empfohlen, ein CCT und koronares CT zum Ausschluß eines erhöhten intracerebralen Druckes oder großer Blutungen dann vor der Lumbalpunktion anzufertigen, wenn die Patienten komatös sind und/oder ein Papillenödem bei der Inspektion des Augenhintergrundes zu sehen ist und/oder neurologische Symptome festgestellt werden (Quagliarello und Scheld 1997). Blutkulturen können risikolos sofort abgenommen werden. Wird spätestens ein bis zwei Stunden nach der ersten Antibiotikagabe lumbal punktiert, verringert sich die Sensitivität der Liquordiagnostik nicht (Coant et al. 1992).

Die Mortalität eitriger Meningitiden wird mit 20 bis 35% angegeben (Durand et al. 1993, Wenger et al. 1986, Schlech et al. 1985), die Heilung mit neurologischen Schäden bei Pneumokokkenmeningitis mit 50% (Bohr et al. 1984). Häufige bakterielle Erreger sind Streptococcus pneumoniae, Neisseria meningitidis, Staphylococcus aureus, Haemophilus influenzae, Listeria monocytogenes (Tab. 12.30). Zu berücksichtigen sind Alter und prädisponierende Faktoren. Bei IVDA muß häufig mit Streptococcus pneumoniae, Neisseria meningitidis und Staphylococcus aureus gerechnet werden, aber auch mit seltenen Erregern. Die antibiotische Behandlung soll bei (noch) nicht identifiziertem Erreger ein Breitband-Cephalosporin, z. B. Ceftriaxon (Rocephin®) 2 g/d i. v., ein Penicillin, z. B. Ampicillin (Amblosin®, Binotal®, Pen-Bristol® u. a.) 3 x 4 g/d und Vancomycin (Vancomycin® u. a.) 4 x 0,5 g/d enthalten. Bei gesichertem Erregernachweis und Resistenztestung wird auf eine spezifische Antibiose umgestellt (vgl. Tab. 12.31 und 12.32). Die Zunahme penicillinresistenter Pneumokokken muß beachtet werden (Hofmann et al. 1995). Da die entzündliche Reaktion bei einer eitrigen Meningitis für Folgeschäden mitverantwortlich gemacht wird, wird eine Dexamethasongabe nach Beginn der Antibiotikabehandlung diskutiert. Kinder, die an einer Meningitis durch Haemophilus influenzae erkrankt waren und alle sechs Stunden 0,15 mg/kg Körpergewicht Dexamethason (Fortecortin®, Decadron-Phosphat®, Dexa-Allvoran®, Dexabene® u. v. a.) intravenös erhielten, erwarben weniger Hörschäden (Wald et al. 1995). Kinder mit einer Meningitis durch Streptococcus pneumoniae profitierten in geringem Maße von einer Steroidgabe (Kanra et al. 1995). Prospektive, randomisierte Doppelblindstudien bei Erwachsenen existieren bisher nicht. Empfohlen wird eine Steroidbehandlung mit gleichem Dosierungsschema bei hoher Bakteriendichte im Liquor und erhöhtem intrazerebralem Druck (Quagliarello und Scheld 1997).

12.3.2 Periphere Nervenläsionen

Paravasate durch Fehlinjektionen können Nerven irritieren und zu Hypästhesi-

Tab. 12.31: Therapie der eitrigen Meningitis bei IVDA.

1. Therapie ohne Liquordiagnostik bei V. a. eitrige Meningitis	
Wahrscheinliche Erreger **Erreger**	**Antibiose**
Streptococcus pneumoniae Neisseria meningitidis Haemophilus influenzae Staphylococcus aureus Listeria monocytogenes	Ceftriaxon (Rocephin®) 2 g/die i. v., Ampicillin (Amblosin®, Binotal®, Pen-Bristol®, u. a.) 3 x 4 g/die und Vancomycin (Vancomycin® u. a.) 4 x 0,5 g/die über 14 bis 21 Tage i. v.
2. Therapie nach Liquordiagnostik bei eitriger Meningitis	
Mikroskopischer Befund nach Gramfärbung	**Antibiose**
grampositive Kokken	Vancomycin, Ceftriaxon und Ampicillin*
gramnegative Kokken	Penicillin G 3 x 5–10 Mio E/die i. v.
grampositive Stäbchen	Ampicillin* oder Penicillin 3 x 5–10 Mio E/die und Gentamicin 240 mg/die i. v.
gramnegative Stäbchen	Ceftriaxon* und Gentamicin 240 mg/die
3. Spezifische Therapie bei bekanntem Erreger	
Erreger	**Antibiose**
Streptococcus pneumoniae	Penicillin G**, bei Resistenz Ceftriaxon (Rocephin®) 2 g/die i. v. und Vancomycin*
Neisseria meningitidis	Penicillin G 3 x 5–10 Mio E/die
Haemophilus influenzae	Ceftriaxon 2 g/die i. v.
Staphylococcus aureus	Vancomycin* und Ceftriaxon i. v.
Listeria monocytogenes	Ampicillin (Amblosin®, Binotal®, Pen-Bristol® u. a.) 3 x 4 g/die und Gentamicin 240 mg/die i. v.

* Dosierung wie unter 1., ** Dosierung wie unter 2.

en führen. Direkte Verletzungen von Nerven durch die Injektion mit einer Kanüle sind selten, kommen aber v. a. bei Injektionen im Inguinalbereich vor.

12.3.3 Tetanus

Da in Deutschland in den chirurgischen Nothilfen bei unbekannter Tetanusimpfung bei Verletzungen grundsätzlich passiv und aktiv geimpft wird, sind Tetanuserkrankungen in Deutschland insgesamt sehr selten. Schmutzige Kanülen, Aufziehen des Heroins mit Fluß- oder Pfützenwasser und unsteriles Spritzen stellen eine potentielle Gefahr für Tetanus dar.

Tab. 12.32: Therapie der tuberkulösen Meningitis.

	Substanz	Dosierung
1. Monat:	Isoniazid	300 mg p. o. oder i. v./Tag
	Rifampicin	600 mg p. o. oder i. v./Tag
	Pyrazinamid	2000 mg p. o./Tag
	Streptomycin	1000 mg i. m./Tag
	Vitamin B 6	40 mg/Tag
	Prednisolon	50 mg/Tag, Dosisreduktion auf 10 mg/Woche
2. Monat:	Umstellen von Streptomycin auf Ethambutol	1600 mg/Tag p. o. oder i. v.
	sonst gleiches Schema wie im 1. Monat	
3. Monat bis 12. Monat:	Isoniazid	300 mg/Tag p. o. oder i. v.
	Rifampicin	600 mg/Tag p. o. oder i. v.
	Vitamin B 6	40 mg/Tag p.o.

Dieses Schema gilt für normalgewichtige Erwachsene. Bei Unverträglichkeiten sind Modifikationen möglich.

12.4 Neurologische Folgestörungen aufgrund akuter und chronischer Drogenwirkung

12.4.1 Zerebrale Ischämie

Durch Vasospasmus verursachte zerebrale Ischämien oder transiente ischämische Attacken (TIA) infolge Kokain-, Crack- oder Amphetamineinnahme sind häufig beschrieben worden (Garcia-Castano et al. 1996, Moccia et al. 1996, Hughes et al. 1993, Manchanda et al. 1993, Levine et al. 1990). Differentialdiagnostisch muß an eine kardiale Embolie bei Endokarditis gedacht werden. Wichtigste therapeutische Sofortmaßnahmen sind eine low-dose Heparinisierung mit 300 E Heparin/Stunde, eine Normalisierung eines eventuell erhöhten Blutzuckers und eine Senkung der Körpertemperatur ab 38° Celsius, da Mortalität und Folgeschäden eines Schlaganfalls bei normaler Körpertemperatur geringer sind (Reith et al. 1996). Diagnostisch wertvolle Befunde liefern eine intrakranielle Doppleruntersuchung und ein CCT. Je nach Befund wird eine Lyse eingeleitet. Diese Behandlung bleibt spezialisierten Zentren vorbehalten.

12.4.2 Polyneuropathien

Polyneuropathien stellen bei Alkoholkranken mit 30% Prävalenz eine der häufigsten Folgekrankheiten dar (Neundörfer et al. 1984). Im Zusammenhang mit Opioidabhängigen wurden Plexusneuropathien (Challenor et al. 1973) und Polyradikulitiden vom Guillain-Barré-Typ beschrieben (Richter et al. 1973, Smith und Wilson 1975). Diskutiert wird eine neuroallergische Genese. Therapeutisch wirksam scheint nur eine Karenz der Drogen zu sein, der Nutzen einer Vitamin-B-Substitution konnte bisher nicht eindeutig belegt werden (Neundörfer 1997).

12.4.3 Nervendruckläsionen

Nervendruckläsionen entstehen durch Verharren in gleicher Position aufgrund fehlender Schmerzempfindung bei Intoxikation. Häufig betroffen sind peripher der Nervus medianus, Nervus radialis und Nervus ulnaris mit den Folgen einer Schwur-, Fall- und Krallenhand, sowie durch einen Schneidersitz bedingt beidseits der Nervus ischiadicus. Meistens bilden sich die Nervenausfälle unterstützt durch krankengymnastische Übungen wieder zurück. Sind sensible Nervenäste betroffen, treten Hypästhesien, aber auch Hyperästhesien auf.

12.4.4 Parkinsonsyndrom

Prodine (Pethidin-Analoga) können schon bei einmaligem Konsum dopaminerge Neuronen der Substantia nigra im Mittelhirn zerstören und ein Parkinsonsyndrom auslösen (Kovar und Grausam 1987). Vor allem zwei Verbindungen, die 10 bis 25 mal stärker wirksam sind als Pethidin (Dolantin®), nämlich MPPP (1-Methyl-4-phenyl-4-proprionoxy-piperidin) und PEAPOP (1-Phenthyl-4-phenyl-4-acetoxy-piperidin), sind in den USA in Umlauf und kommen als Ursache für Parkinsonsyndrome in Frage. In Deutschland spielen diese Substanzen bisher keine Rolle.

12.4.5 Zerebrale Krampfanfälle, Status epilepticus

Zerebrale Krampfanfälle kommen als Komplikationen sowohl im Entzug, z. B. von Alkohol, Barbituraten, Benzodiazepinen und selten auch Opioiden, als auch bei Überdosierungen mit Kokain, Crack und Amphetaminen vor. Kokain- und Amphetaminintoxikationen führen häufig zu einem lebensbedrohlichen Status epilepticus. Von 1656 IVDA gaben 379 (22,9%) bei Aufnahme zur stationären Entzugsbehandlung in das Krankenhaus München Schwabing an, mindestens einmal einen Krampfanfall erlitten zu haben. Die präklinische notfallmäßige Versorgung eines Status epilepticus besteht in der Gabe antikonvulsiver Medikamente über eine Venenverweilkanüle nach Ausschluß einer Hypoglykämie. Mittel der ersten Wahl sind Diazepam (Valium®, Diazepam ratiopharm®, Diazepam Desitin®, u. v. a. m.) 10 mg intravenös. Sistiert der Status nicht, werden bis zu 40 mg Diazepam intravenös gegeben. Bleibt dies ohne Erfolg, müssen die Patienten mit einem Barbiturat, z. B. mit Thiopental (Trapanal®, Thiopental Nycomed®), narkotisiert, intubiert und beatmet werden. Die Weiterbehandlung erfolgt auf einer neurologischen oder internistischen Intensivstation.

13 Psychotherapie der Drogen- und Medikamentenabhängigkeit
M. Soyka

Ausführungen zur Therapie von Patienten mit Drogen- oder Medikamentenabhängigkeit sind bereits in den jeweiligen Kapiteln über einzelne Substanzen gemacht worden. An dieser Stelle sollen einige generelle Richtlinien zu Therapiezielen und zur Therapie Abhängiger sowie einige katamnestische Ergebnisse mitgeteilt werden.

13.1 Therapieziele

Die Therapie drogenabhängiger Patienten erfolgt fast immer im stationären Rahmen. Für drogenabhängige Patienten stehen in Deutschland etwa 5000 stationäre Therapieplätze zur Verfügung (Hüllinghorst 1996), relativ mehr als beispielsweise für Alkoholabhängige. Für die stationäre Behandlung Drogenabhängiger spricht nicht nur die Zugehörigkeit zu einer bestimmten Drogenszene oder Peer-Group, sondern auch die häufig erkennbare Depravation, Defizite in der psychosozialen Entwicklung sowie die vielfältigen körperlichen Begleit- und Folgeerkrankungen. Die stationäre Suchtrehabilitation, wie sie von den Leistungsträgern verstanden wird, setzt sich aus verschiedenen Therapiebausteinen zusammen:

- Eingangsphase
- Stammphase
- Adaptionsphase

Die Dauer und die Ausgestaltung der einzelnen Therapieschritte ist von Einrichtung zu Einrichtung unterschiedlich. In der Regel umfaßt die Eingangsphase etwa 1 bis 3 Monate, die Stammphase 6 Monate und die Adaptionsphase 3 Monate, so daß in den meisten Fällen eine stationäre Drogenentwöhnungstherapie etwa 12 Monate dauert (Brömer 1996). Wichtige Therapieziele der stationären Rehabilitation sind dabei neben der Wiederherstellung der Arbeitsfähigkeit folgende:

- Stärkung der Ich-Funktionen
- Erarbeitung der individuellen Abstinenzhaltung
- Bearbeitung traumatischer Erlebnisse
- Entwicklung der Kontaktfähigkeit
- Belastbarkeit
- Aufbau einer realistischen Zukunftsperspektive
- Wiedereingliederung
- Verbesserung der individuellen und sozialen Grundbedingungen und Chancen.

Viele Therapieeinrichtungen enthalten dabei Elemente der „therapeutischen Gemeinschaft". Einige Therapieeinrichtungen bieten differenzierte psychosomatische Betreuung an, darüber hinaus auch die Arbeit mit Familienangehörigen bzw. „Co-Abhängigen".

Brömer (1996) nennt als wichtige Elemente der stationären Behandlung Drogenabhängiger Regeln wie Pünktlichkeit und Verläßlichkeit, Offenheit, Einhaltung von Sauberkeit, Vereinbarung über die Verwendung von Alltagssprache („Fluchen"), speziell aber auch die Beachtung der Umgangsweisen der

Therapiegruppe und die in der Drogentherapie wichtige Regel der Gewaltfreiheit. Im weiteren versuchen die stationären Behandlungen die Motivation zu einer lebenslangen Abstinenz zu verbessern.

In den letzten Jahren sind darüber hinaus sogenannte schadensmindernde Strategien zu erkennen, die nicht auf primär für Abstinenzprogramme motivierte Patienten zielen, sondern zunächst darauf abheben, Drogentodesfälle, Drogennotfälle, körperliche Schädigungen durch den Drogenkonsum oder andere psychosoziale Folgeschäden des Drogenkonsums zu verhindern oder zu reduzieren. Im weitesten Sinne gehört auch die Methadonsubstitutionsbehandlung in diese Richtung (Übersicht in Gölz 1995, Nowak et al. 1996). In diesem Zusammenhang spielt vor allem die kurzfristige Entgiftung Drogenabhängiger, ohne lange Anmeldezeiten, eine Rolle. So wünschenswert auch allein zur Sicherung des Überlebens niedrigschwellige Therapieangebote sind, so wenig optimistisch darf man aber die therapeutischen Möglichkeiten einschätzen. Eine katamnestische Untersuchung bei niedrigschwellig entgifteten Drogenabhängigen zeigte neben einer hohen Mortalität, daß praktisch keiner dieser Patienten zu einer Abstinenz zurückgefunden hatte und fast alle dieser Patienten entweder in die Drogenszene zurückkehrten oder sich in der Folge in einer Entwöhnungstherapie befanden (Zinkler et al. 1998). In den meisten Fällen ist daher mit der notwendigen Beharrlichkeit darauf zu drängen, daß eine stationäre Entwöhnungstherapie durchgeführt wird. Als Sonderfall sind die nach § 64 StGB Maßregel untergebrachten Patienten mit Drogenabhängigkeit zu sehen (siehe dazu Kapitel 14).

13.2 Katamnestische Untersuchungen bei Drogenabhängigen

Anders als für Alkoholabhängige ist die Datenlage zur Effizienz psychotherapeutisch-psychosozialer Therapien bei Drogenabhängigen deutlich schlechter. In den meisten, vor allem internationalen Studien, wurden entsprechende psychosoziale Behandlungen mit pharmakotherapeutischen Maßnahmen, z. B. der Methadonsubstitution kombiniert, so daß differentielle Effekte schwer nachweisbar sind. Therapieziele der psychotherapeutisch-psychosozialen Behandlung Drogenabhängiger sind in erster Linie die Verminderung oder Beendigung des Drogenkonsums, eine verbesserte psychosoziale Integration, eine reduzierte Kriminalität sowie Maßnahmen zur Verbesserung der Gesundheit. Generell besteht Konsens darüber, daß Drogenabhängigkeit therapierbar ist (Übersicht bei Simpson und Sells 1990). Eine der wichtigen Determinanten ist die Dauer der Therapie, wobei sich Langzeittherapien insgesamt günstiger als Kurzzeittherapien erwiesen haben.

Die wichtigsten Untersuchungen zur Frage der Effizienz von Drogentherapien seien hier erwähnt:

Zum einen handelt es sich um das „Drug Abuse Reporting Programme", in dem über 44 000 Patienten erfaßt wurden, die zwischen 1969 und 1973 in 50 verschiedene Therapieprogramme integriert wurden (Simpson und Sells 1982, 1990). Eine Untergruppe dieser Kohorte wurde 6 und 12 Jahre nach Abschluß der Behandlung nachuntersucht. Zum anderen handelt es sich um die „Treatment Outcome Prospective Study", in die ca. 12 000 Patienten in 41 Therapieprogramme eingeschlossen wurden (Hubbard et al. 1989). Entsprechende Patienten wurden bis zu 5 Jahre nach Abschluß der Therapie nachuntersucht. Eine weitere wichtige Untersuchung war die „Drug Abuse Treatment Outcome Study".

Die ersten beiden Untersuchungen lieferten den Nachweis, daß sowohl psychosoziale Therapieprogramme als auch die Methadon-Substitution sowie ambulante Entwöhnungstherapien erfolgreich waren. Das Behandlungsergebnis war direkt assoziiert mit der Dauer der Behandlung, wobei als Minimum eine 3-monatige Behandlungsdauer angesehen wird. Die Resultate der drei genannten Studien deuten darauf hin, daß, je nach Definition, zwischen 30 und 50% der Patienten im ersten Jahr nach Abschluß der Behandlung abstinent bleiben konnten.

Die Frage der Effizienz von Drogenentwöhnungstherapien ist in einer Reihe anderer Übersichtsarbeiten eher kritisch beurteilt worden. So fanden McGlothlin und Anglin (1981) bei einer Analyse von Langzeitstudien zur Opiatabstinenz nach Abstinenztherapien durchschnittliche Abstinenzraten von lediglich 12–19% (vgl. Tab. 13.1). Die meisten Untersuchungen bezogen sich dabei auf mittelfristige Katamnesen von 5 bis 6-jähriger Dauer. Wie Finkbeiner und Gastpar (1997) ausführten, waren die Abstinenzraten dieser auf Abstinenzfreiheit angelegten Therapien damit nicht besser als die Abstinenzraten bei Langzeitstudien zur Opiatabstinenz nach Methadonbehandlungen, wo Abstinenzraten zwischen 9 und 21% gefunden wurden (Tab. 13.2). Faßt man die vorliegenden Befunde zusammen, so ist insgesamt

Tab. 13.1: Langzeitstudien zur Opiatabstinenz nach Abstinenztherapie (aus Finkbeiner und Gastpar 1997).

Autor	Ursprüngliche Patientenzahl	Behandlungsbeginn	Jahre bis follow-up	Abstinenzkriterien (geforderte Dauer der Opiatabstinenz)	Abstinenzrate
Duvall, 1963	453	1952–55	5	unklar	19%
O'Donnell, 1969	266	1935–59	3–27 (Ø 11 Jahre)	durchgängig seit Behandlungsende	11%
Vaillant, 1973	100	1952–53	5	3 Jahre vor follow-up	10%
Whitman, 1982	200	1971–72	5	durchgängig seit Behandlungsende	14%
Rawson, 1984	58	1974–77	5–8	bei follow-up	14%
Simpson, 1982	903	1972–73	6	durchgängig seit Behandlungsende	12%

Tab. 13.2: Langzeitstudien zur Opiatabstinenz nach Methadonbehandlung (aus Finkbeiner und Gastpar 1997).

Autor	Ursprüngliche Patientenzahl	Behandlungsbeginn	Jahre bis follow-up	Abstinenzkriterien (geforderte Dauer der Opiatabstinenz)	Abstinenzrate
Dole, 1978	1544	1966–67 und 1972	3–10	Quartal vor follow-up	17%
Cushman, 1981	2019	1966–76	1–10 (∅ Dauer unklar)	durchgängig seit Behandlungsende	9%
Judson, 1980	260	1970–72	5	Monat vor follow-up Jahr vor follow-up	21% 13%
McGlothlin, 1981	138 99 110	1971–73	6–7	Monat vor follow-up	17% 20% 11%
Simpson, 1982	607	1972–73	6	durchgängig seit Behandlungsende	12%

davon auszugehen, daß Psychotherapien beim Drogenabhängigen durchaus erfolgreich sein können, Abstinenzraten in Langzeitkatamnesen von deutlich über 20% sind dabei in den meisten Untersuchungen aber eher selten.

Küfner (1997) betont, daß die Ergebnisse multizentrischer Studien übereinstimmend zeigen, daß eine vorzeitige Therapiebeendigung (Therapieabbruch) einen prognostisch ungünstigen Faktor darstellt. Generell kommt der unterschiedlichen Ausgestaltung der Kontroll- und Regelsysteme bei verschiedenen Drogentherapien (z. B. Sanktionen bei Verstößen gegen Rauchbeschränkungen etc.) eine große Bedeutung für die Haltequote und das Rückfallrisiko zu. Aus den Katamneseergebnissen über Merkmale der Regelsysteme wurde nach Ansicht von Küfner deutlich, „daß eine liberalere Haltung der Einrichtung mit höheren Haltequoten in Zusammenhang stand, wobei allerdings das Rückfallrisiko während der Behandlung anstieg. Generell scheinen Behandlungsmerkmale, die mit niedrigeren Abbruchquoten in Zusammenhang stehen, zugleich mit höheren Rückfallquoten verknüpft zu sein. So sind zum Beispiel geringere Kontrollmaßnahmen mit einer größeren Haltequote, aber auch mit einer größeren Rückfallquote verbunden. Die gleichzeitige Berücksichtigung dieser beiden Erfolgskriterien führt also in ein Dilemma. Therapeutische Überlegungen sprechen eher für die größere Wichtigkeit der Haltequote, weil nur beim Verbleib der Patienten in der Einrichtung eine therapeutische Aufarbeitung möglich ist."

Hinsichtlich der zu erreichenden Drogenfreiheit sei noch auf die SWEDATE-Studie über die stationäre Behandlung von Drogenabhängigen (Berglund et al.

1991) hingewiesen, bei der mittels einer Clusteranalyse 14 stationäre Einrichtungen für Erwachsene (n = 295) hinsichtlich des Behandlungserfolgs untersucht wurden. Die rein psychotherapeutischen Einrichtungen hatten dabei nach einem Jahr 29% drogenfreie Patienten, die „inkonsistenten" (therapeutisch unstrukturierten) Einrichtungen 28% und die mit einer Kombination von Psychotherapie und „edukativer" Therapie 44% (Übersicht in Küfner 1997). Im Vergleich mit anderen oben erwähnten Katamnesen sind diese Ergebnisse hinsichtlich der Drogenfreiheit als eher günstig einzuschätzen. Generell kam Küfner zu dem Schluß, daß die Literatur „überraschend einstimmig" zu dem Ergebnis kommt, daß eine längere Therapiedauer mit besseren Behandlungsergebnissen verbunden ist, wobei von einer Mindesttherapiedauer von 81 bis 90 Tagen auszugehen ist.

14 Rechtliche Grundlagen und spezielle forensische Aspekte
M. Soyka

14.1 Betäubungsmittelgesetz

Nach der letzten Fassung des Betäubungsmittelgesetzes (BTMG) ist der Umgang mit den meisten Rauschmitteln geregelt. Die letzte Fassung stammt aus dem Jahre 1994 und kennt drei verschiedene Gruppen von Betäubungsmitteln:

„Anlage I:
Nicht verkehrsfähige Betäubungsmittel

Anlage II:
Verkehrsfähige, aber nicht verschreibungsfähige Betäubungsmittel

Anlage III:
Verkehrsfähige und verschreibungsfähige Betäubungsmittel."

Neben dem eigentlichen BTMG spielt auch die Betäubungsmittelverschreibungsverordnung (BTMVV) und die NUB-Richtlinien für die Methadon-Substitution („neue Untersuchungs- und Behandlungsmethoden", siehe Abschnitt 4.6, S. 51) eine Rolle.

Nach § 13 BTMG dürfen einige Betäubungsmittel (s. Anlage I) vom Arzt verschrieben werden. Nicht begründet ist ihre Anwendung, wenn der beabsichtigte Zweck auch auf andere Weise erreicht werden kann. Praktisch ist also die (therapeutische) Anwendung von Betäubungsmitteln immer nachrangig gegenüber anderen Behandlungsformen anzusehen, d. h., daß zum Beispiel Opioide als Schmerzmittel nur dann gegeben werden sollen, wenn die Schmerzen nicht anders behandelt werden können. Außerdem ist die Substitution (Methadonbehandlung) nur dann zulässig und möglich, wenn andere Suchtbehandlungsmethoden sich als unwirksam herausgestellt haben. Die Verordnung, Gabe und Anwendung von Betäubungsmitteln, aber auch die Nebenwirkungsüberwachung muß dabei nach den Regeln der ärztlichen Kunst erfolgen, wozu unter anderem zählt, daß Opioide nur bei anerkannten Indikationen gegeben werden können.

Das detaillierte Betäubungsmittelrecht kennt eine ganze Reihe von Paragraphen, in denen der Umgang, genauer der Erwerb, die Herstellung und der Handel mit Betäubungsmitteln geregelt sind. Die eigentlichen Straftatbestände und Ordnungswidrigkeiten sind in § 29 ff. BTMG geregelt, wobei einige für forensische Fragestellungen von besonderer Bedeutung sind:

§ 31 BTMG: Strafmilderung oder Absehen von Strafe

Dieser Paragraph billigt dem Täter eine Strafmilderung zu, wenn er durch seine Aussage zur Ermittlung weiterer Straftaten bzw. Delikte beiträgt.

Das Gericht kann die Strafe nach seinem Ermessen mildern ... oder von einer Bestrafung nach § 29 Abs. 1/2/4 oder 6 absehen, wenn der Täter
1. durch freiwillige Offenbarung seines Wissens wesentlich dazu beigetragen hat, daß die Tat über seinen eigenen

Anlage I

Die zur Verschreibung zugelassenen Betäubungsmittel.

Kennzeichnung nach dem BTMG	Kennziffer	Bezeichnung Arznei-/ Darreichungsform Nominalgehalt Stückzahl in der Packungseinheit	Höchstmenge in mg/St		
			ohne Begrenzung	für 30 Tage	je Anwendungstag
Amfetaminil**)		–		200/ –	
Amphetamin		–		200/–	
Buprenorphin*)	05019	Temgesic Inj.-Lsg. 0,324 mg 5; KP: 100		150/462	15/46
	05019	Temgesic sublingual Sublingualtbl. 0,216 mg 10, 50; KP: 200		150/694	15/69
	05019	Temgesic forte sublingual Sublingualtbl. 0,432 mg 20, 50; KP: 300		150/347	15/34
Fenetyllin	71208	Captagon Filmtbl. 50 mg 20, 50	2500/50		
Fentanyl*)	05016	Durogesic 25 µg/h***) Membranpflaster 2,5 mg/10 cm^2 5		120/48	12/4
	05016	Durogesic 50 µg/h***) Membranpflaster 5 mg/20 cm^2 5		120/24	12/2
	05016	Durogesic 75 µg/h***) Membranpflaster 7,5 mg/30 cm^2 5		120/16	12/1
	05016	Duregesic 100 µg/h***) Membranpflaster 10 mg/40 cm^2 5		120/12	12/1
	65029	Fentanyl Hexal 0,5 mg Inj.-Lsg. 0,785 mg 10		120/152	12/15

Kennzeichnung nach dem BTMG	Kennziffer	Bezeichnung Arznei-/ Darreichungsform Nominalgehalt Stückzahl in der Packungseinheit	Höchstmenge in mg/St		
			ohne Begrenzung	für 30 Tage	je Anwendungstag
Fentanyl*) (Forts.)	65030	Fentanyl-Janssen Inj.-Lsg. 0,157 mg 5; KP: 50		120/764	12/76
	65030	Fentanyl-Janssen Inj.-Lsg. 0,785 mg 5; KP: 50		120/152	12/15
	65032	Thalamonal Inj.-Lsg. 0,157 mg KP: 50		120/764	12/76
	65032	Thalamonal Inj.-Lsg. 0,785 mg KP: 50		120/152	12/15
Hydrocodon*)	24020	Dicodid Inj.-Lsg. 15 mg 5; KP: 50, 100, 300		1200/80	120/8
	24020	Dicodid 10 mg Tbl. 10 mg 10		1200/120	120/12
Hydromorphon*)	05004	Dilaudid Inj.-Lsg. 2 mg 5; KP: 50, 100, 300, 500		600/300	60/30
	05005	Dilaudid-Atropin schwach Inj.-Lsg. 2 mg 5; KP: 50, 100, 300		600/300	60/30
	05005	Dilaudid-Atropin stark Inj.-Lsg. 4 mg 5; KP: 50,100		600/150	60/15
	05005	Dilaudid-Atropin Supp. 4 mg 5		600/150	60/15

164 Rechtliche Grundlagen

Kennzeichnung nach dem BTMG	Kennziffer	Bezeichnung Arznei-/ Darreichungsform Nominalgehalt Stückzahl in der Packungseinheit	Höchstmenge in mg/St		
			ohne Begrenzung	für 30 Tage	je Anwendungstag
Levomethadon*)	05018	L-Polamidon Inj.-Lsg. 2,5 mg 10; KP: 50		1500/600	150/60
	05018	L-Polamidon Inj.-Lsg. 5 mg 5, 50; KP: 50		1500/300	150/30
	05018	L-Polamidon Trfl. 100 mg 1; KP: 5		1500/15	150/1
Methadon*)		–		3000/–	300/–
Methamphetamin		–	100/–		
Methaqualon		Normi Nox Tbl. 200 mg 20	6000/30		
		Rebuso Tbl. 200 mg 15, 20, 100	6000/30		
Methylphenidat	71209	Ritalin Tbl. 10 mg 20	400/40		
Morphin*)	05001	Capros 10 Retardkps. 10 mg 20, 50, 100; KP: 100		20000/2000	2000/200
	05001	Capros 30 Retardkps. 30 mg 20, 50, 100; KP: 100		20000/666	2000/66
	05001	Capros 60 Retardkps. 60 mg 20, 50, 100; KP: 100		20000/333	2000/33
	05001	Capros 100 Retardkps. 100 mg 20, 50, 100; KP: 100		20000/200	2000/20

Kennzeichnung nach dem BTMG	Kennziffer	Bezeichnung Arznei-/ Darreichungsform Nominalgehalt Stückzahl in der Packungseinheit	Höchstmenge in mg/St		
			ohne Begrenzung	für 30 Tage	je Anwendungstag
Morphin*) (Forts.)	05006	M-long 10 Retardkps. 10 mg 20, 50, 100		20000/2000	2000/200
	05006	M-long 30 Retardkps. 30 mg 20, 50, 100		20000/666	2000/66
	05006	M-long 60 Retardkps. 60 mg 20, 50, 100		20000/333	2000/33
	05006	M-long 100 Retardkps. 100 mg 20, 50, 100		20000/200	2000/20
	05007	Morphin Merck 10 Inj.-Lsg. 10 mg 10; KP: 100		20000/2000	2000/200
	05007	Morphin Merck 20 Inj.-Lsg. 20 mg 10; KP: 100		20000/1000	2000/100
	05008	Morphin Merck 100 Inj.-Lsg. 100 mg 3; KP: 15, 90		20000/200	2000/20
	05009	MSI 10 Mundipharma Inj.-Lsg. 10 mg 10		20000/2000	2000/200
	05009	MSI 20 Mundipharma Inj.-Lsg. 20 mg 10		20000/1000	2000/100
	05009	MSI 100 Mundipharma Inj.-Lsg. 100 mg 5		20000/200	2000/20
	05009	MSI 200 Mundipharma Inj.-Lsg. 200 mg 5		20000/100	2000/10

166 Rechtliche Grundlagen

Kennzeichnung nach dem BTMG	Kennziffer	Bezeichnung Arznei-/ Darreichungsform Nominalgehalt Stückzahl in der Packungseinheit	Höchstmenge in mg/St		
			ohne Begrenzung	für 30 Tage	je Anwendungstag
Morphin*) (Forts.)	05010	MSR 10 Mundipharma Supp. 10 mg 10, 30		20000/2000	2000/200
	05010	MSR 20 Mundipharma Supp. 20 mg 6, 10, 30		20000/1000	2000/100
	05010	MSR 30 Mundipharma Supp. 30 mg 10, 30		20000/666	2000/66
	05011	MST 10 Mundipharma Retardtbl. 10 mg 20, 50, 100; KP: 100		20000/2000	2000/200
	05011	MST 30 Mundipharma Retardtbl. 30 mg 20, 50, 100; KP: 100		20000/666	2000/66
	05011	MST 60 Mundipharma Retardtbl. 60 mg 20, 50, 100; KP: 100		20000/333	2000/33
	05011	MST 100 Mundipharma Retardtbl. 100 mg 20, 50, 100; KP: 100		20000/200	2000/20
	05011	MST 200 Mundipharma Retardtbl. 200 mg 20, 50; KP: 100		20000/100	2000/10
	05012	MST Continus 30 Retardkps. 30 mg 20, 50, 100; KP: 100		20000/666	2000/66
	05012	MST Continus 60 Retardkps. 60 mg 20, 50, 100; KP: 100		20000/333	2000/33
	05013	Sevredol 10 Filmtbl. 10 mg 20, 50		20000/2000	2000/200

Betäubungsmittelgesetz 167

Kennzeichnung nach dem BTMG	Kennziffer	Bezeichnung Arznei-/ Darreichungsform Nominalgehalt Stückzahl in der Packungseinheit	Höchstmenge in mg/St		
			ohne Begrenzung	für 30 Tage	je Anwendungstag
Morphin*) (Forts.)	05013	Sevredol 20 Filmtbl. 20 mg 20, 50		20000/1000	2000/100
Nabilon		–	36/–		
Normethadon		–	200/–		
Opium, eingestelltes		–	4000/–		
Opiumextrakt		–	2000/–		
Opiumtinktur		–	40 000/–		
Papaver somniferum, berechnet als Morphin		–	200/–		
Pentazocin*)	05017	Fortral Inj.-Lsg. 30 mg 5, 10; KP: 100, 200, 1000		15 000/500	1500/50
	05017	Fortral Kps. 56,4 mg 20, 50, 100; KP: 500		15 000/265	1500/26
	05017	Fortral Supp. 66,78 mg 10, 30; KP: 250		15 000/228	1500/22
Pethidin*)	05015	Dolantin Inj.-Lsg. 50 mg 20; KP: 100		10 000/200	1000/20
	05015	Dolantin Inj.-Lsg. 100 mg 5, 25, 100		10 000/100	1000/10
	05015	Dolantin Supp. 100 mg 5, 25		10 000/100	1000/10

Kennzeichnung nach dem BTMG	Kennziffer	Bezeichnung Arznei-/ Darreichungsform Nominalgehalt Stückzahl in der Packungseinheit	Höchstmenge in mg/St		
			ohne Begrenzung	für 30 Tage	je Anwendungstag
Pethidin*) (Forts.)	05015	Dolantin Trfl. 1000 mg 1, 5		10 000/10	1000/1
Phenmetrazin		–	600/20		
Piritramid*)	05014	Dipidolor Inj.-Lsg. 22 mg 5; KP: 50		6000/272	600/27
Secobarbital		–	1200/–		
Tilidin		Goedecke Tilidin Inj.-Lsg. 102,9 mg 5		1050/10	
Alfentanil	65020	Rapifen Inj. -Lsg. 1,088 mg 5; KP: 50			
	65020	Rapifen Inj.-Lsg. 5,44 mg 5; KP: 50			
Cocain nur zu Eingriffen am Auge, am Kehlkopf, an der Nase, am Ohr, am Rachen oder am Kiefer als Lösung bis zu 20 v. H. oder als Salbe bis zu 2 v. H.		–			
Pentobarbital		–			
Sufentanil	65023	Sufenta Inj.-Lsg. 0,375 mg KP: 25			
	65022	Sufenta epidural Inj.-Lsg. 0,015 mg KP: 50			

Kennzeichnung nach dem BTMG	Kennziffer	Bezeichnung Arznei-/ Darreichungsform Nominalgehalt Stückzahl in der Packungseinheit	Höchstmenge in mg/St		
			ohne Begrenzung	für 30 Tage	je Anwendungstag
Sufentanil (Forts.)	65023	Sufenta mite 10 Inj.-Lsg. 0,075 mg KP: 50			

*) Verschreibung nur für einen Bedarf bis zu 30 Tagen und nicht mehr als ein Zehntel der Höchstmenge je Anwendungstag zulässig.
**) Nur als ausgenommene Zubereitung im Verkehr.
***) Dieses BtM soll nur unter der Aufsicht von in der Therapie von Tumorschmerzen erfahrenen Ärzten angewendet werden. Bis zum Vorliegen ausreichender klinischer Erfahrungen ist eine stationäre Aufnahme erforderlich.

Tatbestand hinaus aufgedeckt werden konnte oder
2. freiwillig sein Wissen so rechtzeitig einer Dienststelle offenbart, daß Straftaten nach § 29 Abs. 3, § 30 Abs. 1, von deren Planung er weiß, noch verhindert werden können.

§ 31a: Absehen von der Verfolgung

(1) hat das Verfahren nach § 29 Abs. 1,2 oder 14 Gegenstand, so kann die Staatsanwaltschaft von der Verfolgung absehen, wenn die Schuld des Täters als gering anzusehen wäre, kein Interesse an der Strafverfolgung besteht und der Täter die Betäubungsmittel lediglich zum Eigenverbrauch in geringer Menge anbaut, herstellt, einführt, ausführt, durchführt, erwirbt, sich in sonstiger Weise verschafft oder besitzt.

(2) ist die Klage bereits erhoben, so kann das Gericht in jeder Lage das Verfahren unter den Voraussetzungen des Abs. 1 mit Zustimmung der Staatsanwaltschaft und des Angeschuldigten, einstellen ...

§ 35 BTMG: Zurückstellung der Strafvollstreckung

Dieser räumt einer Therapie den Vorrang vor einer Strafe ein.

(1) Ist jemand wegen einer Straftat zu einer Freiheitsstrafe von nicht mehr als 2 Jahren verurteilt worden oder ergibt sich aus Urteilsgründen oder steht sonst fest, daß er die Tat aufgrund einer Betäubungsmittelabhängigkeit begangen hat, so können die Vollstreckungsrichter mit Zustimmung des Gerichtes des 1. Rechtszuges die Vollstreckung der Strafe, eines Strafrestes oder der Maßregel der Unterbringung in einer Entziehungsanstalt für längstens zwei Jahre zurückstellen, wenn der Verurteilte sich wegen seiner Abhängigkeit in einer seiner Rehabilitation betreffenden Behandlung befindet oder zusagt, sich einer solchen zu unterziehen und deren Beginn gewährleistet ist. Als Behandlung gilt auch der Aufenthalt in einer staatlich anerkannten Einrichtung, die dazu dient, die Abhängigkeit zu beheben oder einer erneuten Abhängigkeit entgegen zu wirken. (...)

§ 36 BTMG: Anrechnung und Strafaussetzung zur Bewährung

Dieser Paragraph ermöglicht ein Zurückstellen der Strafe, wenn eine Therapie angetreten wurde.

(1) Ist die Vollstreckung zurückgestellt worden, hat sich der Verurteilte an einer staatlich anerkannten Einrichtung behandeln lassen, so wird die vom Verurteilten nachgewiesene Zeit seines Aufenthaltes in dieser Einrichtung auf seine Strafe angerechnet, bis infolge der Anrechnungszeit zwei Drittel der Strafe erledigt sind. Die Entscheidung über die Anrechnungsfähigkeit trifft das Gericht zugleich mit der Zustimmung nach § 35 Abs. 1. Sind durch die Anrechnungszeit zwei Drittel der Strafe erledigt, oder ist eine Behandlung in der Einrichtung zu einem früheren Zeitpunkt nicht mehr erforderlich, so setzt das Gericht die Vollstreckung des Restes der Strafe zur Bewährung aus, sobald verantwortet werden kann, zu erproben, ob der Verurteilte keine Straftaten mehr begehen wird.

(2) Ist die Vollstreckung zurückgestellt worden und hat sich der Verurteilte einer anderen als in Abs. 1 bezeichneten Behandlung seiner Abhängigkeit unterzogen, so setzt das Gericht die Vollstreckung der Freiheitsstrafe oder des Strafrestes zur Bewährung aus, sobald verantwortet werden kann, zu erproben, ob er keine Straftaten mehr begehen wird.

(3) Hat sich der Verurteilte nach der Tat einer Behandlung seiner Abhängigkeit unterzogen, so kann das Gericht, wenn die Voraussetzungen des Abs. 1 nicht vorliegen, anordnen, daß die Zeit der Behandlung ganz oder zum Teil auf die Strafe angerechnet wird, wenn dies unter Berücksichtigung der Anforderungen, welche die Behandlung an den Verurteilten gestellt hat, angezeigt ist ...

§ 38 BTMG regelt die Anwendung für Jugendliche und Heranwachsende

14.2 Strafrechtliche Aspekte

Sehr häufig, bei manchen Abhängigkeitsformen fast obligat, ist die hohe Beschaffungskriminalität, speziell bei Drogenabhängigen. Diese beinhaltet neben Verstößen gegen das BTMG vor allem Eigentumsdelikte, aber auch Aggressions- und Gewaltdelikte einschließlich Raubüberfälle etc. Die Kriminologie unterscheidet zwischen direkter und indirekter Beschaffungskriminalität. Erstere meint Straftaten, die dem unmittelbaren Erwerb von illegalen Drogen dienen, letztere umfaßt Delikte, die der Beschaffung von Geld zur Finanzierung des Drogenkonsums dienen. In vielen Fällen muß dabei die **Schuldfähigkeit** von Drogenabhängigen beurteilt werden. Aufgabe des psychiatrischen oder rechtsmedizinischen Sachverständigen kann es sein, die Voraussetzungen des § 20, 21 StGB und evtl. auch des § 63 und speziell § 64 StGB zu prüfen. Die Hemmschwelle für die direkte Beschaffungskriminalität ist bei Drogensüchtigen deutlich niedriger als für die indirekte Beschaffungskriminalität, so daß hier eine differenzierte psychiatrische Beurteilung notwendig ist.

§ 20 StGB: Schuldunfähigkeit wegen seelischer Störungen

„Ohne Schuld handelt, wer bei Begehung der Tat wegen einer krankhaften seelischen Störung, wegen einer tiefgreifenden Bewußtseinsstörung oder wegen Schwachsinns oder einer schweren anderen seelischen Abartigkeit unfähig ist, das Unrecht der Tat einzusehen oder nach dieser Einsicht zu handeln."

§ 21 StGB:
Verminderte Schuldfähigkeit

„Ist die Fähigkeit des Täters, das Unrecht der Tat einzusehen, oder nach dieser Einsicht zu handeln, aus einem der in § 20 gezeigten Gründe bei der Begehung der Tat erheblich vermindert, so kann die Strafe nach § 49 Abs. 1 gemildert werden."

Die meisten Autoren ordnen heute Suchterkrankungen, speziell Drogen- und Medikamentenabhängigkeit der „krankhaften seelischen Störung" zu, während sie früher auch zum Teil der „schweren anderen seelischen Abartigkeit" zugerechnet wurde. Schwere psychische Folgestörungen bei Drogenkonsumenten, speziell auch drogeninduzierte Psychosen, sind in jedem Fall der krankhaften seelischen Störung zuzuordnen.

Das Vorliegen einer Drogenabhängigkeit als solcher rechtfertigt nicht in jedem Falle und bei jeder Straftat die Anwendung des § 21 StGB, vielmehr ist u. a. zu prüfen, ob zum Tatzeitpunkt eine konkrete Drogenbeeinflussung (toxikologischer Nachweis!) bzw. ein Drogenrausch vorlag. Andere wichtige Anhaltspunkte sind das mögliche Vorliegen eines Entzugssyndroms, der Schweregrad der Abhängigkeit sowie die psychischen Folgestörungen bei Drogenkonsumenten (intakte Persönlichkeitsstruktur versus Zerrüttung des Persönlichkeitsgefüges; Einengung des Denkens und des Handelns, die Aufgabe früherer Interessen und Lockerung sozialer Bindungen, Verfall der historischen Individualität, Depravation). Von wenigen Ausnahmen abgesehen, ist bei Drogenkonsumenten zwar in manchen Fällen die Steuerungsfähigkeit, kaum dagegen die Einsichtsfähigkeit betroffen.

Für forensisch-psychiatrische Fragestellungen hat sich in der Praxis der Begutachtung bewährt, den Drogenmißbrauch zunächst zu objektivieren und anschließend zu quantifizieren und seine Auswirkungen auf die Persönlichkeit zu erfassen (Nedopil 1996).

Zur Objektivierung können dazu eine Reihe von Untersuchungsmethoden beitragen. Aus medizinischer Sicht sind dies in erster Linie:
- Die Feststellung organischer Folgeschäden, die zum Teil für die einzelnen Substanzen relativ charakteristisch sind (s. Kapitel 12). Dazu gehören neben Einstichstellen bei i. v.-Drogenabhängigen oder Schleimhaut-Atrophien nach Kokainmißbrauch auch Leberschäden, Kratznarben, Zahnverluste etc.
- Der Nachweis des Suchtmittels im Blut, Urin oder in den Haaren des Betroffenen, wobei die rasche Durchführung nach der polizeilichen Festnahme für die Beurteilung von Drogenabhängigen besonders wichtig ist.
- Typische Entzugserscheinungen, die eventuell nach der Festnahme auffallen.
- Die Psychopathologie des chronisch Abhängigen, die sich unter anderem durch zunehmende Unzuverlässigkeit, Aktivitäts- und Spontanitäts-, Motivationsverlust, Anhedonie etc. auszeichnet.

Als zweiten Schritt schlägt Nedopil (1996) die Quantifizierung der Sucht vor. Sie hängt ab von:
- Art der mißbrauchten Substanzen
- Menge der mißbrauchten Substanzen
- Dauer der Abhängigkeitsentwicklung
- Grad der Abhängigkeit in Anlehnung an die von Waldman (1975) vorgeschlagene Stadieneinteilung der

Drogenabhängigkeit (Stadium 1: „Drogenmotivation"; Stadium 2: „Drogenerfahrung"; Stadium 3: „Drogenbindung"; Stadium 4: „Drogenkonditionierung").

Nedopil geht davon aus, daß eine erhebliche Verminderung der Steuerungsfähigkeit in Bezug auf den Drogenkonsum und evtl. daraus ableitbare andere Delikte nur bei Stadium 3 oder 4 erreicht sind. Wichtig ist weiter die Abgrenzung einer möglichen drogenassoziierten Persönlichkeitsveränderung von psychischen Besonderheiten, die in der Primärpersönlichkeit angelegt sein können. Kombinationen und Wechselwirkungen zwischen Dissozialität und Drogenkonsum sowie sozialer Entwurzelung und Abhängigkeitsentwicklung sind dabei relativ häufig. Nedopil betont, daß nicht jedes Delikt, welches unter Drogeneinfluß begangen wird, auch auf den Drogenkonsum zurückzuführen ist. Allerdings kann eine Abhängigkeit bei einer schon zuvor schwer gestörten Persönlichkeit eher zu einer Dekompensation und zum Zusammenbruch normkonformen Verhaltens führen als bei einer ansonsten stabilen Primärpersönlichkeit.

In vielen Fällen wird im Strafprozeß auch die Frage nach der Unterbringung in einem psychiatrischen Krankenhaus oder einer Entziehungseinrichtung aufgeworfen. Die Anordnung einer Unterbringung nach § 64 StGB ist *nicht* von der aufgehobenen oder verminderten Schuldfähigkeit (§ 20, 21 StGB) abhängig und auf zwei Jahre begrenzt.

§ 63: Unterbringung in einer psychiatrischen Klinik

„Hat jemand eine rechtswidrige Tat im Zustand der Schuldunfähigkeit (§ 20) oder der verminderten Schuldfähigkeit (§ 21) begangen, so ordnet das Gericht die Unterbringung in einem psychiatrischen Krankenhaus an, wenn die Gesamtwürdigung des Täters und seiner Tat ergibt, daß von ihm infolge seines Zustandes erhebliche rechtswidrige Taten zu erwarten sind und er deshalb für die Allgemeinheit gefährlich ist."

§ 64: Unterbringung in einer Entziehungsanstalt

(1) „Hat jemand den Hang, alkoholische Getränke oder andere berauschende Mittel im Übermaß zu sich zu nehmen, und wird er wegen einer rechtswidrigen Tat, die er im Rausch begangen hat oder die auf seinen Hang zurückgeht, verurteilt oder nur deshalb nicht verurteilt, weil seine Schuldunfähigkeit erwiesen oder nicht auszuschließen ist, ordnet das Gericht die Unterbringung in einer Entziehungsanstalt an, wenn die Gefahr besteht, daß er infolge seines Hanges erhebliche rechtswidrige Taten begehen wird."

(2) „Die Anordnung unterbleibt, wenn eine Entziehungskur von vornherein aussichtslos erscheint."

Nach § 63 können Drogenabhängige nur dann untergebracht werden, wenn zusätzlich zu der Suchterkrankung noch eine andere schwere psychische Störung, z. B. eine Psychose oder eine schwere Persönlichkeitsstörung, vorliegt. In aller Regel erfolgt die Unterbringung Drogen- oder Medikamentenabhängiger nach § 64 StGB. Dieser enthält, anders als der § 63 StGB, der für andere psychisch kranke Rechtsbrechung angewendet wird, den Abs. 2, nach dem die Anordnung einer Entziehungskur unterbleiben kann, wenn diese von vornherein als aussichtslos erscheint. Die Beurteilung dieser Frage kann sehr schwierig sein. Aufgabe des psychiatrischen und rechtsmedizinischen Sachverständigen ist es dabei, Therapiemotivation und den möglichen Behandlungserfolg abzuschätzen. Wichtige Anhaltspunkte dabei sind die bisherigen Therapieerfahrungen und Erfolge/Mißerfolge, aber auch die Persönlichkeit, die Therapiemotivation und das Vorliegen möglicher neuropsychiatrischer Folgestörungen und Begleiterkrankungen. Die neue Rechtsprechung tendiert dahingehend eine Entziehungskur nach § 64 StGB nur dann anzuordnen, wenn der Therapieerfolg mit hinreichend hoher Wahrscheinlichkeit prognostiziert werden kann.

Wichtig ist, daß die Anordnung einer Maßregel nach § 64 StGB auch zur Bewährung ausgesetzt werden kann, was in der Praxis bedeutet, daß eine Therapie eventuell auch in einer anderen Therapieeinrichtung außerhalb des Maßregelvollzugs angetreten werden kann (ausreichend konkrete Aussichten auf Erfolg der Behandlung, Neue juristische Wochenschrift, 1995, S. 1077–1080).

Die Reihenfolge der Vollstreckung, die Überweisung in die Maßregel und der Vollzug der Maßregel sowie die Dauer (bis zu 2 Jahren) sind in § 67f. StGB geregelt.

§ 67: Reihenfolge der Vollstreckung

„(1) Wird die Unterbringung in einer Anstalt nach den § 63 und 64 neben einer Freiheitsstrafe angeordnet, so wird die Maßregel vor der Strafe vollzogen.

(2) Das Gericht bestimmt jedoch, daß die Strafe, oder ein Teil der Strafen vor der Maßregel zu vollziehen ist, wenn der Zweck der Maßregel dadurch erleichtert wird.

(3) Das Gericht kann eine Anordnung nach Abs. 2 nachträglich treffen, ändern oder aufheben, wenn Umstände in der Person des Verurteilten es angezeigt erscheinen lassen.

(4) Wird die Maßregel ganz oder zum Teil vor der Strafe vollzogen, so wird die Zeit des Vollzugs der Maßregel auf die Strafe angerechnet, bis zwei Drittel der Strafe erledigt sind. Dies gilt nicht, wenn das Gericht eine Anordnung nach § 67, Abs. 5, Satz 1 trifft.

(5) Wird die Maßregel vor der Strafe vollzogen, so kann das Gericht die Vollstreckung des Strafrestes unter den Voraussetzungen des § 57, Abs. 1, Satz 1, Nr. 2 und 3 zur Bewährung aussetzen, wenn die Hälfte der Strafe erledigt ist. Wird der Strafrest nicht ausgesetzt, so wird der Vollzug der Maßregel fortgesetzt; das Gericht kann jedoch den Vollzug der Strafe anordnen, wenn Umstände der Person des Verurteilten es angezeigt erscheinen lassen."

§ 67a: Überweisung in den Vollzug einer anderen Maßregel

„(1) Ist die Unterbringung in einem psychiatrischen Krankenhaus oder einer Entziehungsanstalt angeordnet worden, so kann das Gericht den Täter nachträglich in den Vollzug der anderen Maßregel überweisen, wenn die Resozialisierung des Täters dadurch besser gefördert werden kann …"

§ 67b: Aussetzung zugleich mit der Anordnung

„(1) Ordnet das Gericht die Unterbringung in einem psychiatrischen Krankenhaus oder in einer Entziehungsanstalt an, so setzt es zugleich deren Vollstreckung zur Bewährung aus, wenn besondere Umstände die Erwartung rechtfertigen, daß der Zweck der Maßregel auch dadurch erreicht werden kann. Die Aussetzung unterbleibt, wenn der Täter noch

Freiheitsstrafen zu verbüßen hat, die gleichzeitig mit der Maßregel verhängt und nicht zur Bewährung ausgesetzt werden …"

§ 67c: Späterer Beginn der Unterbringung

„(1) Wird eine Freiheitsstrafe vor einer zugleich angeordneten Unterbringung vollzogen, so prüft das Gericht vor dem Ende des Vollzugs der Strafe, ob der Zweck der Maßregel die Unterbringung noch erfordert. Ist dies nicht der Fall, so setzt es die Vollstreckung der Unterbringung zur Bewährung aus; mit der Aussetzung tritt Führungsaufsicht ein …"

§ 67c: Dauer der Unterbringung

„(1) Es dürfen nicht übersteigen die Unterbringung in einer Entziehungsanstalt 2 Jahre … Die Fristen laufen vom Beginn der Unterbringung an. Wird vor einer Freiheitsstrafe eine daneben angeordnete freiheitsentziehende Maßnahme vollzogen, so verlängert sich die Höchstfrist um die Dauer der Freiheitsstrafe, soweit die Zeit des Vollzugs der Maßregel auf die Strafe angerechnet wird …

(5) Ist die Unterbringung in einer Entziehungsanstalt mind. 1 Jahr vollzogen worden, so kann das Gericht nachträglich bestimmen, daß sie nicht weiter zu vollziehen ist, wenn ihr Zweck aus Gründen, die in der Person des Untergebrachten liegen, nicht erreicht werden kann …"

§ 67e: Überprüfung

„(1) Das Gericht kann jederzeit prüfen, ob die weitere Vollstreckung der Unterbringung zur Bewährung auszusetzen ist. Es muß dies vor Ablauf bestimmter Fristen prüfen.

(2) Die Fristen betragen bei der Unterbringung
in einer Entziehungsanstalt 6 Monate,
in einem psychiatrischen Krankenhaus 1 Jahr,
in der Sicherheitsverwahrung 2 Jahre.

(3) Das Gericht kann die Fristen kürzen …"

14.3 Betäubungsmittelverschreibungsverordnung

1930 wurde in Deutschland die „Verordnung über das Verschreiben betäubungsmittelenthaltender Arzneien und die Abgabe in den Apotheken" erlassen, die 1974 in der BRD durch die neue Betäubungsmittelverschreibungsverordnung ersetzt wurde, die Sonderrezepte einführte und darüber hinaus durch eine Vielzahl von formellen Vorschriften das Verschreiben erheblich erschwerte, so daß es zu einem Rückgang der Verschreibungen etwa um die Hälfte kam (Strubelt 1993). 1993 trat eine neue Betäubungsmittelverschreibungsverordnung (4. Novelle) in Kraft, die dazu führen sollte, das Verfahren der Betäubungsmittelverschreibung zu vereinfachen und die Höchstmengen für Betäubungsmittel so anzuheben, daß eine ausreichende Versorgung, auch in schweren Krankheitsfällen mit eingetretener Opioidtoleranz, möglich ist.

Nach wie vor gilt der Grundsatz, daß Betäubungsmittel von Ärzten, Zahnärzten und Tierärzten nur dann verschrieben und verordnet werden dürfen, wenn ihre Anwendung begründet ist. Die Anwendung ist dann begründet, wenn der beabsichtigte Zweck auf andere Weise nicht erreicht werden kann. Grundlage jeder Schmerztherapie ist es, daß Betäubungsmittel eingesetzt werden müssen,

Anlage II

Muster eines Betäubungsmittelrezeptes (Teil II)
– das orangefarben bedruckte Original ist im Rp-Bereich durch ein gelbfarbenes „BtM" gekennzeichnet –

Im vorliegenden Fall Verschreibung eines Analgetikums für einen Patienten
(Die verordnete Zubereitung, die Gebrauchsanweisung, ggf. den Vermerk „In Vertretung" sowie seine Unterschrift hat der Verschreibende handschriftlich zu vermerken; die Angaben über den Patienten, das Ausstellungsdatum, den Verschreibenden, ggf. weitere geforderte Vermerke können durch eine Hilfskraft vorgenommen werden. Dieses Beispiel enthält darüber hinaus die Angaben über den vertretenen Vertragsarzt.)

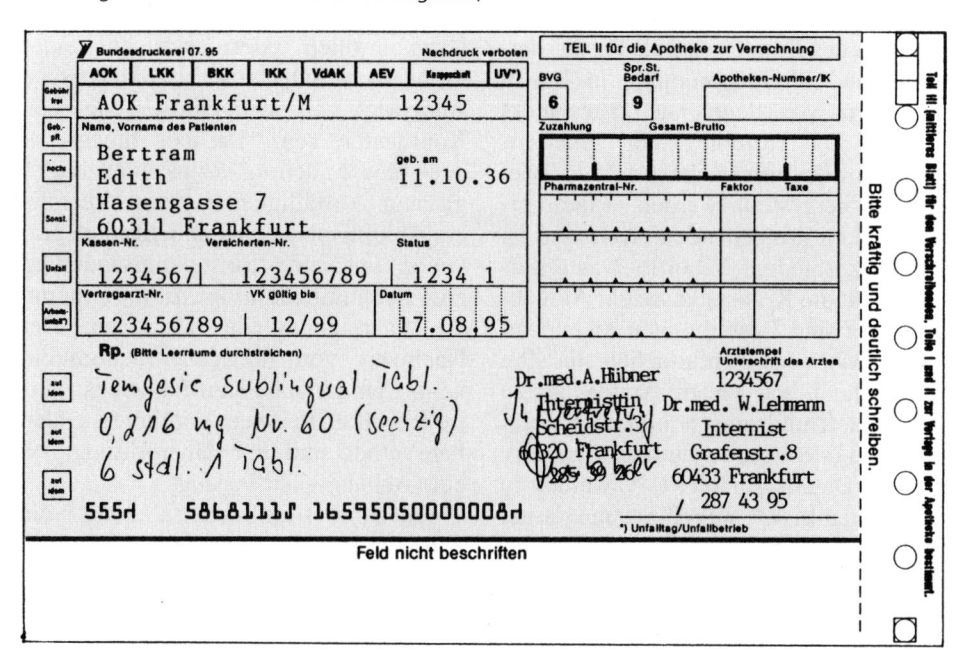

wenn Schmerzlinderung ohne sie nicht erreicht werden kann. Ein an Schmerzen leidender Patient hat also ein Recht auf die Therapie und der Arzt die Pflicht, sie ihm zu verschaffen (Strubelt 1993).

Die BTMVV regelt Höchstmengenverschreibung und Umgang mit BTMs. Dazu gehört, daß diese auf Spezialrezepten verschrieben werden müssen (siehe Anlage II). Grundsätzlich gilt, daß der Arzt für einen Patienten an einem Tag nur ein Betäubungsmittel verschreiben darf, im Rahmen eines besonderen Therapiekonzeptes besteht aber auch die Möglichkeit, für einen Patienten an einem Tag auch zwei Betäubungsmittel zu verschreiben. Die verschreibungsfähigen Betäubungsmittel sind in drei Gruppen eingeteilt:
- Unter Buchstabe A finden sich Opioide, die vorwiegend als starke Analgetika eingesetzt werden.
- Unter Buchstabe B werden weitere Betäubungsmittel aufgeführt, die für andere Anwendungsgebiete als die Schmerzbekämpfung in Frage kommen und zum Großteil nicht mehr im Handel sind.

- Unter Buchstabe C finden sich dann die in Anlage III Teil B und Teil C des Betäubungsmittelgesetzes genannten Betäubungsmittel, im wesentlichen Barbiturate und verwandte Verbindungen.

Die Verordnung von Betäubungsmitteln ist nur auf speziellen Rezepten möglich. Approbierte Ärzte (einschließlich Zahnärzte und Tierärzte) müssen entsprechende Rezepte von der Bundesopiumstelle des Bundesinstituts für Arzneimittel und Medizinprodukte in Berlin anfordern, von denen sie zugeschickt werden. Die Rezepte sind numeriert, wobei im Durchschreibeverfahren zwei Kopien hergestellt werden. Eine verbleibt beim ausstellenden Arzt, eine ist für die zuständige Behörde. Das Original behält die Krankenkasse zur Abrechnung. Es sind Bestrebungen erkennbar, die BTMVV zu vereinfachen, da ihre Anwendung von vielen Ärzten als zu kompliziert und einschränkend angesehen wird (siehe Addendum zu Kap. 14). Genaue Details zur BTMVV werden in der „Roten Liste" aufgeführt und dargestellt.

14.4 Fahrtauglichkeit

Das Problem der Fahrtauglichkeit bei Patienten mit Drogenmißbrauch und Abhängigkeit ist in den letzten Jahren vermehrt in das öffentliche Bewußtsein gerückt. Das Gutachten „Krankheit und Kraftverkehr" (Lewrenz und Friedel 1996) führt in seiner 5. Auflage dazu aus, daß bei Abhängigkeit von Substanzen eine Fahreignung nicht anzunehmen ist. Auch bei chronischem Mißbrauch von Rauschmitteln, die aufgrund ihrer langen Wirkdauer oder durch eine unvorhergesehene Wirkung die Leistungsfähigkeit vorübergehend beeinträchtigen, werden Patienten ebenfalls als ungeeignet zum Fahren eines Kfz angesehen. Bei nachgewiesener Abhängigkeit oder bei chronischem Mißbrauch, bei Depravation und bei somatisch-neurologischen Folgeschäden kann die Fahreignung erst dann wieder angenommen werden, wenn die Symptomatik abgeklungen ist und nach einer Entwöhnungsbehandlung eine mindestens einjährige Abstinenz nachgewiesen wird. Notwendig dazu können unregelmäßige Urinkontrollen oder auch bei einer Reihe von Substanzen toxikologische Analysen von Drogenresten in den Kopfhaaren sein. Darüber hinaus ist auch eine Änderung der psychopathologischen Auffälligkeiten, zum Beispiel ein Abklingen der Persönlichkeitsdepravation und eine Einstellungsänderung zum Suchtmittelkonsum, zu fordern, um die Fahreignung zu bestätigen. Der Nachweis von illegalen Suchtmitteln beim Lenker eines Kraftfahrzeugs führt im Regelfall zu einem vorübergehenden Fahrverbot und zur Überprüfung, ob eine Abhängigkeit vorliegt.

Einen gewissen Sonderfall betrifft die Fahrtauglichkeit methadon-substituierter Drogenabhängiger, die ja weiterhin ein Suchtmittel einnehmen. Die Frage, ob hier die Fahrtauglichkeit gegeben ist, kann nur im Einzelfall beantwortet werden. Die meisten Autoren und auch eine Reihe experimenteller Untersuchungen (Dittert et al. 1998) deuten aber darauf hin, daß die psychomotorische Leistungsfähigkeit bei methadon-substituierten Drogenabhängigen in vielen Fällen nicht schlechter ist als bei gesunden Kontrollen, so daß im Einzelfall bei sonst unauffälligem somatisch-neurologischem Status und sonst nicht beeinträchtigter psychophysischer Leistungsfähigkeit, eine Fahrtauglichkeit methadon-substituierter Drogenabhängiger bejaht werden kann.

Addendum

Nach Fertigstellung dieses Buches wurde die 10. Novelle der Betäubungsmittel-Verschreibungs-Verordnung verabschiedet, der die Bundesregierung am 13. 01. 1998 zustimmte. Sie tritt zum 01. 02. 1998 in Kraft, um die Verschreibungsmöglichkeiten für Betäubungsmittel dem neuesten Stand der medizinischen Wissenschaft anzupassen. Ziel der Novelle ist unter anderem die Erleichterung der Schmerzmitteltherapie. Außerdem wurden die Richtlinien für die Durchführung von Substitutionsbehandlungen geändert.

Die wichtigsten Änderungen sind folgende:

- BTM-Rezepte brauchen nicht mehr handschriftlich ausgefüllt zu werden. Die Rezepte können über einen Nadeldrucker bedruckt werden, handschriftlich muß lediglich der Arzt unterschreiben. Damit können auch erstmals andere Personen das Rezept ausfüllen. Durchschläge des Rezepts sind nach wie vor erforderlich. Laserdrucker können daher nicht zum Ausfüllen des Rezeptes eingesetzt werden.
- Angaben bezüglich Bezeichnungen der Darreichungsformen sowie Gewichtsmenge, die bereits in der Arzneimittelbezeichnung enthalten sind, müssen nicht mehr zusätzlich aufgeführt werden.
- Im Notfall (z. B. Hausbesuch) ist auch eine Verschreibung von Betäubungsmitteln auf einem Normalrezept oder auch einfach auf einem Stück Papier möglich. Die Verordnung muß mit dem Zusatz „Notfallverschreibung" gekennzeichnet sein. Ein BTM-Rezept kann, markiert mit einem großen „N", nachgereicht werden.
- Es gibt keine „Tageshöchstmengen" mehr. Die angegebene Verschreibungshöchstmenge für Morphin darf innerhalb von 30 Tagen verordnet werden. Sofern sie nicht überschritten wird, kann die Reichdauer der verschiedenen Medikamente auch 30 Tage überschreiten.
- Ist im Einzelfall eine Überschreitung der Höchstmenge erforderlich, so entfällt die Anzeigepflicht bei der zuständigen Landesbehörde. Es reicht in solchen Fällen die Kennzeichnung des Rezeptes mit dem Buchstaben „A" für Ausnahme.
- Erkennbare Fehler auf dem BTM-Rezept oder dem Anforderungsschreiben können vom Apotheker (oder Krankenhausapotheker) korrigiert werden. Auch telefonische Rückfragen sind jetzt möglich.
- Innerhalb von 30 Tagen können nunmehr zwei Betäubungsmittel verschrieben werden, und es ist außerdem die kombinierte Verordnung von zwei Mitteln auf einem Rezept möglich.
- Bei der Nachweisführung besteht künftig Wahlfreiheit zwischen Karteikarten, BTM-Büchern oder Computererfassung mit Ausdruckmöglichkeiten.
- Für nicht abhängige Patienten bleiben Dihydrocodein (DHC) und Codein für die Indikationen Husten- und Schmerztherapie weiterhin ohne BTM-Rezept verordnungsfähig (siehe dazu Deutsches Ärzteblatt 95 vom 30. 01. 1998, Seite B-171 bis 172).

Literatur

Abood ME, Martin BR (1992): Neurobiology of marijuana-abuse. Tips 13: 202.
Abraham HD, Aldridge AM (1993): Adverse consequences of lysergic acid diethylamide addiction 88: 1327–1334.
Ackerly WC, Gibson G (1964): Lighter fluid „Sniffing". Am J of Psychiatry 120: 1056–1061.
Al-Alousi LM (1989): Pathology of volatile substance abuse: A case report and a literature review. Medicine Science Law 29: 189–208.
Alter HJ, Nakatsuji Y, Melpolder J, Wages J, Wesley R, Shih W-K, Kim JP (1997): The incidence of transfusion-associated hepatitis G virus infection and its relation to liver disease. N Engl J Med 336: 747–754.
Alter MJ, Gallagher M, Morris TT, Moyer LA, Meeks EL, Krawczynski K, Kim JP, Margolis HS (1997): Acute non-A-E hepatitis in the United States and the role of hepatitis G virus infections. N Engl J Med 336: 741–746.
Alter MJ, Margolis HS, Krawczynski K (1992): The natural history of community-acquired hepatitis C in the United States. N Engl J Med 327: 1899–1905.
Anthony JC, Warner LA, Kessler R (1994): Comparative epidemiology of dependence on tobacco, alkohol, controlled substances and inhalants: Basic findings from the National Comorbidity Survey. Experimental and Clinical Psychopharmacology 2 (3): 244–268.
Arif AE, Grant M, Navaratnam (ed.) (1988): Abuse of volatile substances and inhalants: Papers presented at the WHO advisory meeting. International Monograph Series 1. Penang, Malaysia.
Arzneimittelkommission der deutschen Ärzteschaft (1997): Substitution von Opiatabhängigen mit Codein und Dihydrocodein. Dt. Ärzteblatt 94: B-280.
Audette CA, Burstein SH, Doyle SA, Hunter SA (1991): G-Protein mediation of cannabinoid-induced phospholipase activation. Pharmacology, Biochemistry u. Behavior 40: 559–563.
Backmund M, Meyer K, Sigl H, Eichenlaub D (1997a): Windpocken im Erwachsenenalter mit beatmungspflichtiger Varizellenpneumonie bei primär unerkannter Opiatabhängigkeit. Immun Infekt 2: 164–166.
Backmund M (1997): Drogennotfälle. In: Hündorf H-P, Rupp P (Hrsg.): Lehrbuch für präklinische Notfallmedizin. Band II, Edewecht, Stumpf & Kossendey: 386–397.
Backmund M, Rothenhäußler HB, Meyer K, Soyka M (1998): Opioid detoxification with delta sleep inducing peptide (DSIP) – results of an open clinical trial. J Clin Psychopharmacol (im Druck).
Bakir AA, Dunea G (1996): Drugs of abuse and renal disease. Curr Opin Nephrol Hypertens 5: 122–126.

Balster RL (1987): The behavioral pharmacology of phencyclidine. In: Meltzer HY Ed. Psychopharmacology: The third generation of progress. New York Raven Press 1573–1579.
Batra A (1996): Tabakabhängigkeit und moderne Raucherentwöhnungsmethoden. In: Mann K, Buchkremer G (Hrsg.): Sucht – Grundlagen, Diagnostik, Therapie. Stuttgart Jena New York, Gustav Fischer, 323–331.
Batra A, Brömer A, Grüninger K, Schupp P, Buchkremer G (1994): Verhaltenstherapeutische Raucherentwöhnung in Arztpraxen. Verhaltensmodifikation und Verhaltensmedizin 15: 364–376.
Beasley RP, Hwang LY (1984): Epidemiology of hepatocellular carcinoma. In: Vyas GN, Dienstag JL, Hoofnagle JH (eds): Viral hepatitis and liver disease. Orlando, Grune and Stratton: 209.
Beirne GJ (1972): Goodpasture's syndrome and exposure to solvents JAMA 222: 1555
Bell R, Wechsler H, Jonston LD (1997): Correlates of college student marijuana use: results of a US National Survey. Addiction 92: 571–81.
Benedetti GP, Tagger A, Ramella G, Ribero ML, Quagliuolo M, Gucciardo E, Merlini R (1996): Ribavirin plus alpha interferon in the treatment of chronic hepatitis C unresponsive to alpha interferon alone. Evaluation of response in terms of ALT values and quantitative viraemia. American Association for the Study of Liver Diseases – Abstract Annual Meeting 1996.
Benkert O, Hippius H (1996): Psychiatrische Pharmakotherapie, 6. Auflage. Berlin Heidelberg New York, Springer.
Benowitz NL, Jones RT (1981): Cardiovascular and metabolic considerations in prolonged cannabinoid administration in man. J-Clin-Pharmacol, 21 (8–9 Suppl): 214–223.
Berglund GW, Bergmark A, Björling B, Grönbladh L, Lindberg S, Oscarsson C, Olsson B, Segraeus V, Stensmo C (1991): The Swedate Project: Interaction between treatment, client background and outcome in a one-year follow-up. J Subst Abuse Treatment 8: 161–169.
Berlin I, Said S, Spreux-Varoquanx O, Launay J-M, Olivares R, Millet V, Lecrubier Y, Puech AJ (1995): A reversible monoamine oxidase A inhibitor (moclobemide) facilitates smoking cessation and abstinence in heavy, dependent smokers. Clin Pharmacol Ther 58: 444–452.
Bick RL, Anhalt JE (1971): Malaria transmission among narcotic addicts. A report of 10 cases and review of the literature. Cal Med 115:56.

Biduat-Russel M, Devane WA, Howlett AC (1990): Cannabinoid receptors and modulation of cyclic AMP accumulation in the rat brain. Neurochemistry 55, 21–26.
Bogart L, Bonsignore J und Carvalho A (1986): Massive hemolysis following inhalation of volatile nitrites. Hematology 22: 327–329.
Bohr V, Paulson OB, Rasmussen N (1984): Pneumococcal meningitis: late neurologic sequelae and features of prognostic impact. Arch Neurol 41: 1045–1049.
Bornheim LM, Kim KY, Chen B, Correia MA (1993): The effects of cannabidiol on mouse hepatic microsomal cytochrome P450-dependent anandamide metabolism. Biochem Biophys Research Com 197: 740–46.
Brodt H-R, Helm EB, Kamps BS (1996): AIDS 1996. Wuppertal–Beyenburg, Steinhäuser & Kamps.
Brömer H (1996): Stationäre Suchttherapie im Spannungsfeld. Aspekte der Beziehungen zwischen Hilfeeinrichtungen und zwischen Drogentherapeuten und Abhängigen. In: Nowak M, Schifman R, Brinkmann R (Hrsg.): Drogensucht. Entstehungsbedingungen und therapeutische Praxis. Stuttgart New York, Schattauer Verlag, 97–113.
Browning AG (1885): A new habit. Med J and Rec: 425.
Brudney K, Dobkin J (1991): Resurgent tuberculosis in New York City. Am Rev Respir Dis 144: 745–749.
Buchkremer G, Batra A (1995): Raucherentwöhnung. In: Opitz K, Wirth W (Hrsg.): Tabakrauchen und Raucherentwöhnung in Deutschland 1994. Stuttgart Jena New York, Gustav Fischer, 117–125.
Buchkremer G, Bents H, Minneker E, Opitz K (1988): Langfristige Effekte einer Kombination von transdermaler Nikotinzufuhr mit Verhaltenstherapie zur Raucherentwöhnung. Nervenarzt 59: 488–490.
Buchkremer G, Minneker E, Block M (1991): Smoking cessation treatment, combining transdermal nicotine substitution with behavioral therapy. Pharmacopsychiatry 24: 96–102.
Busto U, Bendayan R, Sellar SM (1989): Clinical pharmacokinetics of non-opiate abused drugs. Clinical Pharmacokinetics 16: 1–26.
Byrne A, Kirby B, Zibin T, Ensminger S (1991): Psychiatric and neurological effects of chronic solvent abuse. Can J Psychiatry 36: 735–738.
Caenazzo L, Hoehe MR, Hsieh WT, Berrettini WH, Bonner TI, Gershon ES (1991): HindIII identifies a two allele DNA polymorphism of the human cannabinoid receptor gene (CNR). Nucleic Acids Res. 19: 4798.
Caplan GA, Brigham BA (1990): Marijuana smoking and carcinoma of the tongue. Is there an association? Cancer 66: 1005–6.
Carlini-Cotrim B, Carlini EA (1988): The use of solvents and other drugs among children and adolescents from a low socioeconomic background: a study in Sao Paulo. Int J Addict 23: 1145–56.
Carlisle EJF, Donnelly SM, Vasuvattakul S, Kamel KS, Tobe S, Halperin ML (1991): Glue-sniffing and distal renal tubular acidosis: Sticking to the facts. J Am Soc Nephrology 1: 1019–1027.
Carroll KM, Bruce BJ, Rounsaville J, Gordon LT, Nich C, Jatlaw P, Bishighini RM, Gawin FH (1994): Psychotherapy and pharmacotherapy for ambulatory cocaine abusers. Arch Gen Psychiatry 51:177–187.
Chadwick O, Yule W, Anderson R (1990): The examination attainments of secondary school pupils who abuse solvents. British Journal of Educational Psychology 60: 180–191.
Challenor YB, Richter RW, Bruun B, Pearson J (1973): Nontraumatic plexitis and heroin addiction. JAMA 225: 958.
Chambers HF (1993): Short-course combination and oral therapies of Staphylococcus areus endocarditis. Med Clin North Am 7: 69–80.
Charney DS, Heniger GR, Jatlow PL (1985): Increased anxiogenic effects of caffeine in panic disorders. Arch Gen Psychiatry 42: 233–243.
Chatel D, Longrois D, Lenormand C, Calvat S, Timsit JF, Brochet E, Boccara A, Hvass U (1996): Pulmonary valve replacement for endocarditis. Apropos 2 cases. Arch Mal Coer Vaiss 89: 471–475.
Chemello L, Alberti A, Rose K, Simmonds P (1994): Hepatitis C serotype and response to interferon therapy. N Engl J Med 330: 143.
Chemello, L, Bonetti P, Cavalletto L, Talato F, Donadon V, Casarin P, Belussi F, Frezza M, Noventa F, Pontisso P, Benvegnu L, Casarin C, Alberti A, The TriVeneto Viral Hepatitis Group (1995): Randomized trial comparing three different regimens of alpha-2a-Interferon in chronic hepatitis C. Hepatology 22: 700–706.
Chilcoat HD, Schütz CG (1996): Age-specific patterns of hallucinogen use in the US population: an analysis using generalized additive models. Drug and Alcohol Dependence 43 (3): 143–153.
Choo QL, Kuo G, Weiner AJ, Overby LR, Bradley DW, Houghton M (1989): Isolation of a c-DNA derived from a blood born non-A, non-B viral hepatitis genome. Science 244: 359–362.
Clasing D (1992): Doping – verbotene Arzneimittel im Sport. Stuttgart, Fischer.
Cohen S (1976): The therapeutic potential of marihuana. Conclusions of the conference. In: Cohen S, Stillman RC (ed.): The therapeutic potential of marihuana. New York, Plenum Medical Book.
Coleman DI, Ross TF, Naughton JI (1982): Myocardial ischemia and infarction related to recreational cocaine use. West J Med 136: 444.
Collier AC, Coombs RW, Schoenfeld DA, Bassett RJ, Timpone J, Baruch A, Jones M, Facey K, Whitacre C, McUliffe, Friedmann HM, Merigan TC, Reichman RC, Hooper C, Corey L (1996): Treatment of human immunodeficiency virus infection with saquinavir, zidovudine and zalcitabine. N Engl J Med 334: 1011–1017.
Compton WM, Cottler LB, Dinwiddie SH, Spitznagel EL, Mager DE, Asmus G (1994): Inhalant use – Characteristics and predictors. Am J Addiction 3 (3): 263–272.
Consequences of Cannabis Use. Addiction Research Foundation Press, 1983.
Crider RA, Rouse BA (ed.) (1988): Epidemiology of inhalant abuse: An update. Rockville, Maryland: NIDA Research Monograph 85.
Cruz SL, Mirshahi T, Balster RL, Woodward JJ (1997): Effects of toluene on recombinant NMDA receptors. Nashville, TN CPDD Annual Meeting.
Cushman Jr P (1981): Detoxification after methadone maintenance treatment. Ann NY Acad Sci 311: 181–189.
Daly JW (1993): Mechanism of action of caffeine. In: Garattini S (ed.): Caffeine, Coffee and Health. New York, Raven Press.

Daniel TM (1995): Tuberkulose. In: Schmailzl KJG (Hrsg.): Harrison's Innere Medizin. Berlin–Wien, Blackwell Wiss.-Verl., 848–858.

Deinhardt F, Holmes AW, Capps RB, Popper H (1967): Studies on the transmission of human viral hepatitis to marmoset monkeys. I. Transmission of disease, serial passages and description of liver lesion. J Exp Med 125: 673–678.

Delta coordinating committee (1996): Delta. A randomised double-blind controlled trial comparing combinations of zidovudine plus didanosine or zalcitabine with zidovudine alone in HIV-infected individuals. Lancet 348: 283–291.

Dettling M, Tretter F (1996): Der Opiatentzug in Narkose (forcierter Narkoseentzug, „Turboentzug") bei Opiatabhängigkeit. Nervenarzt 67: 805–810.

Deutsches Zentralkomitee zur Bekämpfung der Tuberkulose (1995): Richtlinien zur Chemotherapie der Tuberkulose. Pneumologie 49: 217.

Devane WA, Hanus L, Breuer A, Pertwee RF, Stevenson LA, Griffin G, Gibson D, Mandelbaum A, Etinger A, Mechoulam R (1992): Isolation and structure of a brain constituent that binds to the cannabinoid receptor. Science 258: 1946–49.

Diagnostisches und statistisches Manual psychischer Störungen. DSM IV. Deutsche Bearbeitung und Einleitung von Saß H., Wittchen HU, Zandig M. (1996). Göttingen, Bern, Toronto, Seattle, Hogrefe Verlag.

DiBisceglie AM, Bergasa NV, Fong TL (1991): Randomized controlled trial of recombinant alpha-interferon therapy for chronic hepatitis B. Hepatology 13: 70.

DiBisceglie AM, Goodman ZD, Ishak KG, Hoofnagle JH, Melpolder JJ, Alter HJ (1991): Long-term clinical and histopathological follow-up of chronic posttransfusion hepatitis. Hepatology 14: 969–974.

DiChiara G, North RA (1992): Neurobiology of opiate abuse. TIPS 13: 187.

Dienstag JL, Isselbacher KJ (1995): Akute Hepatitis. In: Schmailzl KJG (Hrsg.): Harrison's Innere Medizin. Berlin–Wien, Blackwell Wiss.-Verl., 1709–1730.

Dinwiddie SH (1994): Abuse of inhalants: a review. Addiction 89: 925–939.

Dittmer DK, Jhamandas JH, Johnson ES (1993): Gluesniffing neuropathies. Canadian Family Physician 39: 1965–1971.

Dohrn CS, Lance Lichtor J, Coalson DW, Uitvlugt, De Wit H, Zacny JP (1993a): Reinforcing effects of extended inhalation of nitrous oxide in humans. Drug Alcohol Depend 31: 265–280.

Dohrn CS, Lichtor JL, Coalson DW, Flemming D, Zacny JP (1993b): Subjective and psychomotor effects of bolus doses of nitrous oxide in humans. Human Psychopharmacology 8: 97–106.

Dole VP, Joseph H (1978): Long-term outcome of patients treated with methadone maintenance. Ann NY Acad Sci 311: 181–189.

Dole VP, Nyswander ME (1965): Medical treatment of diacetyl-morphin-(heroin)-addiction. JAMA 193: 646–650.

Dornbush RL, Friedman AM, Fink M (1976): Chronic cannabis use. Ann NY Acad Sci 282: 1–430.

Dressler FA, Roberts WC (1989): Infective endocarditis in opiate addicts: Analysis of 80 cases studied at necropsy. Am J Cardiol 63: 1240.

Durand MI, Calderwood SB, Weber DJ, Miller SI, Southwick FS, Caviness VS, Swartz MN (1993): Acute bacterial meningitis in adults. N Engl J Med 328: 21–28.

Duvall HJ, Locke BZ, Brill L (1963): Follow-up of narcotic drug addicts five years after hospitalization. Public Health Rep 78: 195–193.

Einhorn LC, Johansen PA, White FJ (1988): Electrophysiological effects of cocaine in the mesoaccumbens dopamine system: Studies in the ventral tegemental area. J Neurosci 8: 100–112.

Emminger C, Eichenlaub D (1995): AIDS- und HIV-Infektionen. In: Paumgartner G, Riecker G (Hrsg.): Therapie Innerer Krankheiten. Heidelberg, Springer, 1200–1202.

Emskötter T (1991): Opportunistische Infektionen des Gehirns – Toxoplasmose. In: Möller AA, Backmund H (Hrsg.): HIV-Infektion und Nervensystem. Stuttgart–New York, Thieme, 54–59.

Eron JJ, Benoit SL, Jemsek J (1995): Treatment with lamivudine, zidovudine, or both in HIV-positive patients with 200 to 500 CD4+ cells per cubic millimeter. N Engl J Med 333: 1662–1669.

Esmail A, Anderson HR, Ramsey JD, Tayler J, Pottier A (1992): Controlling deaths from volatile substance abuse in under 18: The effects of legislation. Br Med J 305: 692.

Esmail A, Meyer L, Pottier A, Wright S (1993): Deaths from volatile substance abuse in those under 18 years: Results from a national epidemiological study. Archives of Disease in Childhood 69: 356–360.

Evans AC, Raistrick D (1987): Phenomenology of intoxication with toluene-based adhesives and butane gas. Br J Psychiatry 150: 769–773.

Evans EB, Balster RL (1993): Inhaled 1,1,1-trichloroethane-produced physical dependence in mice. Effects of drugs and vapors on withdrawal. Pharmacol Exper Ther 264: 726–733.

Evans EB, Balster RL (1991): CNS depressant effects of volatile organic solvents. Neurosci Biobehav Rev 15: 233–241.

Evequoz D (1996): Treatment of myocardial ischemia induced by cocaine. Schweiz Rundsch Med Prax 85: 921–922.

Faruque S, Edlin BR, McCoy CB, Word CO, Larsen SA, Schmid DS, von Bargen JC, Serrano Y (1996): Crack cocaine smoking and oral sores in three inner-city neighborhoods. J Acquir Immune Defic Syndr Hum Retrovirol 13: 87–92.

Fehr KO, Kalant H (ed.) (1983): Cannabis and health hazards: Proceedings of an ARF/WHO scientific meeting on adverse health and behavioral consequences of cannabis use. Addiction Research Foundation Press.

Felder CC, Briley EM, Axelrod J, Simpson JT, Macie K, Devane WA (1993): Anandamide, an endogenous cannabimimetic eicosanoid, binds to the cloned human cannabinoid receptor and stimulates receptor-mediated signal transduction. Proc Nat Acad Sci USA, 90: 7656–60.

Fichter MM (1997): Epidemiologie von Alkoholmißbrauch und -abhängigkeit. In: Soyka M, Möller HJ (Hrsg.): Alkoholismus als psychische Störung. Berlin Heidelberg New York, Springer (im Druck).

Filley CM, Heaton RK, Rosenberg NL (1990): White matter dementia in chronic toluene abuse. Neurology 40: 532–534.

Finkbeiner T, Gastpar M (1997): Der aktuelle Stand in der Substitutionsbehandlung Drogenabhängiger. Nervenheilkunde 50: 216–221.

Fink M (1976): Effects of acute and chronic inhalation of hashish, marijuana, and Δ-tetrahydrocannabinol on brain electrical activity in man: evidence for tissue tolerance. Ann NY Acad Sci 282: 387–98.

Fiore MC, Jorenby D, Baker TB, Kenford SL (1992): Tobacco dependence and the nicotine patch: clinical guidelines for effective use. JAMA 268: 2687–2694.

Fischmann C, Oster J (1979): Toxic effects of toluene: A new case of high anion gap metabolism in a „glue-sniffer". JAMA 241: 1713–1715.

Flanagan RJ, Ruprah M, Meredith TJ, Ramsey JD (1990): An introduction to the clinical toxicology of volatile substances. Drug Safety 5: 359–383.

Fornazzari L, Wilkinson DA, Kapur BM, Carlen PL (1983): Cerebellar, cortical and functional impairment in toluene abusers. Acta Neurol Scand 67: 319–329.

Freye E (1997): Maßnahmen bei der Akutintoxikation mit Kokain und Amphetaminabkömmlingen (Ecstasy). Klinikarzt 4: 101–107.

Fride E, Mechoulam R (1993): Pharmacological activity of the cannabinoid receptor agonist anandamide, a brain constient. Eur J Pharmacology 231: 313–317.

Friedland HJ, Selwyn PA (1995): Infektionen bei Anwendung intravenöser Drogen (außer AIDS). In: Schmailzl KJG (Hrsg.): Harrison's Innere Medizin. Berlin–Wien, Blackwell Wiss.-Verl., 670–676.

Gable RS (1993): Toward a comparative overview of dependence potential and acute toxicity of psychoactive substances used nonmedically. Am J Drug Alcohol Abuse 19: 263–281.

Garcia-Castano J, Gonzalez-Ramallo V, Girones-Peres JM, Pinilla-Llorente B, del-Corro-Cervera J, Muino-Miguez A (1996): Cocaine induced neurological complications. An Med Interna 13: 198–201.

Gardner EL, Lowinson JH (1991): Marijuana's interaction with brain reward systems: update 1991. Pharmacol Biochem Behav 40: 571–80.

Garner M et al. (1985): The validity of the distinction between bulimia with and without anorexia nervosa. Am J Psychiatry 142: 581.

Gawin FH, Allen D, Humblestone B (1989): Outpatient treatment of „crack" cocaine smoking with flupenthixol decanoate: a preliminary report. Arch Gen Psychiatry 46: 322–325.

Gawin FH, Kleber HD (1986): Abstinence symptomatology and psychiatric diagnoses in cocaine abusers. Arch Gen Psychiatry 43: 107–113.

Gawin FH, Kleber HD, Byck R, Rounsaville BJ, Kosten TR, Jatlow PI, Morgan C (1989): Desipramine facilitation of initial cocaine abstinence. Arch Gen Psychiatry 46: 117–121.

Gazzard BG, Moyle GJ, Weber J, Johnson M, Bingham JS, Brettle R, Churchill D, Fisher M, Griffin G, Jeffries D, King E, Gormer R, Lee C, Pozniak A, Smith JR, Tudor-Williams G, Williams I – BHIVA Guidelines Co-ordinating Committee (1997): British HIV association guidelines for antiretroviral treatment of HIV seropositive individuals. Lancet 349: 1086–1092.

Gerken G, Meyer zum Büschenfelde K-H (1991): Epidemiologie und Klinik der Hepatitis-B-Virus (HBV)-Infektion. In: Paumgartner G, Strohmeyer G (Hrsg.): Chronische Virushepatitis und ihre Behandlung mit Interferon alfa. Berlin–Heidelberg–New York, Springer, 1–8.

Geschwinde Th (1996): Rauschdrogen. Marktformen und Wirkungsweisen, 3. Aufl. Berlin Heidelberg New York, Springer.

Gessner PK (1992): Substance abuse treatment. In: Smith CM, Reynard AM (eds). Textbook of Pharmacology. Philadelphia. Saunders, 1160.

Giannini AJ, Loiselle RH, Graham BH et al. (1993): Behavioral response to buspirone in cocaine and phencyclidine withdrawal. J Subst Abuse Treat 10: 523–527.

Giannini AJ, Malone DA, Giannini MC et al. (1986): Treatment of depression in chronic cocaine and phencyclidine abuse with desimipramine. J Clin Pharmacol 26: 211–216.

Glaeske G (1996): Psychotrope und andere Arzneimittel mit Mißbrauchs- und Abhängigkeitspotential. In: DHS (Hrsg.): Jahrbuch Sucht '97 Geesthacht, Neuland, 32–54.

Glowa JR (1986): Inhalants – The toxic fumes. New York: Chelsea House Publishers.

Glowa JR, DeWeese J, Natale ME, Holland JJ, Dews PB (1986): Behavioral toxicology of volatile organic solvents. I. Methods: Acute effects of toluene. JEPTO 6:5/6: 153–168.

Gold LH, Geyer MA, Koob GF (1989): Neurochemical mechanisms involved in behavioral effects of amphetamines and related designer drugs. In: NIDA Research Monograph 94: 101–126.

Gold MS (1989): Neurobiology of addiction and recovery: The brain, the drive for the drug, and the 12-step fellowship. J Subst Abuse Treat, 11/2: 93–97.

Gold MS (1992): Cocaine (and Crack): Clinical aspects. In: Lowinson JH, Ruiz P, Millman RB, Langrod JG (eds): Substance abuse: A comprehensive textbook, 2 ed. Baltimore, Williams & Wilkins, 205.

Goldbloom D, Chouinard G (1985): Schizophreniform psychosis associated with chronic industrial toluene exposure: Case report. J Clin Psychiatry 46: 350–351.

Gölz J (1994): Substitutionstherapie in der Praxis. In: Nowak M, Schiffman R, Brinkmann R (Hrsg.): Drogensucht. Stuttgart New York, Schattauer, 179–192.

Gölz J (Hrsg.) (1995): Der drogenabhängige Patient. München Wien Baltimore, Urban und Schwarzenberg.

Gong H Jr, Tashkin DP, Simmons MS, Calvarese B, Shapiro BJ (1984): Acute and subacute bronchial effects of oral cannabinoids. Clin Pharmacol Ther: 26–32.

Goodwin DW (1992): Genetic determinants of alcoholism. In: Mendelson JH, Mello NK (eds): Medical diagnosis and treatment of alcoholism. New York: McCraw-Hill, 55–70.

Gorelick DA, Balster RL (1995): Phencyclidine (PCP). In: Bloom FL, Kupfer DJ (Hrsg.): Psychopharmacology: The fourth generation. New York, Raven Press, 1767–1775.

Gorelick DA, Wilkins JN (1989): Inpatient treatment of PCP abusers and users. Am J Drug Alcohol Abuse 15: 1–12.

Gorelick DA, Wilkins JN, Wong C (1989): Outpatient treatment of PCP abusers. Am J Drug Alcohol Abuse 15: 367–374.

Gourevitch MN, Hartel D, Schoenbaum EE, Selwyn PA, Davenny K, Friedland G, Klein RS (1996): A prospective study of syphilis and HIV infection among injection drug users receiving methadone in the Bronx, NY. Am J Public Health 86: 1112–1115.

Gouzoulis E, von Bardeleben U, Rupp A, Kovar KA, Hermle L (1993): Neuroendocrine and cardiovascular effects of MDE in healthy volunteers. Neuropsychopharmacology 8: 171–176.

Gouzoulis-Mayfrank E, Hermle L (1994): Die Gefahren von Ecstasy. Nervenarzt 64: 478–480.

Gowitt GT, Hanzlick RL (1992): Atypical autoerotic deaths. Am J Forensic Med Pathology 13: 115–119.

Gray MY, Lazarus JH (1993): Butane inhalation and hemiparesis. Clinical Toxicology 31 (3): 483–485.

Grüngreiff K (1996): Zinkmangel und hepatische Enzephalopathie. Med Welt 47: 23–27.

Hambrecht M, Häfner H (1996): Substance abuse and the onset of schizophrenia. Biol Psychiatry 40: 1155–63.

Haupt HA (1993): Anabolic steroids and growth hormone. Am J Sports Med 21: 468–474.

Hecht SR, Berger M (1992): Right-sided endocarditis in intravenous drug users: Prognostic features in 102 episodes. Ann Intern Med 117: 560.

Henderson LA, Glass WJ (1994) LSD: Still with us after all these years. New York. Lexington Books.

Herbst (1995): Umfang des Mißbrauchsverhaltens in der Bevölkerung. Politische Studien, Heft 344.

Herbst K, Kraus L, Scherer K (1996): Repräsentativerhebung zum Gebrauch psychoaktiver Substanzen bei Erwachsenen in Deutschland. Schriftliche Erhebung 1995. Bonn, Bundesministerium für Gesundheit.

Herkenham M, Lynn AB, Johnson MR, Melvin LS, deCosta BR (1991): Characterization and localization of cannabinoid receptors in rat brain: A quantitative in vitro autoradiographic study. J Neuroscience 11: 563–83.

Herkenham M, Lynn AB, Little MD, Johnson MR, Melvin LS, deCosta BR, Rice KC (1991): Cannabinoid receptor localisation in brain. Proc Nat Acad Sci USA 87: 1932–36.

Hibler A, Zilker T (1994): Der Drogennotfall. In: Tretter F, Bussello-Spieth, Bender W (Hrsg): Therapie von Entzugssyndromen. Berlin Heidelberg, Springer, 257–265.

Ho DD (1995): Time to hit HIV, early and hard. N Engl J Med 333: 450–451.

Höffken G, Deppermann KM (1995): Klinik und Therapie der Tuberkulose. Internist 36: 961–969.

Hoffmann DI, Brunemann KD, Gori GB, Wynder EL (1975): On the carcinogenicity of marijuana smoke. Recent Advances in Phytochemistry 9: 63–81.

Hofman J, Cerron MS, Farley MM et al. (1995): The prevalence of drug resistant streptococcus pneumoniae in Atlanta. N Engl J Med 333: 481–486.

Hollander JE (1996): Cocaine-associated myocardial infarction J R Soc Med 89: 443–447.

Hollister LE (1968): Chemical Psychoses. Springfield IL, Charles C. Thomas.

Homes KK, Morse SA (1995): Gonokokkeninfektionen. In: Schmailzl KJG (Hrsg): Harrison's Innere Medizin. Berlin–Wien, Blackwell Wiss.-Verl., 771–778.

Hoofnagle JH, Schaffer DF (1986): Serologic markers of hepatitis B virus infection. Sem Liver Dis 6: 1–10.

Horstkotte D (1995): Pneumonien. In: Paumgartner G, Riecker G (Hrsg.): Therapie Innerer Krankheiten. Heidelberg, Springer, 150–165.

Howlett AC, Champion-Dorow, McMahon LL, Westlake (1991): The cannabinoid receptor: biochemical and cellular properties in neuroblastoma cells. Pharmac Biochem Behav 40: 565–69.

Howlett AC, Qualy JM, Khachatrian LL (1986): Involvement of Gi in the inhibition of adenylate cyclase by cannabimimetic drugs. Molecular Pharmacol 29: 307–313.

Howlett AC, Vidaut-Russel M, Devane WA, Melvin LS, Johnson MR, Herkenham M (1990): The cannabinoid receptor: biochemical, anatomical and behavioral characterization: TINS 13: 420–423.

Hubbard RL, Mardsen ME, Rachal JV, Harwood HJ, Cavanaugh ER, Ginzburg HM (1989): Drug abuse treatment: a national study of effectiveness. Chapel Hill, NC: University of North Carolina Press.

Hughes JC, McCabe M, Evans RJ (1993): Intracranial haemorrhage associated with ingestion of „ecstasy". Arch Emerg Med 10: 372–374.

Hüllinghorst R (1996): Versorgung Suchtkranker in Deutschland. In: DHS (Hrsg.): Jahrbuch Sucht '97. Geesthacht, Neuland, 128–142.

Israelstam S, Lambert S, Oki G (1978): Poppers, a new recreational drug craze. Can Psychiatric Assoc J 23: 493–495.

Jaffe JW (1990): Drug addiction and drug abuse. In: Gilman AG, Rall TW, Nies AS, Talor P (eds): Goodman and Gilman's the pharmacological Basis of Therapeutics. New York, Pergamon 8. ed., 549–553.

Jarvik ME, Schneider NG (1992): Nicotine. In: Lowinson JH, Ruiz P, Millman RB, Langrod JG (Hrsg.): Substance Abuse: A Comprehensive Textbook, 2. ed. Baltimore, Williams & Wilkins, 339–340.

Javitt DC, Zukin SR (1991): Recent advances in the phencyclidine model of schizophrenia. Am J Psychiatry 148: 1301–1308.

Johanson E, Hardin HM, Agurell S, Dollister LE (1989): Terminal elimination plasma half-life of Δ-tetrahydrocannabinol in heavy users of marijuana. Eur J Clin Pharmacol 37: 273–77.

Johnson EO, Schütz CG, Anthony JC, Ensminger ME (1995): Inhalants to heroin: a prospective analysis from adolescence to adulthood. Drug Alcohol Depend 40: 159–64.

Johnson KM, Jones SM (1990): Neuropharmacology of Phencyclidine: Basic mechanisms and therapeutic potential. Annual Review of Pharmacology and Toxicology 30: 707–770.

Jones RT, Benowitz N, Bachman J (1976): Clinical studies of cannabis tolerance and dependence. Ann NY Acad Sci 282: 221–39.

Jones RT, Benowitz NL, Herning RI (1981): Clinical relevance of cannabis tolerance and dependence. J Clin Pharmacol 21 (8–9 Suppl): 143–152.

Judson BA, Oritz S, Crouse L et al. (1980): A follow-up study of heroin addicts five years after first admission to a methadone treatment program. Drug Alcohol Depend 6: 295–313.

Julien RM (1997): Drogen und Psychopharmaka. Heidelberg Berlin Oxford, Spektrum, Akademischer Verlag.

Junge B (1996): Tabak – Zahlen und Fakten zum Konsum. In: DHS (Hrsg.) Jahrbuch Sucht '97. Geesthacht, Neuland, 19–31.

Kanra GY, Ozen H, Secmeer G, Ceyhan M, Ecevit Z, Belgin E (1995): Beneficial effects of dexamethasone in children with pneumococcal meningitis. Pediatr Infect Dis J 14: 490–494.

Karchmer AW (1997): Infective endocarditits. In: Braunwald E (ed): Heart disease. A textbook of cardiovascular medicine, Vol 2, W.B Saunders Company, 1078–1104.

Kashkin KB (1992): Anabolic steroids. In: Lowinson JH, Ruiz P, Millman RB, Langrod JG (eds): Substance abuse: A comprehensive textbook, 2. ed. Baltimore, Williams & Wilkins, 380–395.

Katkov WN, Dienstag JL (1991): Prevention and therapy of chronic viral hepatitis. Sem Liv Dis 11: 165–174.

Kaye D (1995): Infektiöse Endokarditis. In: Schmailzl KJG (Hrsg.): Harrison's Innere Medizin. Berlin–Wien, Blackwell Wiss.-Verl., 616–625.

Keil U, Filipiak B, Döring A, Hense HW, Löwel H, Stieber J (1995): Epidemiologische Daten zur Häufigkeit des Rauchens in Ost- und Westdeutschland (und zu Veränderungen des Rauchverhaltens und der koronaren Herzkrankheit im süddeutschen Raum). In: Opitz K, Kinth W (Hrsg.): Tabakrauchen und Raucherentwöhnung in Deutschland 1994. Stuttgart New York, Gustav Fischer, 17–30.

Keup W (1993): Mißbrauchsmuster bei Abhängigkeit von Alkohol, Medikamenten und Drogen. Frühwarnsystem-Daten für die Bundesrepublik Deutschland 1976–1990. Freiburg, Lambertus.

Kiehl W, Hamouda O, Siedler A (1996): HIV-Meßstellenstudie. Robert-Koch-Institut, Berlin. Infektionsepidemiologische Forschung info (1) 97: 24–28.

Kilty JE, Lorang D, Amara SG (1991): Cloning and expression of a cocaine-sensitive rat dopamine transporter. Science 254: 576–578.

King GR, Ellinwood jr. EH (1992): Amphetamines and other stimulants. In: Lowinson JH, Ruiz P, Millman RB (eds): Substance abuse: A comprehensive textbook, 2. ed. Baltimore, Williams & Wilkins, 247–266.

King PJL, Morris JGL, Pollard JD (1985): Glue sniffing neuropathy. Aust NZ J 85: 293–299.

Kjellstrand P, Mansson L, Holmquist B, Jonsson I (1990): Tolerance during inhalance of organic solvents. Pharmacology and Toxicology, 66: 409–414.

Koukkou M, Lehmann D (1976): Human EEG spectra before and during cannabis hallucinations. Biol Psychiatry 11: 663–77.

Kovar KA, Grausam U (1987): Neue synthetische Drogen. Deutsche Apotheker Zeitung 127: 1569–1574.

Kozel MS, Sloboda Z, De La Rosa M (ed.) (1995): Epidemiology of inhalant abuse: An international perspective. NIDA Research Monograph 148. Rockville, Maryland.

Kraus L (1996): Ergebnisse der Repräsentativerhebung zum Gebrauch psychoaktiver Substanzen 1995. Geesthacht, Neuland, 93–112.

Krystal JH, Karper I, Seibyl JP et al (1994): Subanesthetic effects of the non-competetive NMDA antagonist ketamine in humans. Arch Gen Psychiatry 51: 199–214.

Küfner H (1997): Behandlungsfaktoren bei Alkohol- und Drogenabhängigen. In: Katzl H, Rockstroh B (Hrsg.): Abhängigkeit und Mißbrauch von Alkohol und Drogen. Göttingen Bern Toronto Seattle, Hogrefe, 201–228.

Kühnl P, Seidl S, Stangel W, Beyer J, Sibrowski W, Filk J (1989): Antibody to hepatitis C virus in German blood donors. Lancet 2: 324.

Külpmann W-R (1996): Nachweis und Bestimmung von Drogen im Urin mittels Immunoassays. Dt Ärzteblatt 93: B-2117–B-2118.

Kuo G, Choo QL, Alter HJ, Gitnick GT, Redeker AG, Purcelli RH, Miamura T, Dienstag JL, Alter MJ, Stevens CE, Tegtmeier GE, Bonno F, Colombo M, Lee W-S, Kuo C, Berger K, Schuster JR, Overby LR, Bradley DW, Houghton M (1989): An assay for circulating antibodies to a major etiologic virus of human non-A, non-B hepatitis. Science 244: 362–364.

Lampertico P, Rumi M, Romeo R et al. (1994): A multicenter randomized controlled trial of recombinant interferon-alpha 2b in patients with acute transfusion-associated hepatitis C. Hepatology 19: 19–22.

Langen D (1991): Autogenes Training für jeden. München, Gräfe und Unzer.

Larder BA, Kemp SD, Harrigan PR (1995): Potential mechanism for sustained antiretroviral efficacy of AZT-3TC combination therapy. Science 269: 696–699.

Leitlinien der Bundesärztekammer zur Substitutionstherapie Opiatabhängiger (15. November 1996). Deutsches Ärzteblatt 94: B-336–338 (1997).

Levin ED (1992): Nicotine systems and cognitive function. Psychopharmacology 108: 417–431.

Levine DO, Crane LR, Zervos MJ (1986): Bacteremia in narcotic addicts at the Detroit Medical Center. II: Infectious endocarditis. A prospective comparative study. Rev Infect Dis 8: 374.

Levine SR, Brust JCM, Futrell N et al. (1990): Cerebrovascular complications of the use of the crack form of alkaloidal cocaine. N Engl J Med 323: 699.

Lewin L (1924): Phantastica: narcotic and stimulating drugs. Wirth PHA, London.

Lewrenz H, Friedel B (1996): Krankheit und Kraftverkehr. Begutachtungsleitlinien des Gemeinsamen Beirats für Verkehrsmedizin beim Bundesministerium für Verkehr. Bonn, Bundesministerium f. Verkehr.

Levy RM, Bredesen DE (1988): Central nervous system dysfunction in acquired immunodeficiency syndrome. In: Rosenblum ML, Levy RM, Bredesen DE (Hrsg.): AIDS and the nervous system. New York, Raven press.

Lichtman AH, Martin BR (1991): Spinal and supraspinal mechanisms of cannabinoid-induced antinociception. J Pharmacol Exp Ther 258: 517–23.

Liebster MB, Grob CS, Bravo GL, Walsh RN (1992): Phenomenology and sequelae of 3,4-Methylenedioxymethamphetamine use. J Nerv Ment Dis 180: 345–352.

Lin GC, Glennon RA (1994): Halluzinogens: an update. Nida Research Monograph Series 146. US Department of Health and Human Services. Rockville, MD.

Ling W, Rawson RA (1996): Opiatsubstitutionsprogramme in den USA. Von Methadon zu LAAM und Buprenorphin. In: Bundesamt für Gesundheitswesen: Ärztliche Verschreibung von Betäubungsmitteln. Bern Göttingen Toronto Seattle. Verlag Hans Huber, 268–282.

Linnen J, Wages J Jr, Zhang-Keck Z-Y, Fry KE, Krawczynski KZ, Alter H, Koonin E, Gallagher M, Alter M, Hadziyannis S, Karayiannis P, Fung K, Nakatsuji Y, Shih JW-K, Young L, Piatak M Jr, Hoover C, Fernandez J, Chen S, Zou J-C, Morris T, Hyams KC, Ismay S, Lifson JD, Hess G, Foung SKH, Thomas H, Bradley D, Margolis H, Kim JP (1996): Molecular cloning and disease association of hepatitis G virus: a transfusion-transmissible agent. Science 271: 505–508.

Little PJ, Compton DR, Johnson MR, Melvin LS, Martin BR (1988): Pharmacology and steroselectivity of structurally novel cannabinoids in mice. J Pharmacol Exp Ther 247: 1046–51.

Lode H, Steinhoff D, Schaberg T, Mauch H (1996): Neue Pneumonieerreger, insbesondere Chlamydia pneumoniae und Hantaviren. Internist 37: 882–889.

Low M, Klonoff J, Marcus A (1973): The neurophysiological basis of the marijuana experience. Canadian Medical Association J 108: 157–165.

Luby ED, Gottlieb JS, Cohen BD, Rosenbaum G, Domino EF (1962): Modelpsychosis and schizophrenia. Am J Psychiatry 119: 61–65.

Lukehart SA, Holmes KK (1995): Syphilis. In: Schmailzl KJG (Hrsg.): Harrison's Innere Medizin. Berlin–Wien, Blackwell Wiss.-Verl., 869–881.

Lynn AB, Herkenham M (1994): Localization of cannabinoid receptors and nonsaturable high-density cannabinoid binding sites in peripheral tissues of the rat: implications for receptor-mediated immune modulation by cannabinoids. J Pharmacol Exp Ther 268: 1612–23.

Maddux JF, Desmond DP (1992): Methadone maintenance and recovery from opioid dependence. Am J Drug Alcohol Abuse 18: 63–74.

Maier KP (1994): Therapiestand 1994 Viral Hepatitis B. Schweiz Rundschau Med 83: 1014–1020.

Majumdar SK (1990): Chlormethiazole: Current status in the treatment of the acute ethanol withdrawal syndrome. Drug Alcohol Depend 27: 201–207.

Manchana S, Conolly MJ (1993): Cerebral infarction in association with ecstasy abuse. Postgrad Med J 69: 874–875.

Margolis HS, Alter MJ, Hadler SC (1991): Hepatitis B: Evolving Epidemology and implications for control. Sem Liver Dis 11: 84–92.

Markowitz N, Hansen NI, Hopewell PC, Glassroth J, Kvale PA, Mangura BT, Wilkosky TC, Wallace JM, Rosen MJ, Reichmann LB, Pulmonary Complications of HIV Infection Study Group (1997): Incidence of tuberculosis in the United States among HIV-infected persons. Ann Intern Med 126: 123–132.

Martin BR (1995): Marijuana. In: Bloom FE, Kupfer DJ (eds): Psychopharmacology: The fourth generation of progress. New York, Raven Press.

Mathew RJ, Wilson WH (1992): The effects of marijuana on cerebral blood flow and metabolism. In: Murphy L, Bartke A (eds): Marijuana/cannabinoid: neurobiology and neurophysiology. Boca Raton, Fl: CRC Press, 337–386.

Matsuda LA, Lolait SJ, Brownstein MJ, Young AC, Bonner TI (1991): Structure of a cannabinoid receptor and functional expression of the cloned cDNA. Nature 346: 561–563.

Mattson MP, Rychlik B, Cheng B (1992): Degenerative and axon outgrowth-altering effects of Phencyclidine in human fetal cerebral cortical cells. Neuropharmacology 31: 279–291.

McClelland GR, Sutton JA (1985): Pilot investigation of the quantitative EEG and clinical effects of ketazolam and the novel antiemetic nonabine in normal subjects. Psychopharmacology Berl. 85: 306–8.

McGlothin WH, Anglin MD (1981): Long-term follow-up of clients of high- und low-dose methadone programs. Arch Gen Psychiatry 38: 1055–1063.

McIntyre AS, Long RG (1992): Fatal fulminant hepatic failure in a „solvent abuser". Postgraduate Medicine Journal 68: 29–30.

Meadows R, Verghese A (1996): Medical complications of glue sniffing. Med J 89: 455–62.

Mellors JW, Rinaldo CR jr, Gupta P, White RM, Todd JA, Kingsley LA (1996): Prognosis in HIV-1 infection predicted by the quantity of virus in plasma. Science 272: 1167–1170.

Mendes LCA, Da Silva LC, Carrilho FJ, Pinho JRR, Santos CA, Laudanna AA (1996): Ribavirin monotherapy or in association with Interferon. Analysis of 72 patients. American Association for the Study of Liver Diseases – Abstract Annual Meeting 1996.

Moccia F, Colla G, Castelli F, Armani A, Montobbio P, Altomonte F, Greco GM (1996): The application of a new diagnostic protocol for stroke in the young. Clin Ter 147: 155–160.

Modi WS, Bonner TI (1991): Molecular characterisation of a peripheral receptor for cannabinoids. Nature 365: 61–65.

Munford RS (1995): Sepsis und septischer Schock. In: Schmailzl KJG (Hrsg): Harrison's Innere Medizin. Berlin–Wien, Blackwell Wiss.-Verl., 607–613.

Nahas G, Latour C (1992): The human toxicity of marijuana. Med J Aust 156: 495–7.

National Institute on Drug Abuse (1991): Neurobiology of addiction and recovery. The brain, the drive for the drug, and the 12-step fellowship. National Houshold Survey on Drug Abuse: Highlights. Washington, US Government Printing Office.

Nedopil N (1996): Forensische Psychiatrie. Stuttgart New York, Thieme

Neundörfer B (1997): Polyneuropathien bei Suchtkranken. Nervenheilkunde 16: 163–168.

Neundörfer B, Claus D, Burkowski H (1984): Neurologische Folgeerkrankungen bei chronischem Alkoholismus. Wien Klein Wochenschr 96: 576.

Nichols DE (1986): Differences between the mechanism of actions of MDMA, MDBD and the classic hallucinogens. Identification of a new therapeutic class: Enactogens. J Psychoactive Drugs 18: 305–313.

NIMH research on LSD, Extramural programs fiscal year 1948 to present, prepared Sep. 1 1975.

Novotny M, Lee ML, Bartle KG (1976): A possible chemical basis for the higher mutagenicity of marijuana smoke as compared to tobacco smoke. Experientia. Mar 15; 32: 280–2.

Nowak M, Schifman R, Brinkmann R (1996, Hrsg): Drogensucht – Entstehungsbedingungen und therapeutische Praxis (2. Aufl.). Stuttgart New York, Schattauer.

O'Brien WA, Hartigan PM, Martin D, Esinhardt J, Hill A, Benoit S, Rubin M, Simberkoff MS, Hamilton JD, The Veteran Affairs Cooperative Study Group on AIDS (1996): Changes in plasma HIV-1 RNA and CD4+ lymphocyte counts and the risk of progression to AIDS. N Engl J Med 334: 426–431.

O'Donnell JA (1969): Narcotic addicts in Kentucky. PHS Publication. Department of Health Education and Welfare. Maryland: Chevy Chase.

Olney JW, Labruyere J, Price MZ (1989): Pathological changes induced in cerebrocortical neurons by phencyclidine and related drugs. Science 244: 1360–1362.

Osmond H (1957): A review of psychotomimetic agents. Ann N Y Acad Sci 66: 418.

Pearlson GD (1981): Psychiatric and medical syndromes associated with phencyclidine (PCP) abuse. Johns Hopkins Med J 148: 25–33.

Penning R, Fromm E, Betz P, Kauert H, Drasch G, v Meyer L (1993): Drogentodesfälle durch dihydrocodeinhaltige Ersatzmittel. Dt Ärzteblatt 90: B-387–388.

Perez-Reyes M, White WR, McDonald SA, Hicks RE, Jeffcoat AR, Cook CE (1991): The pharmacological effects of dialy marijuana smoking in humans. Pharmacol. Biochem Behav 40: 691–94.

Peroutka S (ed.): Ecstasy. Boston, Kluwer Academic Publishers.

Peterson R (1996): Rauschgiftlage 1995: In: Deutsche Hauptstelle gegen die Suchtgefahren (Hrsg): Jahrbuch Sucht '97. Geesthacht, Neuland Verlag, 55–72.

Peto R, Lopez AD, Boreham J, Thun M, Health Jr C (1994): Mortality from smoking in developed countries 1950–2000. Oxford: Oxford University Press.

Pettinati HM, Haag, Belden P (1996): Ambulante versus stationäre Therapie bei Abhängigkeitserkrankungen: Neue Perspektiven. In: Mann K, Buchkremer G (Hrsg.): Sucht – Grundlagen, Diagnostik, Therapie. Stuttgart Jena New York, Gustav Fischer Verlag, 265–273.

Pfister W (1987): Bakterielle Infektionen. In: Brandt T, Dichgans J, Diener HC (Hrsg.): Therapie und Verlauf neurologischer Erkrankungen. Stuttgart, Kohlhammer Verlag, 323–346.

Polen MR, Sidney S, Tekawa IS, Sadler M, Friedman GD (1993): Health care use by frequent marijuana smokers who do not smoke tobacco. West J Med 158: 596–601.

Poser W, Poser S (1996): Medikamente – Mißbrauch und Abhängigkeit. Stuttgart New York, Thieme.

Prange H (1995): Entzündliche Erkrankungen des Nervensystems. In: Paumgartner G, Riecker G (Hrsg.): Therapie Innerer Krankheiten. Springer Verlag, Heidelberg, 1059–1087.

Pulvirenti L, Swerdlow NR, Koob GF (1991): Nucleus accumbens NMDA antagonist decreases locomotor activity produced by cocaine, heroin, or accumbens dopamine, but not caffeine. Pharmacol Biochem Behav 40: 841–845.

Püschel K, Lockemann U, Wischhusen F (1996): HIV-1 Prevalence among drug abuse-related deaths in Europe (1993). Eur Addict Res 2: 169–173.

Quagliarello VJ, Scheld WM (1997): Treatment of bacterial meningitis. N Engl J Med 336: 708–716.

Rawson RA, Tennart FS (1984): Five-year follow-up of opiate addicts with naltrexone and behavior therapy. NIDA Research Monograph 49: 289–295.

Regier DA, Boyd JH, Burke JD, Rae DS, Myers JK, Kramer M, Robins LN, Lin KG, Karno M, Locke BZ (1988): One-month prevalence of mental disorders in the United States. Arch Gen Psychiatry 45: 977–986.

Regier DA, Farmer ME, Rae DS, Locke BZ, Keith SJ, Judd LL, Goodwin FK (1990): Comorbidity of mental disorders with alcohol and other drug abuse. Results from the Epidemiologic Catchment Area (ECA) Study. JAMA 264: 2511–2518.

Reith J, Jørgensen HS, Pedersen PM, Nakayama H, Raaschou HO, Jeppesen LL, Olsen TS (1996): Body temperature in acute stroke: relation to stroke severity, infarct size, mortality, and outcome. Lancet 347: 422–425.

Richmond RL, Kehoe L, Cesar de Almeida Nto A (1997): Effectiveness of a 24-hour transdermal nicotine patch in conjunction with a cognitive behavioral programme: one year outcome. Addiction 92: 27–31.

Richter RW, Pearson J, Bruun B, Challenor YB, Brust JCM, Baden MM (1973): Neurological complications of addiction to heroin. Bull NY Acad Med 49: 3.

Rieger-Ndakorerwa G, Korte W, Nielsen A, Ruschmeyer J, Spors P, Fell G (1994): Infektionsepidemiologie – Analyse der Zunahme der infektiösen Hepatitis in Hamburg. Gesundh Wes 56: 132–136.

Rossi R (1990): Cocain und Cocain-Intoxikation. Dtsch Med Wschr 115: 868–873.

Roth WT, Tinklenberg JR, Kopell BS (1977): Ethanol and marihuana effects on eventrelated potentials in a memory retrieval paradigm. Electroencephalogr Clin Neurophysiol: 381–8.

Rounsaville BJ, Anton SF, Carrol K, Budde D, Prusoff BA, Gawin F (1991): Psychiatric diagnoses of treatment-seeking cocaine abusers. Arch Gen Psychiatry 48: 43–51.

Ruiz J, Sangro B, Cuende J, Beloqui O, Riezu-Boj J, Herrero J, Prieto J (1992): Hepatitis B and C viral infections in patients with hepatocellular carcinoma. Hepatology 16: 637–641.

Ruttenber AJ, Lawler-Heavner J, Yin M, Wetli CV, Hearn WL, Mash DC (1997): Fatal excited delirium following cocaine use: epidemiologic findings provide new evidence for mechanisms of cocaine toxicity. J Forensic Sci 42: 25–31.

Sande MA, Lee BL, Mills J et al. (1992): Endocarditis in intravenous drug users. In: Kaye D (ed): Infective Endocarditis. 2. ed. New York, Raven Press, 345.

Saunders N (1993): E for Ecstasy. London, Nicholas Saunders.

Savage C, Karp EG, Curran SF, Hanlon TE, McCabe OL (1976): Methadone/LAAM maintenance: A comparison study. Compr Psychiatry 17: 415–424.

Schickler KN, Lane EE, Seitz K, Collins WM (1994): Solvent abuse associated pulmonary abnormalities. Adv Alcohol Substance Abuse 3: 75–81.

Schießl A (1997) (in Vorbereitung): Der Verlauf der HIV-Infektion bei drogenkranken Patienten. Dissertation an der Ludwig-Maximilians-Universität, München.

Schlech WF, Ward JI, Band JD, Hightower AW, Fraser DW, Broome CV (1985): Bacterial meningitis in the United States, 1978 through 1981: the national bacterial meningitis surveillance study. JAMA 253: 1749–1754.

Schlegel J, Ferlinz CH, Ferlinz R (1995): Epidemiologie der Tuberkulose. Internist 36: 951–958.
Schultes AI, Hofmann A (1992): Plants of the Gods. Rochster VT, Healing Arts press.
Schütz CG, Chilcoat HD, Anthony JC (1994): The association between sniffing inhalant and injecting drugs. Compr Psychiatry 35: 99–105.
Schütz CG, Soyka M (1997): Modellpsychosen, Rauschdrogen, Komorbidität von Sucht und Schizophrenie – Kann die Schizophrenieforschung von der Suchtforschung profitieren? In: Möller HJ, Soyka M (Hrsg.): Alkoholismus als psychische Störung. Bayer-ZNS-Symposium Bd XII. Berlin, Springer.
Screaton GR, Singer M, Cairns HS, Trasher A, Sarner M, Cohen SL (1992): Hyperpyrexia and rhabdomyolysis after MDMA (Ecstasy) abuse. Lancet 339: 677–678.
Seage GR, Mayer KH, Horsburgh CR, Hommberg SD, Moon MW, Lamb GA (1992): The relation between nitrite inhalants, unprotected receptive anal intercourse, and the risk of human immunodefiency virus infection. Am J Epidemiology 135: 1–11.
Seeger W, Walmrath HD, Lasch HG (1995): Schock und akute Kreislaufinsuffizienz. In: Paumgartner G, Riecker G (Hrsg.): Therapie Innerer Krankheiten. Heidelberg, Springer, 56–83.
Sefrin P (1991): Notfalltherapie im Rettungsdienst. München Wien Baltimore, Urban & Schwarzenberg, 146.
Sharp CW, Beavais F, Spence R (ed.) (1992): Inhalant abuse: a volatile research agenda. Rockville, Maryland: NIDA Research Monograph 129.
Shepherd RT (1989): Mechanism of sudden death associated with volatile substance abuse. Human Toxicology 8: 287–292.
Shi D, Nokodijevic O, Jacobson KA, Daly JW (1993): Chronic Caffeine alters the density of adenosine, adrenergic, cholinergic, GABA, and serotonin receptors and calcium channels in mouse brain. Cell Molecular Neurobiol 13: 247–261.
Siegel E, Watson S (1990): Sudden death caused by inhalation of butane and propane. N Eng J Med 323:1638.
Simmonds P (1995): Variability of hepatitis C virus. Hepatology 21: 570–583.
Simmons JN, Leary TP, Dawson GJ, Pilot-Matias TJ, Muerhoff AS, Schlauder GG, Desai SM, Mushawar IK (1995): Isolation of novel virus-like sequences associated with human hepatitis. Nature Med 1: 564–569.
Simpson DD, Joe GW, Bracy SA (1982): Six-year follow-up of opioid addicts after admission to treatment. Arch Gen Psychiatry 39: 1318–1323.
Simpson DD, Sells SB (1982): Effectiveness of treatment for drug abuse: An overview of the DARP Research Program. Adv Alcohol Subst Abuse 2: 27–29.
Simpson DD, Sells SB (eds) (1990): Opioid addiction and treatment: A 12-year-follow-up. Malaber FL: Krieger Publishing.
Smart RG (1986): Solvent Use in North America: aspects of epidemiology, prevention and treatment. J Psychoactive Drugs 18: 87–96.
Smith WR, Wilson AF (1975): Guillan-Barré syndrome in heroin addiction. JAMA 231: 1367.
Solowij N, Michie PT, Fox AM (1995): Differential impairments of selective attention due to frequency and duration of cannabis use. Biol Psychiatry 37: 731–9.
Sorrell JD (1991): Reducing the risks of solvent misuse. J Royal Society of Health, 111 (3): 105–106.
Soyka M (1995): Naltrexon in der Behandlung von Abhängigkeitserkrankungen. Psychopharmakotherapie 3: 110–114.
Soyka M (1998): Psychische Störungen infolge anderer psychotroper Substanzen (Kapitel 16). In: Hewer/Rössler (Hrsg): Psychiatrische Notfälle. München, Urban & Schwarzenberg (im Druck).
Soyka M, Banzer K, Buchberger R, Völkl M, Naber D (1997): Methadon-Substitution Opioidabhängiger – Katamnestische Ergebnisse und klinische Erfahrungen eines 7jährigen wissenschaftlichen Forschungsprojekts. Nervenheilkunde 68: 347–352.
Soyka M, Niederecker M (1992): Akute Rhabdomyolyse als lebensgefährliche Komplikation eines Delirium tremens. Nervenheilkunde 11: 400 2-402.
Soyka M, Rothenhäusler HB (1997): Delta sleep-inducing peptide in opiod detoxification. Am J Psychiatry 154: 714–715.
Soyka M, Steinberg R, Vollmer M (1988): Entzugsphänomene bei schrittweisem Benzodiazepinentzug. Nervenarzt 59: 744–748.
Stinke M (1972): Über das Schnüffeln, eine Sonderform jugendlichen Rauschmittelkonsums. Öffentliches Gesundheitswesen 34: 703–707.
Stille S (1997): Antibiotika-Therapie in Klinik und Praxis. Stuttgart New York, Schattauer Verlag.
Struve FA, Straumanis JJ, Patrick G, Price L (1989): Topographic mapping of quantitative EEG variables in chronic heavy marihuana users: empirical findings with psychiatric patients. Clin Electroencephalogr 20: 1381–1387.
Swan GE, Jack LM, Ward MM (1997): Subgroups of smokers with different success rates after use of transdermal nicotine. Addiction 92: 207–218.
Taher SM, Anderson RJ, McCartney R, Popovtzer MM, Schrier RW (1974): Renal tubular acidosis associated with toluene „sniffing". New Engl J Med 290: 765–768.
Tanaka E, Alter HJ, Nakatsuji Y, Shih W-K, Kim JP, Matsumoto A, Kobayashi M, Kiyosawa K (1996): Effect of hepatitis G virus infection on chronic hepatitis C. Ann Intern Med 125: 740–743.
Täschner (1983): Zur Psychopathologie und Differentialdiagnose sogenannter Cannabispsychosen. Fortschr Neurol Psychiat 51: 235–248.
Taverner D, Harrison DJ, Bell GM (1988): Acute renal failure due to interstitial nephritis induced by ‚gluesniffing' with subsequent recovery. Scottish Medical Journal 33: 246–247.
Thacore VR, Shukla SRP (1976): Cannabis psychosis and paranoid schizophrenia. Arch Gen Psychiatry 33: 383–86.
Thomasius R, Schmolke M, Kraus D (1997): MDMA („ecstasy")-Konsum – ein Überblick zu psychiatrischen und medizinischen Folgen. Fortschr Neurol Psychiatr 65: 49–61.
Thomasius R (1995): Schnüffelstoffe. In: Deutsche Hauptstelle gegen die Suchtgefahren (Hrsg.): Jahrbuch Sucht '96. Geesthacht, Neuland, 178–190.
Thome J, Wiesbeck GA, Becker T (1997): Zum Abhängigkeitspotential der nicht-Benzodiazepin-Hypnotika

Zolpidem und Zopiclon. Nervenheilkunde 16: 575–578.
Thornicroft G (1990): Cannabis and psychosis. Is there epidemiological evidence for an association? Br J Psychiatry 157: 25–33.
Tindal B, Cooper DA (1991): Primary HIV-Infection: Host responses and intervention strategies. AIDS 5: 1.
Tong MJ, El-Farra NS, Reikes AR, Co RL (1995): Clinical outcomes after transfusion-associated hepatitis C. N Engl J Med 332: 1463–1466.
Torres-Tortosa M, de Cueto M, Vergara A et al. (1994): Prospective evaluation of a two-week course of intravenous antibiotics in intravenous drug addicts with infective endocarditis. Eur J Clin Microbiol Infect Dis 13: 559–564.
Tretter F (1996): Von der Phantasie, die Sucht auszuschlafen. Münch Med Wschr 138: 76–77.
Tripi S, Di Gaetano G, Montalto G, Soresi M, Ortoleva A (1996): Ribavirin plus alpha-Interferon and Ribavirin alone in resistant chronic hepatitis C. American Association for the Study of Liver Diseases – Abstract Annual Meeting 1996.
Tuchmann Duplessis H (1993): Effects of cannabis on reproduction. In: Nahas GG, Latour C (eds): Cannabis: physiopathology, epidemiology, detection. Boca Raton, FL: CRC Press, 187–192.
Turner CE, Elsohly MA, Boeren EG (1980): A review of the chemical constituents of Cannabis sativa L. In: Lloydia 43 (2).
US Dept Health and Human Services (1991): National Household Survey on Drug Abuse, Population Estimates 1991. Rockville Md: National Institute on Drug Abuse Vaillant GE (1973): A 20-year follow-up of New York addicts. Arch Gen Psychiatry 29: 237–241.
Vento S, Concia E, Ferraro T (1996): Lack of sustained efficacy of Interferon in patients with chronic hepatitis C. N Engl J Med 334: 1479–1480.
Veterans Administration Systemic Sepsis Cooperative Study Group (1987): Effect of high-dose glucocorticoid therapy on mortality in patients with clinical signs of systemic sepsis. N Engl J Med 317: 659.
Viladomiu L, Genesca J, Esteban J et al. (1992): Interferon alpha in acute posttransfusion hepatitis C: a randomized, controlled trial. Hepatology 15: 767–769.
Villalba-Garcia MV, Lopez-Glez-Cobos C, Garcia-Castano J, Pinilla-Llorente B, Gonzalez-Ramallo VJ, Muino-Miguez A (1994): Rhabdomyolysis in acute intoxications. An Med Interna 11: 119–122.
Volpe JJ (1992): Effects of cocaine use on the fetus. New Engl J Med 327: 399–407.
Wada K, Fukui S (1993): Prevalence of volatile solvent inhalation among junior high school students in Japan and background life style of users. Addiction 88: 89–100.
Wai BH, Singh S, Varma SL (1996): HIV infection in females dependent on drugs. Addiction 91: 435–438.
Wald ER, Kaplan SI, Mason EO et al. (1995): Dexamethasone therapy for children with bacterial meningitis. Pediatrics 95: 21–28.

Waldmann H (1975): Stadieneinteilung und Typologie jugendlicher Drogenkonsumenten. In: Waldmann H, Zander W (Hrsg.): Zur Therapie der Drogenabhängigkeit. Göttingen, Vanderhoek und Rupprecht.
Warner LA, Kessler RC, Hughes M, Anthony JC, Nelson CB (1995): Prevalence and correlates of drug use and dependence in the United States. Arch Gen Psychiatry 52: 219–229.
Welch SP, Stevens DL (1992): Antinociceptive activity of intrathecally administered cannabinoids alone, and in combination with morphine, in mice. J Pharmacol Exp Ther 262: 10–18.
Wenger JD, Hightower AW, Facklam RR, Gaventa S, Broome CV (1990): Bacterial meningitis study group. Bacterial meningitis in the United States, 1986: report of a mulistate surveillance study. J Infect Dis 162: 1316–1323.
Wenger T, Croix D, Tramu G, Leonardelli J (1992): Effects of Delta-9 Tetrahydrocannabinol on pregnancy puberty and the neuroendocrine system. In: Murphy L, Bartke A (eds): Marjuana/cannabinoid: neurobiology and neurphysiology. Boca Raton, Fl: CRC Press 539–560.
Weyerer S, Zimber A (1997): Abhängigkeit und Mißbrauch von Alkohol und Medikamenten in Alten- und Pflegeheimen. In: Watzl H, Rockstroh B (Hrsg.): Abhängigkeit und Mißbrauch von Alkohol und Drogen. Göttingen Bern Toronto Seattle, Hogrefe, 159–184.
Westermeyer J (1987): The psychiatrist and solvent-inhalant abuse: Recognition, Assessment, and treatment. Am J Psychiatry 144: 903–907.
Whitman BY, Croughan JL, Miller JP et al. (1982): Nonpsychiatric predictors of narcotic dependence: A prospective study with a 5-year follow-up. Int J Addict 17: 473–491.
Wilson WR, Karchmer AW, Dajani AS, Taubert KA, Bayer A, Kaye D, Bisno AL, Ferrieri P, Shulman ST, Durack DT (1995): Antibiotic treatment of adults with infective endocarditis due to streptococci, enterococci, staphylococci, and HACEK Mircroorganisms. Jana 274: 1706–1713.
Wiseman MN, Banim S (1987): „Glue-sniffer's" heart? BMJ 294:739.
Wodarz N, Böning J (1993): „Ecstasy"-induziertes psychotisches Depersonalisationssyndrom. Nervenarzt 64: 478–480.
Woolverton WL, Johnson KM (1992): Neurobiology of cocaine abuse. TIPS 13: 193–200.
Zeuzem S, Roth WK, Herrmann G (1995): Virushepatitis C. Z Gastroenterol 33: 117–132.
Zinkler M, Valdes J, v Cranach M, Soyka M (1998): Katamnestische Untersuchung niedrigschwelliger entgifteter Opiatabhängiger. Sucht 44: 25–33.
Zur J, Yule W (1990): Chronic solvent abuse. 1. Cognitive sequaelae. Child Care, Health and Development 16: 1–20.
Zur J, Yule W (1990): Chronic solvent abuse. 2. Relationship with depression. Child Care, Health and Development 16: 21–34.

Anhang:
Wichtige Adressen der Suchtkrankenhilfe und Selbsthilfegruppen

Verbände der Suchtkrankenhilfe

Deutsche Hauptstelle gegen die Suchtgefahren e. V. (DHS)
59065 Hamm, Westring 2
59003 Hamm, Postfach 13 69
Tel.: (0 23 81) 90 15-0
Fax: (0 23 81) 1 53 31
Rolf Hüllinghorst

Akzept e.V. Bundesverband für akzeptierende Drogenarbeit und humane Drogenpolitik
48165 Münster, Am Roggenkamp 48
Tel.: (0 25 01) 2 75 72
Fax: (0 23 82) 8 11 79
Garry Kasper

Arbeiterwohlfahrt Bundesverband e.V. (AWO)
53119 Bonn, Oppelner Str. 130
53001 Bonn, Postfach 11 49
Tel.: (02 28) 66 85-1 51 oder -0 (Zentrale)
Fax: (02 28) 6 68 52 09
eMail: info@awobu.awo.org
Internet-URL: http://www.awo.org
Hedi Boss

Arbeitsgemeinschaft Katholischer Fachkrankenhäuser für Suchtkranke e.V.
79104 Freiburg, Karlstr. 40
79004 Freiburg, Postfach 4 20
Tel.: (07 61) 20 03 69
Fax: (07 61) 20 03 50
Bernhard Schmidtobreick

Bundesverband für stationäre Suchtkrankenhilfe e.V. „buss"
34117 Kassel, Kurt-Schumacher-Str. 2
Tel.: (05 61) 77 93 51
Fax: (05 61) 10 28 83
Wolfram Schuler

Bundesweiter Arbeitskreis Glücksspielsucht
32052 Herford, Auf der Freiheit 25
32004 Herford, Postfach 14 14
Tel.: (0 52 21) 59 98 50
Fax: (0 52 21) 59 98 75
Internet-URL: http://www.gluecksspielsucht.de
Ilona Füchtenschnieder

Deutsche Gesellschaft für Suchtforschung und Suchttherapie e.V. (DG-Sucht)
59067 Hamm, Wilhelmstr. 125
59004 Hamm, Postfach 14 53
Tel.: (0 23 81) 41 79 98
Fax: (0 23 81) 41 79 99
Edit Göcke

Deutsche Gesellschaft für Drogen- und Suchtmedizin e.V.
60065 Frankfurt, Postfach 16 02 50
Tel.: (0 69) 46 73 61 und (0 61 73) 52 66
Fax: (0 69) 46 73 61
Dagmar Hein

Deutscher Caritasverband e.V. – Referat Besondere Lebenslagen
79104 Freiburg, Karlstr. 40
79004 Freiburg, Postfach 4 20
Tel.: (07 61) 2 00-3 69

Fax: (07 61) 2 00-3 50
Internet-URL: http://www.caritas.de
Bernhard Schmidtobreick

**Deutsches Rotes Kreuz e.V. (DRK)
– Generalsekretariat**
53113 Bonn, Friedrich-Ebert-Allee 71
53004 Bonn, Postfach 14 60
Tel.: (02 28) 5 41-12 08
Fax: (02 28) 5 41-12 61
Internet-URL: http://www.rotkreuz.de
Dr. Birgit Engelhaupt

**Fachverband Drogen
und Rauschmittel e.V. (FDR)**
30159 Hannover, Odeonstr. 14
Tel.: (05 11) 1 83 33
Fax: (05 11) 1 83 26
Internet-URL:
http://www.neuland.com/fdr/
Jost Leune

**Fachverband Freier Einrichtungen in
der Suchtarbeit e.V. (FES)**
90402 Nürnberg, Königstr. 12
Tel.: (09 11) 2 06 09 13
Fax: (09 11) 22 77 22
eMail: 100434.3034@compuserve.com
Internet-URL: http://www.fes-sucht.de
Dr. Hans Ulrich Gresch

Fachverband Sucht e.V.
53113 Bonn, Adenauerallee 58
Tel.: (02 28) 26 15 55
Fax: (02 28) 21 58 85 oder 2 42 09 99
eMail: sucht@sucht.de
Internet-URL: http://www.sucht.de
Dr. Volker Weissinger

**Föderation der Drogenhilfen
in Europa e.V.**
c/o Drogenhilfe Tübingen e.V.
74182 Obersulm, Friedrichshof
Tel.: (0 71 30) 47 33-0
Fax: (0 71 30) 47 33-33
eMail: Friedrichshof@-online.de oder

fdhe@fdhe.ch
Internet-URL: http://www.fdhe.ch
Joachim Lodders

**Gesamtverband für Suchtkranken-
hilfe im Diakonischen Werk der
Evangelischen Kirche in Deutschland
e.V. (GVS)**
34117 Kassel, Kurt-Schumacher-Str. 2
34013 Kassel, Postfach 10 13 66
Tel.: (05 61) 10 95 70
Fax: (05 61) 77 83 51
Irene Helas

**Gesellschaft gegen Alkohol- und
Drogengefahren (GAD) e.V. –
Bundesgeschäftsstelle**
39104 Magdeburg, Planckstr. 4–5
Tel.: (03 91) 5 65 66-0
Fax: (03 91) 5 65 66-20
Dr. Volker Kielstein

**Internationale Vereinigung
anthroposophischer Einrichtungen
für Suchttherapie e.V.**
34628 Willingshausen,
Junker-Hooß-Str. 4
Tel.: (0 66 91) 53 12
Fax: (0 66 91) 61 26
P. Kammermann

**Katholische Sozialethische
Arbeitsstelle e.V. (KSA)**
59071 Hamm, Ostenallee 80
Tel.: (0 23 81) 9 80 20-0
Fax: (0 23 81) 9 80 20 99
eMail: ksa-hamm@t-online.de
Thomas Becker

**Paritätischer Wohlfahrtsverband
– Gesamtverband e.V. –
Referat Gefährdetenhilfe**
60528 Frankfurt,
Heinrich-Hoffmann-Str. 3
Tel.: (0 69) 67 06-2 69
Fax: (0 69) 67 06-2 09

eMail: info@paritaet.org
Internet-URL:
http://www.paritaet.org/gv/sgff97.htm
N.N.

Verband ambulanter Behandlungsstellen für Suchtkranke / Drogenabhängige e.V. (VABS)
79104 Freiburg, Karlstr. 40
79004 Freiburg, Postfach 420
Tel.: (07 61) 20 03 63
Fax: (07 61) 20 03 50
Anna Fett

Selbsthilfe- und Abstinenzorganisationen

Regionale Kontaktstellen sind auch unter der bundeseinheitlichen Rufnummer (Vorwahl) u. 1 92 95 zu erreichen.

Aktion Glücksspiel
50739 Köln, Vogesenstr. 32
Tel.: (02 21) 1 70 14 94
Thomas Lischka

Al-Anon-Familiengruppen
– Selbsthilfegruppen für Angehörige und Freunde von Alkoholikern

Alateen
– Selbsthilfegruppen für Kinder und jugendliche Angehörige von Alkoholikern
45128 Essen, Emilienstr. 4
Tel.: (02 01) 77 30 07
Fax: (02 01) 77 30 08
Brigitte Schons

Anonyme Alkoholiker (AA)
– Interessengemeinschaft e.V.
80939 München, Lotte-Branz-Str. 14
80910 München, Postfach 46 02 27
Tel.: (0 89) 3 16 43 43 u. 3 16 95 00
Fax: (0 89) 3 16 51 00
eMail:

Kontakt@anonyme-alkoholiker.de
Internet-URL:
http://www.Anonyme-Alkoholiker.de
Hans Prusky

Anonyme Eßsüchtige Deutschland
– Deutschsprachiger Dienst der OA
28062 Bremen, Postfach 10 62 06
Tel.: (04 21) 32 72 24 (Kontakttelefon für Betroffene)
Fax: (0 21 51) 77 94 99

Anonyme Raucher
76227 Karlsruhe, Lenzenhubweg 28
Tel.: (07 21) 40 82 21
Dieter P.

Anonyme Spieler Interessengemeinschaft e.V. (AS)
– Kontaktstelle Deutschland
22089 Hamburg, Eilbeker Weg 20
Tel.: (0 40) 2 09 90 09 oder 2 09 90 19
(Mo.–Fr. 19– 21 Uhr)
Fax: (0 40) 2 09 90 09 oder 2 09 90 19

Arbeitsgemeinschaft der deutschen Abstinenzverbände (AGAV)
66386 St. Ingbert, Nelkenstr. 20
Tel.: (0 68 94) 75 92
Fax: (0 68 94) 87 03 31
eMail: AGAV1@t-online.de
Internet-URL:
http://home.t-online.de/home/AGAV1
Dr. Martin Klewitz

Blaues Kreuz in der Evangelischen Kirche Deutschland e.V.
– Bundesverband
24768 Rendsburg,
An der Marienkirche 19
Tel.: (0 43 31) 5 90-3 81
Fax: (0 43 31) 5 90-3 87
eMail: bke@blaues-kreuz.org
Internet-URL:
http://www.blaues-kreuz.org
Burkhard Böhle

Wichtige Adressen

Blaues Kreuz in Deutschland e.V.
42289 Wuppertal, Freiligrathstr. 27
42202 Wuppertal, Postfach 20 02 52
Tel.: (02 02) 62 00 30
Fax: (02 02) 6 20 03 81
eMail: bkd@blaues-kreuz.de
Internet-URL:
http://www.blaues-kreuz.de
Hermann Hägerbäumer

**Bund alkoholfrei lebender Kraftfahrer e.V.
– Bundesverband**
46145 Oberhausen, Karlstr. 13
Tel.: (02 08) 63 31 47
Fax: (02 08) 63 37 63
Ute Lehmann

**Bund gegen Alkohol
im Straßenverkehr e.V.
Bundesgeschäftsstelle und
Landessektion Hamburg**
20149 Hamburg, Alsterchaussee 17
Tel.: (0 40) 44 07 16
Fax: (0 40) 4 10 76 16
Ehrengard Kleinichen

**Bundesarbeitsgemeinschaft der
Freundeskreise für Suchtkranken-
hilfe in Deutschland e.V. –
Selbsthilfeorganisation**
34117 Kassel, Kurt-Schumacher-Str. 2
Tel.: (05 61) 78 04 13
Fax: (05 61) 71 12 82
Käthe Körtel

**Bundesverband der Elternkreise
drogengefährdeter und drogenabhängiger Jugendlicher e.V. (BVEK)**
10365 Berlin, Herzbergstr. 82
Tel.: (0 30) 55 67 02-0
Fax: (0 30) 55 67 00 25
Gudrun Oelke

**Cinderella – Aktionskreis
Eß- und Magersucht**
80339 München, Westendstr. 35
80042 München, Postfach 15 01 05
Tel.: (0 89) 5 02 12 12
Fax: (0 89) 5 02 25 75
Dipl.-Psych. Ingrid Mieck

**Deutscher Frauenbund
für alkoholfreie Kultur e.V.**
62329 Egelsbach, Kurt-Tucholsky-Str. 7
Tel. und Fax: (0 61 03) 4 27 31
Helga Rau

**Deutscher Guttempler-Orden
(I.O.G.T.) e.V.**
20097 Hamburg, Adenauerallee 45
Tel.: (0 40) 24 58 80
Fax: (0 40) 24 14 30
eMail: guttempler@t-online.de
Internet-URL:
http://iogt.international.org.
Wiebke Schneider

**JUVENTE Jugendorganisation der
Guttempler in Deutschland**
20097 Hamburg, Adenauerallee 45
Tel.: (0 40) 24 58 80
Fax: (0 40) 24 14 30
eMail:
mathias-boelckow@compuserve.com
Mathias Bölckow

**Kreuzbund e.V. – Selbsthilfe- und
Helfergemeinschaft für Suchtkranke
und deren Angehörige**
59065 Hamm, Münsterstr. 25
59008 Hamm, Postfach 18 67
Tel.: (0 23 81) 6 72 72-0
Fax: (0 23 81) 6 72 72 33
Heinz-Josef Janssen

Selbsthilfekoordinationsstelle
96047 Bamberg
Holzmarkt 12
Tel.: (09 51) 2 25 41

Selbsthilfe junger Suchtkranker Bundesweite Koordinationsstelle der Caritas
10115 Berlin, Große Hamburger Str. 18
Tel.: (0 30) 2 80 51 12
Fax: (0 30) 2 82 65 74
Dipl.-Psych. Marianne Kleinschmidt

Selbsthilfe Sucht in der Arbeiterwohlfahrt – Arbeiterwohlfahrt Bundesverband e.V. (AWO)
53119 Bonn, Oppelner Str. 130
53001 Bonn, Postfach 11 49
Tel.: (02 28) 66 85-1 51 oder -0 (Zentrale)
Fax: (02 28) 66 95-2 09
Hedi Boss

Synanon e.V.
10365 Berlin, Herzbergstr. 84
10324 Berlin, Postfach 4 61
Tel.: (0 30) 5 50 00-0
fax: (0 30) 5 50 00-1 21

Drogen

Drobel, Drogenhilfe Lehrte e.V.
31275 Lehrte, Am Gehrkamp 7,
Tel.: 0 51 32/82 56 29
e-Mail: drobel123@aol.com

Föderation der Drogenhilfe e.V.
72070 Tübingen, Westbahnhofstraße 2,
Tel.: 0 70 71/4 30 32

Gemeinschaft drogenfreier Jugend
59071 Hamm, Jägerallee 5,
Tel.: 0 23 81/87 68

Jes- Junkies- Ex-Junkies, Substituierte- Bundesweites Selbsthilfenetzwerk
c/o Deutsche AIDS-Hilfe
10967 Berlin, Dieffenbachstraße 33,
Tel.: 0 30/6 90 08 70

Stiftung Integrationshilfe für ehemals Drogenabhängige e.V. Marianne von Weizsäcker Fonds
59065 Hamm, Westring 2,
Tel.: 0 23 81/90 15 30

Synanon International e.V.
10963 Berlin, Bernburger Str. 10,
Tel.: 0 30/25 00 01-0

Aidshilfe

Deutsche Aids-Hilfe e.V. (DAH)
10967 Berlin, Dieffenbachstraße 33,
Tel.: 0 30/69 00 87-0

Anonyme Aids-Beratung
83435 Bad Reichenhall,
Tel. 0 86 51/6 76 96

Anonyme AIDS-Beratung
83022 Rosenheim,
Tel.: 0 80 31/3 05-2 05

Behörden und Kammern

AOK – Bundesverband
53177 Bonn, Kortrijker Str. 1
Tel.: (02 28) 8 43-0
Fax: (02 28) 8 43-5 02
Internet-URL: http://www.aok.de

Bahn-Zentralstelle gegen die Alkoholgefahren (BZAL)
60327 Frankfurt,
Friedrich-Ebert-Anlage 35
Tel.: (0 69) 2 65-33 61
Fax: (0 69) 2 65-35 65
Dipl.-Ing. Gerhard Müller

Bundesärztekammer – (Arbeitsgemeinschaft der Deutschen Ärztekammern)
50931 Köln, Herbert-Lewin-Str. 1
50862 Köln, Postfach 41 02 20
Tel.: (02 21) 4 00 40

Fax: (02 21) 4 00 43 88
eMail: 100530.2612@compuserve.com
Dr. med. Frank Lehmann

Bundeskriminalamt (BKA)
65193 Wiesbaden, Thaerstr. 11
65008 Wiesbaden, Postfach 18 20
Tel.: (06 11) 55-1
Fax: (06 11) 55 21 41
Internet-URL: http://www.bka.de

**Der Beauftragte der
Bundesregierung für Drogenfragen
Eduard Lintner
Parl. Staatssekr. im Bundesministerium des Innern**
53117 Bonn, Graurheindorfer Str. 198
53108 Bonn, Postfach 17 02 90
Tel.: (02 28) 6 81-35 70 od. -0
(Vermittlung)
Fax: (02 28) 6 81-43 99
Internet-URL:
http://www.government.de/inland/
ministerien /innen.html

**Bundesministerium für Familie,
Senioren, Frauen und Jugend**
53123 Bonn, Rochusstr. 8–10
53107 Bonn, Postfach
Tel.: (02 28) 9 30-0
Fax: (02 28) 9 30-22 21
Internet-URL: http://www.government.de/inland/ministerien/familie.html
Hans Peter Bergner

Bundesministerium für Gesundheit
53121 Bonn, Am Propsthof 78 a
53108 Bonn, Postfach 17 02 08
Tel.: (02 28) 9 41-0
Fax: (02 28) 9 41-49 32
eMail: poststelle.hausIII@bmg.bund400.de
Internet-URL: http://www.bmgesundheit.de/krankhei/ubersi2–.htm#heading4
Ständige Vertreterin des Bundesdrogenbeauftragten: Parl. Staatssekr.
Dr. Sabine Bergmann-Pohl

Ref. 322: Betäubungsmittelrecht. Int.
Suchtstofffragen MR Helmut Butke
Ref. 326: Drogen und Suchtmittelmißbrauch
Dipl.-Psych. Michaela Schreiber

Bundesvereinigung Deutscher Apothekerverbände (ABDA)
65760 Eschborn, Carl-Mannich-Str. 26
65732 Eschborn, Postfach 57 22
Tel.: (0 61 96) 9 28-0
Fax: (0 61 96) 9 28-1 83
Internet-URL: http://www.abda.de
Dr. Martin Schulz

**Bundeszentrale für gesundheitliche
Aufklärung (BZgA) Ref. 1–13**
51109 Köln, Ostmerheimer Str. 220
51071 Köln, Postfach 91 01 51
Tel.: (02 21) 89 92-0
Fax: (02 21) 8 99 23 00
Internet-URL:
http://www.bzga.de/sucht.htm
Informationstelefon zur Suchtvorbeugung (02 21) 89 20 31 täglich von
10.00–22.00 Uhr

**Deutsches Institut für medizinische
Dokumentation und Information
(DIMDI)**
50939 Köln, Weißhausstr. 27
50899 Köln, Postfach 42 05 80
Tel.: (02 21) 47 24-1
Fax: (02 21) 41 14 29
eMail: helpdesk@dimdi.de
Internet-URL: http://www.dimdi.de
Dr. Werner Stöber

**Robert-Koch-Institut
Bundesinstitut für Infektionskrankheiten und nicht übertragbare
Krankheiten**
12101 Berlin, General-Pape-Str. 62–66
13302 Berlin, Postfach 65 02 80
Tel.: (0 30) 45 47-31 72
Fax: (0 30) 45 47-31 09

eMail: melcherth@rki.de
Internet-URL: http://www.rki.de
Dr. Hans-Ulrich Melchert

**Verband Deutscher
Rentenversicherungsträger VDR**
60322 Frankfurt, Eysseneckstr. 55
Tel.: (0 69) 15 22-0
Fax: (0 69) 15 22-3 20
Internet-URL: http:///www.vdr.de
Dir. Eberhard Schaub

Sonstige Organisationen

Archiv für Sozialpolitik e.V.
60313 Frankfurt, Heiligkreuzgasse 20
60001 Frankfurt, Postfach 10 01 25
Tel.: (0 69) 29 67 97
Fax: (0 69) 28 91 81
Susanne Döll

**Archiv und Dokumentations-
zentrum für Drogenliteratur
ARCHIDO e.V.**
–c/o Universität Bremen, FB 8
28359 Bremen, Bibliothekstr.
28334 Bremen, Postfach 33 04 40
Tel.: (04 21) 2 18-31 73
Fax: (04 21) 2 18-36 84
Frank Nolte

**Ärztlicher Arbeitskreis Rauchen und
Gesundheit e.V.**
85379 Eching, Postfach 12 44
Tel. und Fax: (0 89) 3 16 25 25
Prof. Dr. med. F.-J. Wiebel

**Bund für drogenfreie Erziehung e.V.
(BdE)**
21496 Geesthacht, Postfach 14 22
Tel.: (0 41 51) 89 18 10
Fax: (0 41 51:) 89 18 11
eMail: bde@neuland.com
Internet-URL:
http://www.neuland.com/bde/
Frank Lindemann

**Bundesarbeitsgemeinschaft der
Freien Wohlfahrtspflege e.V.**
53129 Bonn, Franz-Lohe-Str. 17
Tel.: (02 28) 2 26-2 64
Fax: (02 28) 2 26-2 66
Markus Joisten

**Bundesarbeitsgemeinschaft
Kinder- und Jugendschutz e.V.**
53127 Bonn, Haager Weg 44
Tel.: (02 28) 29 94 21 u. 29 93 59
Fax: (02 28) 28 27 73
eMail: BAJ-Bonn@t-online.de
Gerd Engels

**Bundesvereinigung
für Gesundheit e.V.**
53123 Bonn, Heilsbachstr. 30
Tel.: (02 28) 9 87 27-0
Fax: (02 28) 6 42 00 24
eMail: PP@bfge.bu.eunet.de
Dr. Uwe Prümel-Philippsen

**Daytop-Gesellschaft
für soziale Planung
und Alternativen
– Gemeinnützige Gesellsch. mbH**
80801 München, Kaiserstr. 1
80753 München, Postfach 44 04 61
Tel.: (0 89) 38 39 99-0
Fax: (0 89) 38 39 99-50
Internet-URL: http://www.fes.sucht.de
Fritz Schwarzbäcker

Deutsche AIDS-Hilfe e.V. (DAH)
10967 Berlin, Dieffenbachstr. 33
109021 Berlin, Postfach 61 01 49
Tel.: (0 30) 69 00 87-0
Fax: (0 30) 69 00 87 42
eMail:dah@aidshilfe.de
Internet-URL: http://www.aidshilfe.de
Dr. Gundula Barsch

**Deutscher Verein für Gesundheits-
pflege e.V. (DVG)**
73760 Ostfildern, Senefelderstr. 15
73745 Ostfildern, Postfach 42 60

Tel.: (07 11) 4 48 19 30
Fax: (07 11) 4 48 19 60
Bernd Wöhner

Deutscher Verein für öffentliche und private Fürsorge
60439 Frankfurt, Am Stockborn 1–3
Tel.: (0 69) 9 58 07-01
Fax: (0 69) 9 58 07-3 81
Dr. Wolfgang Wienand

**Deutsches Zentralinstitut
für soziale Fragen (DZI)
(Archiv für Wohlfahrtspflege)**
14195 Berlin, Bernadottestr. 94
Tel.: (0 30) 83 90 01-0 oder -13
(Bibliothek)
Fax: (0 30) 8 31 47 50
Internet-URL: http://www.dzi.de
Lutz E. Worch

**Frankfurter Zentrum
für Eßstörungen e.V.**
60322 Frankfurt, Hansaallee 18
Tel.: (0 69) 55 01 76
Fax: (0 69) 5 96 17 23
Dr. Barbara Krebs

**freshFANTASY e.V.
– Suchtprävention für Kinder**
88339 Bad Waldsee, Schmiedgasse 13
Tel.: (0 75 24) 22 06
Fax: (0 75 24) 22 07
Hartmut Wahrmann

IFT Institut für Therapieforschung
80804 München, Parzivalstr. 25
Tel.: (0 89) 36 08 04
Fax: (0 89) 36 08 04-19
eMail: ift@isar.de
Internet-URL: http://www.ift.de
Dr. Gerhard Bühringer

Informationskreis Drogenprobleme e.V.
10557 Berlin, Händelallee 7
Tel.: (0 30) 3 91 22 88
Dr. med. Dietrich Kleiner

Nationale Kontakt- und Informationsstelle zur Anregung und Unterstützung von Selbsthilfegruppen (NAKOS)
10709 Berlin, Albrecht-Achilles-Str. 65
Tel.: (0 30) 8 91 40 19
Fax: (0 30) 8 93 40 14
Klaus Balke

Nichtraucher-Initiative Deutschland e.V. (NID)
85716 Unterschleißheim,
Carl-von-Linde-Str. 11
Tel.: (0 89) 3 17 12 12
Fax: (0 89) 3 17 40 47
Internet-URL:
http://ip-service.dom/NID/
Ernst Günther Krause

**Phönix-Haus für soziale Integration
Gemeinnützige Gesellschaft mbH**
80801 München, Kaiserstr. 1
80753 München, Postfach 44 04 61
Tel.: (0 89) 38 39 99-0
Fax: (0 89) 38 39 99-50
Internet-URL: http://www.fes.sucht.de
Fritz Schwarzbäcker

**Stiftung Integrationshilfe
für ehemals Drogenabhängige e.V. –
Marianne von Weizsäcker Fonds**
59065 Hamm, Westring 2
59003 Hamm, Postfach 13 69
Tel.: (0 23 81) 2 10 06
Fax: (0 23 81) 2 10 08
Rita Hornung

Weitere Informationen

**Jahrbuch Sucht der DHS
Im Internet:**
http://selbsthilfe.solution.de/
Fachadressen.html

Stichwortregister

A

Abhängigkeit, DSM IV 11
-, ICD 10 11
-, Klassifikation 11
Abszeß 131
Acetylcholin 44
Acetylsalicylsäure 113
Adenylatcyclase 31
-, Hemmung 30
Agoraphobie 25
AIDS 103, 122f.
- Klassifikation 122
Aidshilfe 192
Alfentanil 168
Alprazolam 82
amnestisches Syndrom durch Benzodiazepine 86
Amphetamin 68ff., 162
- und Diazepam 71
- und Haloperidol 70
- und Lorazepam 70
- und Neuroleptika 71
- und Panikreaktion 70
- und psychomotorische Erregung 70
- und wahnhafte Störungen 71
-, Nachweis 20
-, - mit gaschromatographisch-massenspektrometrischen Untersuchungsmethoden 70
-, Schnellnachweis im Urin 70
-, Wirkung 68
Amphetamindelir 70f.
-, psychomotorische Unruhe, Haloperidol 71
Amphetaminentzugssyndrome, Desipramin 70
-, Diazepam 70
-, Doxepin 70
Amphetaminintoxikation 70
anabole Steroide 110
Anabolika 110
Anaphylaxie 140
-, Therapie 141
Angina pectoris 139
Angststörungen 25
Anonyme Alkoholiker 190
Anthistaminika 111
Anticholinergika 99, 111
Antidepressiva, tetrazyklische 111
-, trizyklische 111
Anxiolytika 50
Appetitzügler 111
Arbeiterwohlfahrt 188
Ärosole 100
Arterienverschluß 138f.
-, Therapie mit Fibrinolyse 139
-, - mit Heparin 139
Asystolie 140
Ateminsuffizienz 140
Atemstillstand 140
Äther 101
Atropin 99

B

Barbiturate 81, 87
-, Abhängigkeit 87
-, Toleranz 87
Barbituratentzug, REM-Rebound 87
Belastungsreaktion, posttraumatische 25
Belladonna 99
Belohnungssystem, mesolimbisches, dopaminerges 43
Benzin 101
Benzodiazepine 81
-, Abhängigkeit 83
-, amnestisches Syndrom 86
-, Antidot Flumazenil 84
-, Beeinflussung des GABA-A-Rezeptors 81
-, Entzugssymptome 84f.
-, -, Ich-Störungen 85
-, -, Perzeptionsstörungen 85
-, psychiatrische Komplikationen 86
-, Suizidversuch 84
-, Toleranz 83
-, Wirkung 81ff.
Benzodiazepinintoxikation 84
Benzodiazepin-Low-Dose-Dependence 11
Benzodiazepinmißbrauch, Persönlichkeitsveränderungen 86
Betäubungsmittel, nicht verkehrsfähige 161
-, Notfallverschreibung 177
-, verkehrsfähige, aber nicht verschreibungsfähige 161
-, zur Verschreibung zugelassene 162
Betäubungsmittelgesetz (BTMG) 52, 57, 68, 161
Betäubungsmittelrezept 175
Betäubungsmittel-Veränderungsverordnung 57
Betäubungsmittelverschreibungsverordnung (BTMVV) 55, 161, 174ff.
Bhang 28
Bluthochdruckkrisen 139
Bluttest, Suchtstoffnachweis 11
Bolivien 61
Bromazepam 82
Bromharnstoffderivate 88
Bromureide, Nachweis 15
Brotizolam 81f.
BTM-Rezepte 177
Bulimie 112
Bundesministerium für Gesundheit 193
-, für Jugend, Familie, Frauen und Gesundheit, Programm zur Förderung des Nichtrauchens 75
Bundesopiumstelle des Bundesinstituts für Arzneimittel und Medizinprodukte 176
Buprenorphin 46, 58f., 162
-, Nachweis 15
Butorphanol 46

C

Candidose, Behandlung mit Fluconazol 126
-, - mit Itraconazol 126
-, - mit Ketoconazol 126
Cannabinoide 28ff.
Cannabinoid-Rezeptor 30f.
Cannabinole bei Enzephalitis disseminata (multipler Sklerose) 40
- zur Behandlung des Weitwinkelglaukoms 40
Cannabis 28ff.
-, amotivationales Syndrom 39
-, bronchodilatative Wirkung 32
-, Depressionen 39
-, Dopaminumsatz 32
-, Epidemiologie 29
-, Folgeschäden 34ff.
-, Intoxikation 35
-, Nachweis 20
-, P300 32
-, paranoide Gedanken 33
-, Pharmakologie 29
-, Prostaglandinsynthese 32
-, psychiatrische Komplikationen 34ff.
-, Psychosen 35
-, Serotoninumsatz 32
-, somatische Komplikationen 37f.
-, soziale Komplikationen 39
-, Therapie der wahnhaften Störung 40
-, Wach-EEG 32
-, wahnhafte Störung 34
Cannabisabhängigkeit, primäre Prävention 39
Cannabisrausch, Amotivationssyndrom 37
-, Teerstoffe 37
Captagon® 69
Carbamazepin 51
Charas 28
China 41
Chloralhydrat 88

Stichwortregister

–, Nachweis 15
Chlordiazepoxid 82
Chlormezanon 113
Chloroform 101
Clobazam 82
Clomethiazol 88
–, Nachweis 15
Clonazepam 82
Clonidin 111
Clotiazepam 82
Cocain 168
Codein 44, 57f., 112f.
Crack 61f.
 – Rauchen 67

D

Delikte unter Rauschgiften 21f.
Designerdrogen 22, 90
Deutsche Gesellschaft für Sucht-
  forschung und Suchttherapie
  (DG-Sucht) 188
 – Hauptstelle gegen die Sucht-
  gefahren (DHS) 188
 – Herz-Kreislauf-Präventionsstudie
  24
Deutsches Rotes Kreuz 189
Diacetylmorphin 44
Diazepam 50, 82
Dihydrocodein 57, 113
Dikaliumclorazepat 50, 82
dissoziative Anästhetika 96
Diuretika 111f.
Dopamin 62, 69
Doxepin 50
Drogenabhängige, somatische
  Folgestörungen 116ff.
Drogenabhängigkeit, strafrechtliche
  Aspekte 170ff.
Drogenentwöhnungstherapie 156
–, Effizienz 158
Drogenmißbrauch, Fahrtauglichkeit
  176
Drogen-Screening 55
Drug Abuse Reporting Programme
  157
DSM IV 11, 14, 34, 36
Dynorphine 43

E

Ecstasy s. MDMA
Endokarditis, infektiöse 133ff.
–, –, Klappenersatz 138
–, –, Nebenwirkungen der Anti-
  biotikatherapie 136
–, –, Therapieübersicht 136
Endorphine 43
β-Endorphine 43
Enkephaline 43
Entzugskopfschmerzen 113
Epidemiological Catchment Area
  Study 26

F

Fahrtauglichkeit bei Drogenmiß-
  brauch 176
 – methadonsubstituierter Drogen-
  abhängiger 176
Fasciitis, nekrotisierende 131
–, –, Therapie mit Cephalosporinen
  131
Fenetyllin 162
Fentanyl 46, 162f.
–, Nachweis 15
Flunitrazepam 82f.
Flurazepam 82
freebase 69
Frühwarnsystem Mißbrauchspoten-
  tial verschiedener Substanzen 27

G

GABA 81
Ganjy 28
Gasbrand 131
Gewebenekrosen 131
Glukokortikoide 111
Goldenes Dreieck 41f.
Gonokokkenurethritis 149
Gonorrhoe 149f.
–, Therapie 150
Guillain-Barré-Syndrom 154
Gutachten „Krankheit und Kraft-
  verkehr" 176

H

Haaranalysen, Suchtstoffnachweis
  für forensische Fragestellungen 20
Haarproben, Suchtstoffnachweis 11, 16
Halluzinogene 89ff.
–, Diagnose im DSM IV 94
–, Epidemiologie 92
–, Pharmakologie 93
halluzinogeninduzierte affektive
  Störung 95
 – Angststörung 95
 – psychotische Störung 94, 98
Halluzinogenintoxikationsdelir 94
Hanf 28
Haschisch 28
–, Nachweis 16
Hautinfektionen, Therapie mit
  β-Lactam-Antibiotika 131
Hepatitis B 116
–, chronische, Behandlung mit
  Interferon 117f.
Hepatitis C 118ff.
Hepatitis G 121
Heroin 22, 42, 44f., 47
–, Nachweis 20
Herpesenzephalitis 129
Herpes simplex 129
–, Therapie mit Aciclovir 129

–, – mit Foscarnet 129
Herzinfarkt 70
Herzkreislaufstillstand 140
Hippokampus 43
HIV 122
 – Infektion 103
 – Serokonversion 103
Höchstmengenverschreibung 175
Hydrocodon 163
Hydromorphon 45, 163
Hypnotika 50, 81ff., 87f.
Hypokaliämie durch Diuretika 112

I

ICD 10 34, 36
ice 69
Ich-Funktionen 156
Indochina 41
Indolalkylamine 90
Inhalantien 100ff.
–, Äther-Stadien 105
–, Epidemiologie 101ff.
–, Pharmakologie 103ff.
–, Therapie akuter Intoxikation mit
  Lorazepam 107
–, Wirkung auf GABA-A-Rezeptoren
  106
–, – auf NMDA-Rezeptoren 106
Inhalantienintoxikation, Diagnose
  nach DSM IV 106
Inhalantionsintoxikationsdelir 106
inhalationsinduzierte affektive
  Störung 106
 – Angststörung 107
 – persistierende Demenz 106
 – psychotische Störung 106
Inhalationsnarkotika 100
intravenös Drogenabhängige s. IVDA
Ischämie, zerebrale 154
IVDA 116f.

J

jittery-baby-syndrome 65

K

Kaffee 72
Kammerflimmern 140
kardiopulmonale Reanimation 140
Karies 147
Ketamin 96
–, Modellpsychosen 97
Klebstoffe 101
Knochenmarksdepression, Therapie
  mit Folinsäure 127
Kodein, Nachweis 20
Koffein 72f., 112
–, Einfluß auf Acetylcholin 72
–, – auf Adenosin 72
–, – auf Dopamin 72

Stichwortregister

–,– auf GABA 72
–,– auf Glutamat 72
–,– auf Kalzium 73
–,– auf Noradrenalin 72
–, frontale Kopfschmerzen 73
– und Craving 73
– und Herzrhythmusstörungen 72
– und Hypertonie 73
– und Panik 73
koffeininduzierte Panikattaken 73
Koffeinintoxikation 73
Kohlenwasserstoffe, flüchtige 100
Koka 61
Kokain 61ff.
–, Anstieg des Verbrauchs 22
–, Nachweis 16, 20
–,– mit Hochdruckflüssigkeitschromatographie 64
–,– mit Massenspektrometrie 64
–,– mit Schnelltests 64
–,– mit Screening-Tests 64
– und Arrhythmien, Esmolol 66
– – –, Kalziumantagonisten 66
– – –, Labetolol 66
– – –, Verapamil 66
– und Hyperthermie 66
– und Tachykardie, Clonidin 66
– – –, Glycerol-Nitrat 66
– – –, Lidocain 66
– – –, Na-Nitroprussid 66
– – –, Urapidil 66
– und vegetative Symptome,
  Propranolol 66
– und zentrale Erregung,
  Clonazepam 66
– – – –, Diazepam 66
– – – –, Midazolam 66
– – – –, Thiopental 66
–, Wirkung 62
Kokaindelir 67
Kokainentzugssyndrom, crash 67
–, Hypersomnien 67
–, Suizidgefährdung 67
Kokainhydrochlorid 61
Kokainintoxikation 64ff.
–, Akuttherapie mit Benzodiazepinen
  65
–,– mit Diazepam 65
–,– mit Haloperidol 65
– mit Depressionen 65
–, Symptome 65
Kokainmißbrauch, Bromocriptin 68
–, Craving 68
–, Desipraminbehandlung 68
–, L-Dopa 68
–, Pharmakotherapie 67
Kolumbien 61
Kopfschmerzen durch Mischanal-
  getika, Amitriptylin 114
– – –, Doxepin 114
– – –, Metoclopramid 114
Krampfanfälle, zerebrale 155
Kryptokokkose 130, 132
–, Therapie mit Fluconazol 130
–,– mit Flucytosin 130

L

LAAM 46, 58
Lachgas 101
Laxanzien 111
Levo-alpha-acetyl-methadol (LAAM)
  58
Levomethadon 164
Lifetime-Prävalenz 25
limbisches System 43
Lipotropin 43
Lorazepam 82
Lormetazepam 82
Lösungsmittel 100
β-LPH s. Lipotropin
LSD 90f.
–, Horrortrip 95
–, Pharmakologie 93
Lymphome 130

M

Malignome 130
Manie 70
Marihuana 28
–, Bronchialerkrankungen 38
Maßregel 173
MDA 90
–, Wirkdauer 94
MDAE 90
MDE 90
–, Wirkdauer 94
MDMA 22, 90f.
–, Intoxikation 95
–, Pharmakologie 93
Medazepam 82
Medikamentenabhängigkeit, Häufig-
  keit 26
Medikamentenmißbrauch, Häufig-
  keit 26
Meningitis 150ff.
–, Diagnose 150ff.
–, Erreger 151
–, Symptome 150
–, Therapie 152f.
–, zeitliches Vorgehen 151
Meningoenzephalitis 150ff.
Meprobamat 88
–, Nachweis 15
Meskalin 91
–, Pharmakologie 93
Metaclazepam 82
Metenkephalin 43
Methadon 45, 164
–, Interaktionen mit Alkohol 53
–,– mit Amitriptylin 53
–,– mit Ascorbinsäure 53
–,– mit Barbituraten 53
–,– mit Buprenorphin 53
–,– mit Butorphanol 53
–,– mit Carbamazepin 53
–,– mit Desipramin 53
–,– mit Diazepam 53

–,– mit Fluvoxamin 53
–,– mit Nalbuphin 53
–,– mit Nalmefen 53
–,– mit Naloxon 53
–,– mit Naltrexon 53
–,– mit Pentazocin 53
–,– mit Phenytoin 53
–,– mit Rifampicin 53
–,– mit Tramadol 53
–,– mit Zidovudin 53
–,– mit Zimetidin 53
–, Nachweis 20
Methadonsubstitution 51ff., 55, 157
– bei Hepatitis C 115
– bei HIV 115
–, Beikonsum 56
–, Interaktionen mit Pharmaka 53
–, Kontraindikationen 52
– und Amitriptylin 56
– und Butyrophenone 56
– und Doxepin 56
– und Fluoxetin 56
– und Fluvoxamin 56
– und Haloperidol 56
– und Neuroleptika 56
– und Trizyklika 56
Methamphetamin 164
Methaqualon 88, 164
Methylphenidat 69, 164
Methyprylon 88
Midazolam 82
Migräne 70
Migräneanfälle 113
Miliartuberkulose 145
Mischanalgetika 112ff.
–, Mißbrauch 112
–, –, Einsatz von autogenem
  Training 114
–, –, – von muskulärer Relaxation
  nach Jacobsen 114
–, –, – von Selbsthilfegruppen 114
–, –, – von Serotoninwiederauf-
  nahmehemmern 114
–, –, – von Trizyklika 114
–, Nierenschädigung 114
Mißbrauch, Klassifikation 11
12-Monats-Prävalenz 25
Monitoring the Future 92
Morphin 43, 45, 164ff.
Mutterkornalkaloide 112
Mykobakteriose, atypische 129f.
–, Therapie mit Clarithromycin 129
–, –, – mit Ethambutol 129
–, –, – mit Rifabutin 129
Myoglobinurie 141
Myokardinfarkt 139
Myositis 131
–, Therapie mit Cephalosporinen 131

N

Nabilon 167
Nachweis, toxikologischer 11

Nackensteife 130
Nalbuphin 46
–, Nachweis 15
Naloxon 46
Naltrexon 46, 59f.
– Studie des National Institute on Drug Abuse (NIDA) 59
National Comorbidity Survey 26
– Household Survey on Drug Abuse 26, 92
– Institute on Drug Abuse 29
Nervendruckläsionen 155
Nervenläsionen, periphere 152f.
Neugeborene, Opioidentzugssyndrom 48
Neuroleptika 50
Neurotransmitter 31
nicht-nukleosidartige Reverse-Transkriptase-Hemmer, Delaviridin 125
– –, Loverid 125
– –, Nevirapin 125
Nichtrauchen, Programm des Bundesministeriums für Jugend, Familie, Frauen und Gesundheit 75
Nikotin 74ff.
–, Ausschüttung des antidiuretischen Hormons ADH 75
–, Beeinflussung dopaminerger und serotonerger Neurone 75
–, Herz-Kreislauferkrankungen 75
–, Krebserkrankungen 75
–, Lungenerkrankungen 75
–, Lungenkrebs 75
–, MAO-B-Inhibierung 75
–, MAO-Inhibierung 75
–, Stimulation von Acetylcholin 74
–, Toxizität 75f.
– und Acetylcholin 75
– und Angina pectoris 76
– und HDL-Cholesterin 76
– und Parkinson-Erkrankung 75
–, Wirkung 74
Nikotinabhängigkeit, Therapie 76
Nikotinentwöhnung, Bibliotherapie 80
– mit Akupunktur 79
– mit autogenem Training 79
– mit Aversionstherapie 79
– mit Clonidin 78
– mit Entspannungsverfahren 79
– mit Fremdhypnose 78
– mit Moclobemid 78
– mit Muskelrelaxation nach Jacobsen 79
– mit Psychotherapie 78
– mit suggestiven Therapien 78
– mit transdermaler Nikotinzufuhr und Verhaltenstherapie 79
– mit verhaltenstherapeutischen Ansätzen 79
–, Selbsthilfemanuale 80
Nikotinkaugummi 77
Nikotinpflaster 76
Nikotinsubstitution 76ff.
Nitrazepam 82

NMDA-Antagonisten 97
Normethadon 167
NUB-Richtlinie 161
nukleosidartige Reverse-Transkriptase-Inhibitoren, Azidothymidin (AZT) 124
– –, Didanosin (DDI) 124
– –, Didesoxycytidin 124
– –, Didesoxyinosin 124
– –, Lamivudin (3TC) 124
– –, Stavudin (d4T) 124
– –, Zalcitabin (DDC) 124
– –, Zidovudin 124

O

Oberbayerische Feldstudie 24
Opiatintoxikation 38
–, ABC-Regeln 48
–, Therapie des Hypertonus mit Clonidin 48
–, – mit Naloxon 48
Opioidabhängigkeit, Ultrakurzentgiftung 51
Opioidanalgetika 42
Opioide 41ff., 112
–, Analgesie 42
–, Ataxie 47
–, atemdepressive Wirkung 42
–, Euphorie 42
–, Hirnblutungen 47
–, Myelopathien 47
–, Myopathien 47
–, Nachweis mit Dünnschichtchromatographie 46
–, – mit Gaschromatographie 46
–, – mit Radio-Immuno-Assays 47
–, – mit UV-Spektroskopie 46
–, Neuritiden 47
–, Parkinson-Symptome 47
–, Rhabdomyolysen 47
–, toxische Amblyopien 47
–, unspezifische Testverfahren 46
–, Urinnachweis mit Immuno-Assay 46
Opioid-Endorphin-System 42
Opioidentgiftung, Delta-Sleep-Inducing-Peptide (DSIP) 51
Opioidentzugssyndrom 49ff.
–, Antidepressivagabe 50
–, Benzodiazepingabe 50
–, Clonidingabe 50
–, Methadongabe 50
–, Neugeborenes 48
Opioidintoxikation 47f.
–, Kachexie 48
–, Unterdrückung der REM-Phasen 48
Opioidrezeptoren 42
–, Subtypen, μ, δ, κ 42
opioidsüchtige Mütter, Entzugssyndrom des Neugeborenen 48
Opioidwirkung, Analgesie 44
–, antitussiver Effekt 44

–, Anxiolyse 44
–, Euphorie 44
–, Miosis 44
Opium 41
–, eingestelltes 167
Opiumextrakt 167
Opiumkriege 41
Opiumtinktur 167
Ostitiden 147
Oxazepam 81f.
Oxymorphon 45

P

Panikattacken, koffeininduzierte 73
Panikstörung 25
Papaver somniferum 167
Paracetamol 113
Paraldehyd, Nachweis 15
Parkinsonerkrankung, Behandlung mit L-Deprenyl 75
– und Nikotin 75
Parkinsonsyndrom 155
PCP 96ff.
–, Diagnose durch bronchoalveoläre Lavage 126
–, Epidemiologie 96
–, Folgeschäden 98
– induzierte affektive Störung 98
–, – Angststörung 98
– Intoxikation, Buspiron 99
– –, Desipramin 99
– –, Diazepambehandlung 99
– –, Lorazepambehandlung 99
– Intoxikationsdelir 98
–, Nachweis 20
–, Pharmakologie 97
–, Therapie mit Co-trimoxazol 127
–, – mit DMFO 127
–, – mit Pentamidin 127
–, – mit Sulfamethoxazol 127
Pentazocin 45f., 167
–, Nachweis 15
Pentobarbital 168
Persönlichkeitsveränderungen durch Benzodiazepine 86
– – Amitryptilingabe 87
– – Doxepingabe 87
Peru 61
Pethidin 45, 167f.
–, Nachweis 15
Phenacetin-Niere 113
Phenmetrazin 168
Phenylalkylamine 90
Phlegmone 131
Piperidinderivate 88
Piritramid 168
–, Nachweis 15
Pneumocystis-carinii-Pneumonie (PcP) 126
Pneumonien 141
–, Antibiotikatherapie 143
–, Beurteilung 142

-, Erreger 143
-, Initialtherapie 144
-, Symptome 142
Polyneuropathien 154
posttraumatische Belastungsreaktion 25
Prävalenz für Drogenmißbrauch 24f.
Prazepam 82
Prodine 155
Propoxyphen 45f.
Propyphenazon 113
Protase-Inhibitoren, Indinavir 124
- -, Nelfinavir 124
- -, Ritonavir 124
- -, Saquinavir 124
- -, VX-478 124
Psilocin 90f.
Psilocybin 90f.
Psychosen, schizophrene 98
Psychostimulantien 68ff.
Psychotherapie 156

R

Rauschgift, Delikte 21f.
-, Sicherstellungen 23
Rauschgifttote 23
Rechtsverstöße, drogenbezogene 21
Repräsentativerhebung zum Konsum und Mißbrauch von illegalen Drogen, alkoholischen Getränken, Medikamenten und Tabakwaren 24
Rhabdomyolyse 141

S

Schädlicher Gebrauch, Klassifikation 11
- Konsum, Klassifikation 11
Schlaganfall 70
Schock, septischer, Therapie mit Dobutamin 133
-, -, - mit Dopamin 133
-, -, - mit Epinephrin 133
-, -, - mit Norepinephrin 133
Schuldfähigkeit 170
-, verminderte 171
Schuldunfähigkeit 170
Schwerstabhängige, kontrollierte Abgabe von Heroin 60
Secobarbital 168
Sedativa 50, 81ff.
Sepsis, Symptome 132
-, Therapie mit Cefotaxim 132
-, -, - mit Piperacillin 132
-, -, - mit Sulbactam 132
-, -, - mit Vancomycin 132
Serotonin 44
sexual transmitted diseases 150
Sicherstellung von Rauschgift 23
Sinsemilla 28
Status epilepticus 155

Steroide, anabole 110
Substanzmißbrauch, Diagnostik 11
Substitutionsbehandlung, Feststellung der Arzneimittelkommission der Deutschen Ärzteschaft 57
-, Halluzinationen 54
-, Hepatitis-Serologie 54
-, HIV-Antikörper-Test 54
-, Leitlinien der Bundesärztekammer 52
-, Lues-Serologie 54
-, NUB-Richtlinien 52
-, Suizidalität 54
Suchtstoffnachweis aus Blut 11
- aus Haarproben 11, 16
- aus Urin 11
-, Enzymimmunoassay 16
-, Gaschromatographie (GC) 16
-, Haaranalysen für forensische Fragestellungen 20
-, Hochdruckflüssigkeitschromatographie (HPLC) 16
-, immunologische Verfahren 15
-, Massenspektrometer 16
-, qualitative und semiquantitative Testverfahren 14ff.
-, Schnelltestverfahren 16
-, UV-Spektroskopie 16
- wegen arbeitsmedizinischen Problemen 14
- wegen Straftaten 14
- wegen versicherungsrechtlichen Fragen 14
Sufentanil 168f.
SWEDATE-Studie 159
Syphilis 147ff.
-, Diagnostik 148
-, Therapie 148f.

T

Tabakwarenstatistik 74
30-Tage-Prävalenz 25
Techno-Partys 22
Tegmentum, ventrales 43
Temazepam 82
Testosteron 110
Tetanus 153
Thalamus 42
THC 29
-, (Δ-9-Tetrahydrocannabinol) 29
-, Angststörungen 35
-, Antiemetikum 40
-, Fahrtüchtigkeit 35
-, Flashbacks 35
-, Gehalt 28
-, Nachweis mit Chromatographie 30
-, - mit Immuno-Assay 30
-, - mit Spektrometrie 30
-, Panikreaktionen 35
-, psychische Habituation 33
-, Psychosen 35

Thrombophlebitiden 131
Tilidin 46, 168
-, Nachweis 15
Toxoplasmose, zerebrale 127
-, -, Therapie mit Carbamazepin 128
-, -, - mit Clindamycin 128
-, -, - mit Folinsäure 128
-, -, - mit Pyrimethamin 128
-, -, - mit Pyrimethamin-Sulfadoxin 128
Tramadol 46
-, Nachweis 15
transient ischämische Attacken 154
Treatment Outcome Prospective Study 157
Triazolam 82
Tuberkulose 144ff.
-, Standardtherapie 146
Tuberkulosetherapie, Kontraindikationen 147
-, Nebenwirkungen 147

U

Unterbringung in einer Erziehungsanstalt 172
- in einer psychiatrischen Klinik 172
-, späterer Beginn 174
Urin, Suchtstoffnachweis 11

V

Vasodilatatoren, flüchtige 100
Verbrauchskoagulopathie, Therapie mit fresh frozen plasma 133
-, - mit Thrombozytenkonzentraten 133
Virushepatitis 116
Vollstreckung 173

W

Weichteilinfektionen, Therapie mit β-Lactam-Antibiotika 131

Z

Zähne, zerstörte 147
Zigarettenkonsum 74
Zolpidem 88
Zopiclon 88
Zoster 129
-, Therapie mit Aciclovir 129
-, - - mit Foscarnet 129
Zytomegalie 128
-, Therapie mit Foscarnet 128
-, - mit Ganciclovir 128